AUSTRALISCHE

Bush Blüten —Essenzen—

AUSTRALISCHE

Bush Blüten —Essenzen—

IAN WHITE

AUS DEM ENGLISCHEN VON DIRK ALBRODT
UND DOROTHEA MÜSCHENBORN

LAREDO VERLAG D-83339 CHIEMING

Im Gedenken an
Paracelsus und Edward Bach,
den neuzeitlichen Begründern der
Blütenessenzen

Titel der englischen Originalausgabe:

AUSTRALIAN BUSH FLOWER ESSENCES

Erste Auflage 1991 bei
Bantam Book
Neuauflagen 1991, 1992, 1993, 1994 und 1995

Erste deutsche Auflage 1994
Zweite erweiterete deutsche Auflage 1996 im
LAREDO VERLAG D-83339 Chieming

Registriert in der National Library of Australia unter
White, Ian.
Australian bush flower essences.

Photos: Ian White
Illustrationen: Kristin White
Gestaltung: Trevor Hood
Umschlag der deutschen Ausgabe:
Tajuna Grafik Design D-83064 Raubling

ISBN 3-927518-29-8

—Inhaltsverzeichnis—

—Vorwort—

Ian und Kristin White personifizieren für mich das Wesen der Brown Boronia.

Was ihrem Geist entspringt, ist so sanft, fein und außergewöhnlich, daß sie mir wirklich Hoffnung für die Zukunft machen.

Wenn man, so wie ich, mit ihnen gemeinsame Zeit im Busch verbracht hat und dabei ihre Ehrfurcht und ihren Respekt vor allem, was in der Natur existiert, gespürt hat, kommt man kaum um die Erkenntnis herum, daß jeder ihrer Schritte ein einziges Gebet ist. Ebenso wie es vor langer Zeit den Ureinwohnern erging, wird auch ihr Geist von den Energien dieses großen Kontinents Australien geleitet. Und genau wie ich lieben sie nichts mehr, als diese stetig sich verändernde Landschaft zu durchwandern, beobachtend in sich aufzunehmen, die Schwingungen zu erfühlen - und zu lernen.

Dieses Buch kann ich nur empfehlen, es wurde für Dich, Leser, mit Liebe geschrieben.

BURNUM BURNUM

—Danksagung—

Zuerst den Kräften des Geistes. Dank für all die unsichtbare Hilfe und Führung. Außerdem freue ich mich sehr, an dieser Stelle die Gelegenheit wahrzunehmen, einigen ganz besonderen Menschen, deren Unterstützung beim Schreiben dieses Buches von unschätzbarem Wert war, zu danken.

Zuerst drei wunderbaren Freunden:

Malcolm Cohan, für seine ausdauernde Ermutigung und für seine Hilfe beim Zurechtkommen mit dem Computer und beim Enträtseln seiner geheimnisvollen Funktionen. Für die Inspiration, die von ihm ausging, und die Unterstützung auch in Zeiten, zu denen ich das ganze Projekt fallen lassen wollte - z. B. wenn ganze Abschnitte urplötzlich im 'Unauffindbarland' verschwanden. Dafür, daß er stets zur Hand war, wenn es darum ging, das Durcheinander wieder zu ordnen, und mir wieder und wieder die einfachen Regeln erläuterte, denen ich hätte folgen sollen...

Dank auch Susan Hayward, Mals Ehefrau, für ihre Unterstützung und dafür, daß sie mich so großzügig die Forschungsergebnisse aus ihren Büchern „A Guide for the Advanced Soul", „Begin It Now" und dem gemeinsam mit ihrem Mann geschriebenen „A Bag of Jewels" nutzen ließ.

Und danke, Mark Brodbeck, der ständig da war, um meinem Team und mir die Computerarbeit näher zu bringen, und dafür, daß er ein wahrer Hexenmeister war, wenn Max, der Computer, unerklärliche Dinge tat.

Allen dreien, die so großes Vertrauen in mich und das Buchprojekt setzten, die so freigiebig ihre Zeit hergaben: ich danke Euch von ganzem Herzen - es ist großartig, solch gute Freunde zu haben.

Danke Budget Rent A Car, besonders für die Hilfe und die Sachkenntnis, die wir während unserer Ausflüge ins Hinterland erfahren durften.

Von all den zahlreichen anderen, deren Hilfe mir zuteil wurde, möchte ich einige noch besonders erwähnen und ihnen danken:

Meiner Mutter für ihre vielfältige Hilfe über die Jahre; meinem Schwiegervater John Coburn; David Phillips, dem Mann, der mich in Numerologie und Metaphysik einführte und sie mich lehrte; Glynn Braddy, einer weiteren Mentorin, die mir wunderbare und fundierte Einsicht in die Metaphysik und die Kunst des Heilens gab; Nevill Drury, von dem die Idee, dies Buch zu schreiben, ursprünglich stammte - sogar Darwin wäre über die Evolution des Originalkonzepts zum Buch stolz gewesen; Barbara McGregor für ihre ausschlaggebende Ermutigung zu Beginn; Jeannette Bakker und Owen Davidson für ihre Bestärkung und ihr Verständnis für die Heil-qualitäten der australischen Bush Blütenessenzen; und schließlich und mit Sicherheit am wichtigsten: meiner Frau Kristin für alles und noch ein bißchen mehr - und unserer Tochter Grace, die soviel Energie in das Projekt eingebracht hat. Allen anderen, die geholfen haben, vielen Dank.

IAN WHITE
1990

—Einleitung—

Als kleiner Junge wuchs ich im australischen Busch in einem Gebiet nordwestlich von Sydney, das Terrey Hills genannt wird, auf. Oft begleitete ich meine Großmutter auf ihren langen Gängen durch den Busch, bei denen sie Heilkräuter sammelte. Bei ihren Erläuterungen der unterschiedlichen Pflanzen und Blüten und ihrer Eigenschaften konnte sie aus einem fundierten Wissen schöpfen. Ihre Achtung der Natur färbte auf mich ebenso ab wie ihre Wertschätzung des australischen Busches in seiner Einzigartigkeit und enormen Energie.

Geologisch betrachtet, ist Australien der älteste aller Kontinente, und davon kommt sicherlich eine alte Weisheit, die man spüren kann, wenn man durch das Land fährt - besonders das Hinterland - eine Weisheit, verbunden mit immenser Kraft.

Während der letzten 45 Millionen Jahre haben sich die australischen Pflanzen in der Isolation weiter entwickelt. Vor 180 Millionen Jahren bestand unsere Erde aus einer einzigen Landmasse, die als Pangaea bekannt ist. Pangaea aber teilte sich, und es entstanden als nördliche Kontinente Laurasia, als südlicher Gondwana. Australien, die Antarktis, Indien, Afrika und Südamerika bildeten dieses Land. Vor mehr als 64 Millionen Jahren drifteten Indien und Afrika westwärts, und was blieb, waren Australien und Südamerika mit einer in ihrer Mitte festgehaltenen Antarktis. Diese drei Kontinente schließlich trennten sich vor 45 Millionen Jahren, wobei Australien zu einer weniger gemäßigten Zone abtrieb. Dieses neue, wärmere und trockenere Klima, hatte das Absterben vieler Pflanzen zur Folge. Dagegen waren andere in der Lage, neue Eigenschaften zu erwerben, die ihnen das Überleben ermöglichten und zur Ausbildung vieler seltener und einzigartiger Pflanzenfamilien und Arten führten. Heute hält man Australien gemeinsam mit Brasilien für das Land mit der reichhaltigsten blühenden Pflanzenwelt auf der Erde. Australische Pflanzen sind einzigartig. Viele besitzen ein stacheliges Blattwerk, eine Anpassung an die Wüstengebiete, in denen sie leben. Diejenigen mit den verhärteten Blättern sind als Sklerophyllpflanzen bekannt. Zudem gibt es einen ganz besonderen Geruch, der sich aus dem australischen Busch erhebt. Oft können Seeleute und Passagiere den Busch bereits riechen, bevor das Land in Sicht kommt.

Schon als kleiner Junge war ich mir bewußt, daß es etwas ganz besonderes mit dem australischen Busch auf sich hat. Allem wohnt eine wunderbare Schönheit und Stärke inne. Egal ob Sommer oder Winter, immer gibt es eine riesige Anzahl blühender Pflanzen hier. Man kann mitten im Winter durch den Busch gehen, und überall ist da der Farbglanz der unzählbaren Blüten, vermischt mit dem starken und doch zarten Farbton der Umgebung. Menschen, besonders aus der nördlichen Hemisphäre, sind immer wieder überrascht, das ganze Jahr über so viele Pflanzen blühend vorzufinden, ganz im Gegensatz zur übrigen Welt, wo Frühling und Sommer die Hauptblütezeit sind. Heute weiß ich, daß die damals in Terrey Hills vorherrschenden Farben - das auffallende Rot und Purpur - im ganzen Land dominieren. Metaphysisch betrachtet, bedeutet rot rauhe, physikalische Energie und purpur Höheres Lernen. Es scheint, als ob diese Blütenfarben die spirituelle Weisheit und die neue, starke Vitalität, die beide im augenblicklichen Australien so präsent sind, widerspiegeln.

Australien hatte schon seit jeher eine weise, alte Energie, aber zur Zeit hat es außerdem noch eine enorme Lebendigkeit. Diese metaphysische Energie manifestiert sich in den australischen Bush Blütenessenzen. Beide, Australien und seine Essenzen, spielen eine hervorragende Rolle bei der Entfaltung des New Age Bewußtseins. Australien wird zu einem Zentrum der Inspiration und des Lernens des New Age Zeitalters, die Bush Essenzen tragen ihren Teil zur Entwicklung emotionalen und spirituellen Wachstums bei. Dieselbe Lebendigkeit und Kraft zeigte sich bereits im alten Ägypten, fand sich vor 2 500 Jahren in Griechenland zu Zeiten von Hippokrates, Plato und Pythagoras, war später in Rom anzutreffen und befindet sich heute in Australien. Es gibt eine Theorie, die besagt, daß diese Lebenskraft jeweils zu bestimmten Zeiten nur in einem Land anzutreffen ist und daß sie sich über die Jahrhunderte von Ort zu Ort bewegt. Ein Blick in die Geschichte zeigt den Verlauf dieser Kraft durch das Aufsteigen großer Nationen oder Imperien. Von den Zivilisationen der Ägypter, Hebräer und Griechen und den chinesischen Dynastien in vorchristlicher Zeit zum römischen Reich, erst in Italien und dann, während der Renaissance, in Frankreich; dann Japan, Großbritannien, Deutschland; und ganz zuletzt befand sie sich an Amerikas Westküste und in Hawaii.

Diese Energie, verbunden mit der Stärke und Weisheit Australiens, manifestiert sich heute in der Pflanzenwelt und ist eingefangen in den Blütenessenzen, die aus diesen Pflanzen bereitet werden. Daraus ergibt sich, daß die australischen Bush Blütenessenzen bereits in anderen Ländern angewandt werden und dies sicher auch weiterhin, ohne daß ihre Heilkraft verloren geht - sie werden zu universellen Blütenessenzen werden.

Im allgemeinen ist es natürlich besser, die örtlich vorkommenden Heilpflanzen für die Heilung der am Ort lebenden Menschen einzusetzen. Diese Pflanzen teilen dieselbe Umgebung, sind in Harmonie mit dem Land und den dort lebenden Menschen. Allerdings haben vielerorts die Menschen keine eigenen Essenzen aus ihren Pflanzen hergestellt. Da die Bush Essenzen aber überall auf der Welt wirksam sind, können sie auch überall eingesetzt werden.

Ein weiterer Grund dafür, daß gerade jetzt die Energie der australischen Bush Essenzen der Welt gegeben wird, liegt darin, daß sich die Pflanzen, aus denen die Essenzen gewonnen werden, einer sauberen Umwelt erfreuen können. Im Gegensatz zu anderen ausgedehnten Landgebieten ist Australien relativ unbelastet von den Geißeln der radioaktiven und chemischen Vergiftung.

An dieser Stelle erscheint es mir angemessen, von einigen Begebenheiten zu berichten, die letztendlich zu der Entwicklung der Bush Essenzen hinführten. Ein besonderer roter Faden zieht sich seit fünf Generationen durch das Leben meiner Familie. Meine Großmutter war eine Kräuterfrau, genau wie ihre Großmutter, meine Ur-Ur-Großmutter, die in Neuseeland praktizierte. Ihre Tochter, meine Ur-Großmutter, wurde ebenfalls Kräuterfrau, zuerst in Neuseeland, später in Australien. Meine Großmutter spezialisierte sich darauf, Kinder zu unterrichten. Ihr Sohn, mein Vater, war Apotheker, dennoch verschrieb und verabreichte er viele Kräuterarzneien. Die Kunden, die oft mit allen möglichen Beschwerden zu ihm kamen, verließen die Apotheke öfter mit einer Kräutermischung als mit einem standardisierten pharmazeutischen Produkt.

Meine Großmutter und Urgroßmutter benutzten viele einheimische Pflanzen für ihre Arbeit und verfügten über einen großen Wissensschatz über Kräuter. Unglücklicherweise schrieben sie ihre Erfahrungen und Ergebnisse nie nieder, und so ging das ganze Wissen verloren, als meine Großmutter starb. Sie litt seit mehreren Jahren an Krebs, wahrscheinlich infolge ihres starken Zigarettenkonsums, konnte das Geschehen aber mit Hilfe ihrer Kräuter unter Kontrolle halten. Als sie allerdings nach Europa reiste, ging der Koffer mit ihren Heilkräutern verloren, und es dauerte drei Monate, bis sie seinen Inhalt ersetzt hatte. Während dieser Zeit breitete sich der Tumor aus und sie starb, geschwächt von der Reise, kurz nach ihrer Rückkehr nach Hause.

Doch trotz dieses Erbes hatte ich ursprünglich keinerlei Absicht, mich mit Kräutermedizin und Naturheilkunde zu befassen. Stattdessen schrieb ich mich an der Universität für ein naturwissenschaftliches Studium ein: Psychologie. Während einer der langen Sommerferien reiste ich nach Indien und kam, wie so viele der Reisenden in diese Gegend, mit einer schlimmen Dysenterie (Darmentzündung) zurück. Als ich losgefahren war, war ich stark und gesund, bei der Rückkehr dann das genaue Gegenteil, ermüdet und lethargisch, mit dünnen Armen und Beinen und aufgeblähtem Bauch. Meine Familie versuchte, meine ursprüngliche Kraft durch dreimal täglich verabreichte warme Mahlzeiten wieder herzustellen. Der Versuch schlug allerdings fehl, denn mir fehlte bereits die Energie, dieses ganze Essen überhaupt zu verwerten. Ich behielt also meine dünnen Arme und Beine, der Blähbauch dagegen war noch größer geworden.

Das war der Zeitpunkt, zu dem ich begann, die Verantwortung für meine Gesundheit selbst zu übernehmen. Ich begab mich zu einer Hausgemeinschaft, von der ich wußte, daß bei ihren Mitgliedern ein großes Interesse an alternativer Medizin bestand. Unter anderem lebten da ein Akupunkturtherapeut und ein Chiropraktiker. In meiner Zeit dort bekam ich wieder Kontakt zu vielen Ideen der alternativen Medizin, und ich entschloß mich, die Naturheilkunde mit der Psychologie zu verknüpfen, um damit meinen Universitätsabschluß zu vervollständigen. Wie das in so vielen Tertiär-Institutionen der Fall ist, waren auch an meiner Universität die allerwenigsten der Dozenten mit den Konzepten der humanistischen Psychologie vertraut, ganze zwei von 24. Je mehr ich über die Hintergründe der natürlichen Therapien erfuhr, desto klarer erkannte ich, daß sie die Funktionen der menschlichen Psyche viel umfassender beschreiben als jede Universitäts-Psychologie.

An diesem Punkt wurde mir zum erstenmal in meinem Leben wirklich klar, was ich tun wollte. So ging ich zum New South Wales College für Natürliche Therapien und belegte den damals nur im Vollzeitunterricht zugänglichen Studiengang Naturheilkunde. Im Anschluß an mein Examen praktizierte ich mehr als 10 Jahre lang. Ich unterrichtete den Gebrauch der englischen Blütenessenzen und verschrieb sie gleichzeitig mit gutem Erfolg. Obwohl dem so war, hatte mich doch meine Liebe für den australischen Busch niemals verlassen, und ich dachte, welch immenses Heilpotential in diesen Pflanzen wohl steckte. Ich war ziemlich überrascht, daß niemand dieses Heilpotential nutzte. Das schien mir eine große Verschwendung. Ich hatte kaum eine Vorstellung davon, was dann folgen sollte.

Soviel zu meinem akademischen Hintergrund. Das bei der Entwicklung der Bush Essenzen zweite wichtige Gebiet könnte man etwas salopp als meinen metaphysischen Hintergrund bezeichnen. Als ich gesundheitlich und emotional zerrüttet von Indien nach Hause zurückkehrte, versuchte ich verschiedene Formen von Yoga und Meditation, einschließlich Zen Meditation. Schließlich wurde ich zurück zu meinen eigenen Wurzeln geführt und erhielt Einlaß in verschiedene spirituelle Kreise, in denen Gebet, Meditation und geleitete Heilenergie praktiziert wurden.

Dann passierte ein, mein Leben wesentlich beeinflussendes Ereignis. Jim Vicary, ein sehr lieber Freund Anfang 30, berichtete, daß man bei ihm Darmkrebs diagnostiziert habe und er sich auf dem Nachhauseweg nach Brisbane befände, um sich behandeln zu lassen. Er bat meine Frau Kristin und mich, mit ein paar gemeinsamen Freunden einen meditativen Heilkreis zu bilden und ihm am Tag vor der Operation Heilenergie zu senden. Im Verlauf der Operation stellten die Ärzte Metastasen in Jims Leber fest, erkannten ihre therapeutische Ohnmacht und gaben ihm lediglich noch wenige Monate zu leben.

Von da an kam dieselbe Gruppe Freunde an jedem Montag zu einem gemeinsamen Heilkreis in unserem Haus zusammen. Nach einigen Monaten erreichte uns die Botschaft der Bush Essenzen. Während der Meditation wurde mir das Bild einer bestimmten Pflanze gezeigt und der Ort, der am besten für die Bereitung der Essenz geeignet war. Zudem bekam ich Verständnis für die Heilkräfte dieser Pflanze. Wenn mir eine Blume nicht bekannt war, tauchte sogar die Bezeichnung der Pflanze auf.

Es war für mich eine aufregende Erfahrung, in meinem Wissen über die Heilkräfte der australischen Pflanzen bestärkt zu werden, das ich ja schon immer tief in mir besessen hatte, seit ich ein kleines Kind gewesen war. Angesichts der Ergebnisse gab es keine Zweifel an der Authentizität der Mitteilung. Mir war einmal vermittelt worden, mich zu einer bestimmten, mir wohlbekannten Landzunge zu begeben und dort eine Essenz einer bestimmten Pflanze herzustellen. Ganz in der Nähe hatte ich schon Jahre gelebt, aber niemals zuvor wahrgenommen, in welchem Ausmaß sich diese Pflanze dort ausgebreitet hatte. Und genau zu diesem Zeitpunkt war das Gebiet wie überzogen von Unmengen dieser Pflanzen.

Wenn ich die Bush Essenzen herstellte, gab es auch immer wieder auffällige Gleichzeitigkeiten. Oft zog ich am frühen Morgen los, um eine Essenz zu machen, um später am Tag Menschen zu begegnen, die mich nie zuvor in meiner Praxis konsultiert hatten, die aber genau die Indikationen repräsentierten, für die die Essenz gerade gebraucht werden konnte.

Nachdem ich meine Praxis eingerichtet hatte, konnte ich die Wirkungen der Bush Essenzen an meinen Patienten genau beobachten. Die Berichte der Patienten und ihr verbesserter körperlicher Zustand zeigten an, daß die Essenzen weit kräftiger und schneller wirkten, als alle übrigen Mittel, die ich bis dahin verschrieben hatte. Im Spaß nenne ich mich manchmal einen vom Glauben abgefallenen Homöopathen, schließlich machte die Homöopathie lange Zeit einen großen Teil meiner Praxis aus. Mittlerweile haben aber die Bush Essenzen die Homöopathie weitgehend verdrängt.

Das Ergebnis war, daß eine ganze Reihe anderer Naturheilkundler, natürlich auch die, die bereits mit Blütenessenzen arbeiteten und mein Interesse an ihnen teilten, von den Wirkungen begeistert wurden. Sie begannen ebenfalls, Bush Essenzen zu empfehlen.

Durch unsere Beobachtungen der Wirkungen der Essenzen können wir die Informationen, die mir während der Meditation zuteil wurden, an der Wirklichkeit überprüfen. Obwohl ich natürlich allerhöchstes Interesse daran hatte, die Informationen auf ihre Gültigkeit hin nachzuprüfen, habe ich niemals auf Doppelblindversuche zurückgegriffen. Was ich immer wollte, war, den Patienten alles zu geben, was sie benötigten, sich selbst zu heilen, und für derartige Zwecke sind die Essenzen genau die geeigneten Mittel. Inzwischen jedoch sind solche Studien von anderen betrieben worden.

Um die Genauigkeit der mir gegebenen Informationen noch weiter zu prüfen, bevor sie veröffentlicht werden sollten, haben ich und andere mein Verständnis der Essenzen strengen Untersuchungen unterworfen. Dazu verwandten wir Kinesiologie, Kirlian-Fotographie und medizinisch-diagnostische Geräte wie Vega- und Morley-Apparate. Gleichzeitig bat ich einige medial begabte Menschen, die ich respektierte und denen ich vertraute, um weitere Hilfe. Schließlich verglich ich meine Ansichten mit dem Material, das ich von den Medien erhalten hatte. Und wieder wurden meine Angaben komplett bestätigt, wobei ein kleiner Zusatz zur Information genau einer der 50 Bush Essenzen dem bisher vorliegenden Material hinzugefügt wurde.

Heute haben wir 50 Bush Blütenessenzen, die alle von mir selbst und Kristin aus Pflanzen in ganz Australien hergestellt wurden. Sie werden sowohl von Therapeuten wie auch von Menschen, die sich selbst und/oder ihrer Familie und Freunden damit helfen wollen, in vielen Ländern der Erde angewandt.

Für mich war die Entdeckungsreise der Bush Essenzen einfach wunderbar. Ich lernte fotografieren und Botanik, schrieb mehrere Bücher, besuchte phantastische Orte und fand besonders gute Freunde.

Die Bush Essenzen spielen heute eine enorm wichtige Rolle. Sie sind kraftvolle Katalysatoren für die Menschen, die aus sich selbst heil werden wollen. Die Essenzen ermöglichen den Menschen, sich nach innen zu wenden und den Plan ihres Lebens, den Zweck und das Ziel zu begreifen. Zudem geben sie den Menschen den Mut und das Vertrauen in diesen Lebensplan. Krankheit, Leiden und emotionale Probleme sind nichts anderes als Indikatoren dafür, daß wir von unserem ganz persönlichen Lebensweg abgewichen sind. Die Essenzen helfen uns zurück auf diesen Weg, unterstützen uns beim Durcharbeiten und Lösen unserer Probleme und bringen uns ins Lot zurück. Außerdem helfen sie uns zu begreifen, warum unsere Schwierigkeiten überhaupt erst aufkommen mußten und was es nötig ist, um mit ihnen klar zu kommen, indem wir all die uns innewohnenden Fähigkeiten endlich befreien und zutage kommen lassen.

Ich fühle, daß wir uns nun einem Punkt der menschlichen Geschichte nähern, an dem wir entscheiden müssen, wie es weitergehen soll. Gerade jetzt haben wir die Gelegenheit, einige bemerkenswerte Fortschritte bezüglich unserer Lebensqualität zu machen, indem wir die spirituellen, körperlichen und emotionalen Bereiche menschlichen Lebens auf eine höhere Ebene bringen. Für mich ist klar, daß wir mit den Bush Essenzen einen wichtigen Schlüssel besitzen, der uns als Individuen, als Gesellschaft und als ganzer Planet nützen wird.

Das Folgende ist eine in der Meditation erhaltene Botschaft der Bush Essenzen:
"Wir wünschen, daß Ihr an uns denkt, wie Ihr an andere Menschen denkt. Wir wurden hervorgebracht durch einen Gesandten unseres himmlischen Vaters. Wir sind gekommen, um Himmel und Erde zu vereinen. Denn wir sind die Früchte der Erde, und Ihr, liebe Menschen, seid die Früchte des Himmels. In unseren Herzen sind wir eins. Wir sind dankbar, bei Euch sein zu dürfen - und durch Euch der gesamten Menschheit zu helfen."

Geschichte und Bedeutung der —Blütenessenzen—

Blütenessenzen besitzen eine viele Kulturen umspannende, lange Geschichte. Sogar vor unserer Zeitrechnung wurden sie für Gesundheitszwecke benutzt. Es gibt in der Tat Autoren, die behaupten, Blütenessenzen seien bereits in den alten Zivilisationen Atlantis und Lemuria angewandt worden.

Die Ureinwohner Australiens versicherten sich der wohltuenden Wirkungen der Blütenessenzen, indem sie einfach die ganze Blüte aßen. Die Essenz in Form des durch Sonnenlicht potenzierten Taus wurde mitsamt der Blüte zu sich genommen. Dadurch profitierten die Aborigines gleichzeitig vom Nährwert der Pflanze. Oft unterschieden sie nicht einmal zwischen Pflanze und Blüte und aßen einfach beides. Zuweilen nahmen sie die Blüten auch nur aus Geschmacksgründen zu sich, besonders wenn sie reich an Nektar waren. Wenn sich jedoch eine Pflanze als ungenießbar erwiesen hatte, setzten sie sich mitten in eine solche Pflanzengruppe und nahmen so ihre Heilschwingung in sich auf.

Die Anwendung von Blüten zu gesundheitlichen Zwecken wurde von den Ureinwohnern stets als ein angenehmes Ritual betrachtet. Mit Sicherheit wußten sie auch um die spezifischen Qualitäten einzelner Pflanzen, die Gefühlsstörungen und Ungleichgewichte beeinflussen können.

Eine ganze Reihe anderer Kulturen in Ägypten, Malaysia und Afrika kannten bereits die Blütennutzung bei emotionalen Problemen. Obwohl es in der europäischen Folklore Geschichten über die Heilkraft der Blüten gibt, datieren die frühesten Aufzeichnungen aus dem 16. Jahrhundert, als der große Heiler und Mystiker Paracelsus Blütentau sammelte, um damit seine aus dem Gleichgewicht geratenen Patienten zu kurieren.

Für die alten Kräuterspezialisten basierte das Verständnis der Heilqualitäten der Pflanzen auf der Signaturenlehre, wobei die Besonderheiten der Pflanze wie Form, Wachstum, Duft und Geschmack Hinweise auf die Indikationen lieferten. Zum Beispiel wurde Eyebright, eine blaue Blüte mit gelbem Zentrum, die an das menschliche Auge erinnert, für die Behandlung müder Augen verwandt. Eine Pflanze namens Skullcap (was etwa Kopfbedeckung bedeutet) erinnert an die Form des menschlichen Schädels und wurde infolgedessen bei Kopfschmerz und Schlaflosigkeit benutzt. Nesseln sind gut bei Kreislaufproblemen, und die Weidenrinde lindert rheumatische Beschwerden, die bei feuchtem Wetter schlimmer werden - die Bäume wachsen an feuchten Orten. Arrach ist eine faulig riechende Pflanze, die bei faulenden Geschwüren angewandt wird. Pflanzen, mit denen Gelbsucht behandelt wurde, besitzen gelbe Blüten, so wie Löwenzahn, Odermennig und Schöllkraut.

Während der letzten Jahrhunderte ging allerdings vieles von dem Wissen über die Heilkräfte der Blütenessenzen, vor allem in der westlichen Welt, aber bis zu einem gewissen Grad auch unter den Ureinwohnern Australiens, wieder verloren.

Dann jedoch wurden sie vom Pionier der modernen Blütenessenzen, Dr. Edward Bach (1886 - 1936), wiederentdeckt. Der zeitliche Ablauf von Bach's Leben und Werk war schlicht perfekt. Lange vor unserer Zeit der größeren Wachheit und Bewußtheit schuf sein Verständnis der Pflanzen und ihrer Heileigenschaften die Grundlagen, die es der Menschheit ermöglichten, mit dem Umgang mit Blütenessenzen und ihren einzigartigen Heilkräfte vertraut zu werden. Abgesehen von den wunderbaren Heilschwingungen dieser frühen Blütenessenzen, bleibt dies eines der größten, vielleicht das größte Verdienst von Edward Bach.

Nach Bach's Tod wurde anfänglich wenig Forschungsarbeit mit Blütenessenzen unternommen. England war und ist ein Land, das Wert auf Tradition legt, und so wurden Bach's Essenzen dort geachtet, aber man meinte, daß mit seinen 38 Essenzen das Potential bereits ausgeschöpft sei und keine weiteren Blüten mehr notwendig wären. Heute allerdings wissen wir, daß diese 60 Jahre alten Blütenmittel einige der in der modernen Gesellschaft so überaus wichtigen Themen wie Sexualität, Kommunikation, Lernfähigkeit, Kreativität und Spiritualität unberücksichtigt lassen.

In den letzten zehn Jahren jedoch wurde die Blütenforschung an vielen Orten dieser Welt wieder aufgenommen, was ein deutlicher Hinweis darauf ist, daß die Zeit nun reif ist, den Blütenessenzen die angemessene Achtung und ihren wahren Stellenwert für Gesundheit und Heilung einzuräumen. Dieses Wiederentdecken während der letzten Dekade birgt ein höchst interessantes Phänomen. Häufig in der Geschichte traten Ideen in den Vordergrund, weil an den unterschiedlichsten Orten Menschen, ohne sich zu kennen, ähnliche Einsichten und Gedanken hatten und entsprechend ähnliche Projekte in Angriff nahmen. In der Kunst waren dies zum Beispiel Picasso und Braque, die beide unabhängig voneinander kubistische Bilder zu malen begannen, die die abstrakte Malerei einleiteten. Im Bereich der

Wissenschaft wurde die Zusammensetzung von Wasser beinahe gleichzeitig von Watt, Cavendish und Lavoisier entdeckt; beim Wettrennen um die Entschlüsselung des genetischen Codes waren Watson, Crick und Linus Pauling fast gleichzeitig am Ziel; in der Evolutionstheorie gab es die parallel verlaufenden Forschungen von Darwin und Wallace. Dies sind nur einige wenige Beispiele für dieses Phänomen.

Eine mögliche Erklärung betont besonders den äußerlichen Einfluß, insbesondere von sozioökonomischer Natur und weniger die Ideen und Aktivitäten der engagierten Menschen.

Ich tendiere dazu, dies aus einer metaphysischen Perspektive zu betrachten. Was die derzeitigen Gedanken betrifft, so fühle ich, daß die Zeit uns gerade jetzt erstaunliche Möglichkeiten bietet, Unrat aus unserer Persönlichkeit und unserer Seele zu entfernen, was es uns ermöglicht, ungeahnte Qualitäten in unser Leben und in unseren Beziehungen untereinander zu erreichen. Wenn wir uns dieser Zeit der Veränderungen annähern, bekommen wir all die Lehrmittel und Werkzeuge, die wir für den Übergang benötigen, durch die Einsicht und Inspiration derjenigen, die sich am besten in das universelle Bewußtsein einfühlen können oder direkten Kontakt zu dem, was ich Geist nenne, besitzen. Denn genau aus diesen Quellen können wir neues Verstehen und Weisheit erlangen, die wir benötigen, den nächsten Schritt zur Bewußtheit zu tun.

Neuerungen wie die australischen Bush Blütenessenzen sind in der modernen Welt von besonderer Bedeutung. In den vergangenen 60 Jahren traten viele Perspektivveränderungen in der Art auf, wie wir uns selbst und die Welt betrachteten. Die Blütenessenzen wurden als Hilfe entwickelt, um mit all den äußeren Veränderungen auch innerlich Schritt halten zu können. Die Natur bietet den Menschen jedesmal Hilfen an, wenn es darum geht, sich weiter zu entwickeln. Die Bedrohung weltweiter Zerstörung durch Nuklearkriege, die Umweltkrise, die Geschwindigkeit, in der wir neue Informationen erhalten und der technische Fortschritt rast. All dies erfordert größere Veränderungen unseres Bewußtseins, und genau jetzt sind die Blütenessenzen da, um uns diese Veränderungen meistern zu lassen.

Jeder kann heute Blütenessenzen herstellen, denn letztendlich ist das Herstellungsverfahren sehr einfach. Die Aufgabe oder Herausforderung liegt in der Bestimmung der Heileigenschaften der jeweiligen Essenz. Obgleich jeder Mensch die Fähigkeit besitzt, diese Heileigenschaften der Pflanze und ihrer Essenz zu erkennen, gibt es doch einige unter uns, die dazu eine besondere Begabung besitzen.

Diese Gabe, gleicht meiner Meinung und Erfahrung nach einem Trichter, durch den wir Informationen aufnehmen. Die Öffnung dieses Trichters jedoch kann durch Meditation und andere Übungen der Intuition erheblich erweitert werden. Dieser Aufnahmetrichter ermöglicht es einer großen Anzahl Devas, Engeln, Führern und Helfern aus der spirituellen Welt, gemeinsam mit dem diese Gabe besitzenden Individuum zu kommunizieren. Normalerweise sammelt einer der Geistführer des Individuums alle Informationen, um sie als Ganzes nach unten zu 'channeln' - sozusagen durch den Tricherhals fließen zu lassen - als inneres Wissen, als Gefühl oder als Vision. Mit einem erweiterten Trichter werden nicht nur weitere Helfer einbezogen, sondern auch solche höherer Natur. Das, was diese 'channeln', fließt viel leichter in uns hinein und ist von größerer Qualität.

Es ist eine außerordentlich aufregende und doch gleichzeitig auch demütigende Erfahrung, mit dieser Gabe umzugehen; man entdeckt, wie lange schon von so vielen Geistwesen unermüdliche Versuche unternommen worden waren, einen Menschen im verbesserten Gebrauch dieser Gabe zu unterrichten und den ganzen Bereich, das Potential und die Bedeutung der 'Channel-Mitteilung' erkennen zu lassen.

Sicherlich hat Bach selbst dies ebenfalls gefühlt. Deshalb erwartete er wenig Anerkennung für seine Dienste, schließlich war er letztendlich lediglich ein Werkzeug Gottes. In seinem Buch „Esoteric Healing" behauptet Douglas Baker, daß es der Dichter, Psychologe und Mystiker Robert Browning war, der aus dem Jenseits Bach zu seinen Entdeckungen führte.

Die Rolle und Bedeutung der Blütenessenzen in der modernen Heilkunde ist bereits diskutiert worden, und ich glaube, darin liegt auch der Grund, weshalb so viele Menschen nun begonnen haben, 'Channelling' zu lernen und eigene Essenzen herzustellen.

Etwas, das für mich stets den Zauber des Essenzenherstellens ausmachte, ist die Führung und die Hilfe durch den Geist. Diese Magie war zu offensichtlich existent, als daß sie geleugnet werden könnte (siehe Kapitel: „Der Zauber, am Werk bei der Entwicklung der Bush Essenzen"). Dies bestärkt mich darin zu glauben, daß die Geistwelt (oder das christliche Bewußtsein oder das Licht) ganz sicher will, daß wir diese Essenzen haben und daß sie eine höchst wichtige Rolle in genau dem jetzigen Zeitpunkt spielen.

Dem stehen eher konservative Gedanken gegenüber, die noch heute die Abgeschlossenheit des Bach Systems verteidigen wollen. Es gibt tatsächlich Stimmen, die behaupten, sein Heilsystem wäre stets abgeschlossen und ausreichend gewesen und würde es auch in Zukunft sein. Ihnen zufolge decken die 38 Bach-Essenzen weiterhin sämtliche menschlichen Bedürfnisse ab. Meiner Ansicht nach ist der Zauber, der bei der Herstellung der Bush Essenzen zugegen war, ausreichender Beweis dafür, daß dem nicht so ist. Denn, warum sollten uns Geistführer bei der Herstellung von Essenzen anleiten und erfolgreich sein lassen, wenn das ganze überflüssig ist? Außerdem liegt schon eine gewisse Arroganz darin zu behaupten, 35 englische, eine tibetanische, eine schweizerische und eine italienische Blütenessenz besäßen Heilkraft, während alle weiteren möglichen Essenzen kraftlos sein müßten und daß es keine weiteren Seelenzustände gäbe außer jenen 38, in die ein Mensch geraten könne.

Anna Flora war eine der ersten nach Bach's Tod, die selbst Blütenessenzen herstellte, und eine von vielen, die durch Botschaften aus dem Jeneits von ihm ermuntert wurden, in ihrer Arbeit fortzufahren. Heute leitet und inspiriert Bach die Menschen, neue Essenzen zu entwickeln. Bei zahlreichen

Gelegenheiten habe ich gleichlautende Nachrichten über die Ermutigung durch den Geist vernommen, und alle stammten aus zuverlässigen Quellen.

Australische Blütenessenzen wirken schnell und tief, auch bei Menschen, die nicht in Australien leben - vorausgesetzt die Person hat eine positive Beziehung zu Australien. Sollte jemand eine negative Haltung Australien gegenüber einnehmen, dann wird auch die australische Essenz bei ihm auf wenig Resonanz stoßen. Verhält sich jemand aber wenigstens neutral oder hegt eine Sympathie für Australien und hat womöglich bereits emotional und spirituell an sich gearbeitet, dann werden die Bush Essenzen unübertroffen schnell und effektiv auf ihn wirken. An dieser Stelle möchte ich daran erinnern, daß die Bush Essenzen auf die in der heutigen Zeit relevanten Zustände psychologischer, spiritueller und körperlicher Art einwirken.

Im Juni 1987 erhielten wir einen Newsletter des World Network Centre for the Harmonic Convergence (Zentrum des Weltnetzwerkes zur harmonischen Annäherung) in Glastonbury, England. Auf der Titelseite stand, was wir tief innen längst wußten ..., daß Blütenmedizin die neue und wichtigste Form der Heilung nach dem harmonischen Zusammenschluß (Harmonic Convergence) darstellen würden. Dies war nur eine weitere Bestätigung unserer Arbeit mit den Bush Essenzen.

Die Kraft der Bush Essenzen und die Resultate, die sie fortwährend bewirken, sind in der Tat erstaunlich. Sie wirken wie ein Katalysator zur Lösung einer weiten Spannbreite negativer emotionaler Zustände und helfen bei der Entwicklung spiritueller Fähigkeiten. Sie bringen Menschen in emotionale, spirituelle und mentale Harmonie. Das Grundprinzip ihrer Kraft basiert auf der ewigen Weisheit, daß wirkliche Heilung dann eintritt, wenn das gefühlsmäßige Gleichgewicht wieder hergestellt ist. Die meisten körperlichen Krankheiten sind letztendlich das Ergebnis emotionalen Ungleichgewichts.

Der Haupteffekt dieser Essenzen liegt jedoch darin, die Menschen sich ihrem Höheren Selbst annähern zu lassen - ihrem intuitiven Zentrum, das genau weiß, welchen Weg der Mensch in diesem Leben einschlagen sollte. Jetzt ist es Zeit, zu lernen, aufzustehen und das zu tun, was man wirklich und ehrlich will. Jeder Mensch soll wissen, daß in ihm bereits die Kraft vorhanden ist, positive Veränderungen einzuleiten und zwar nicht nur für sich persönlich, sondern für unseren ganzen Planeten. Je mehr Menschen Essenzen benutzen, umso deutlicher werden sich Klarheit und Qualität in ihrem Leben durchsetzen. Endlich nehmen sie ihre Verantwortung auch dafür wahr, was an ökonomischen und sozialen Veränderungen rund um sie herum geschieht.

Die Bush Essenzen besitzen außergewöhnliche Kraft. Sie werden eine bedeutende Rolle bei der Heilung unseres Planeten spielen und die allgemeine Wachheit dafür bei denen, die hier leben, wecken. Oder um es mit Anna Flora zu sagen: „Die Essenzen helfen den Menschen, den Engeln gleich zu werden."

Die Wirkungsweise der —Bush Essenzen—

Der Grundgedanke von Heilung, den so große Heiler wie Hippokrates, Paracelsus, Hahnemann, Bach und Steiner miteinander teilten, ist ein recht einfacher. Sie alle glaubten, daß ein guter Gesundheitszustand das Ergebnis von emotionaler, spiritueller und mentaler Harmonie sei. Sie entdeckten, daß die Heilung des psychologischen Ungleichgewichts ihrer Patienten die körperlichen Erkrankungen zum Verschwinden brachten.

Die Krankheit selbst ist der körperliche Ausdruck des emotionalen Ungleichgewichts, das vor allem auftritt, wenn man die Verbindung zum Höheren Selbst verloren hat. Somit ist Krankheit nichts, wovor man Angst haben oder sich Sorgen machen muß. Eher kann man sie zum Anlaß nehmen, einmal nachzuforschen, was genau im Leben des Patienten aus dem Gleichgewicht geraten ist. Daraus ergibt sich, daß man Krankheit oder Kranksein durchaus in einem positiven Licht sehen kann, denn sie kann dem Patienten die Rückkehr zum richtigen Weg weisen. Jeder Mensch hat seinen ganz persönlichen Lebensplan und seine ganz persönlichen Lebensaufgaben. Wenn er sich damit in Übereinstimmung befindet, verläuft sein Lebensweg leichter und erfolgreicher.

Wir alle haben eine gefühlsmäßige, innere Stimme, unsere Fähigkeit, 'aus dem Bauch heraus' zu handeln. Wenn wir jedoch dieses innere Wissen ignorieren und damit unsere innere Führung, wird es sich immer deutlicher bemerkbar machen. Sollten wir dann noch immer keine Notiz davon nehmen, wird uns auf die eine oder andere Art unser Schicksal oder was auch immer am effektivsten unsere Aufmerksamkeit auf sich zieht, in Form eines Unfalles oder einer Krankheit einholen.

Betrachte doch bei dieser Gelegenheit einmal Dein eigenes Leben, und nimm wahr, bei welchen Gelegenheiten Dich Schicksalsschläge ereilten. Gab es zu diesen Zeiten nicht herausragende Gelegenheiten und Möglichkeiten zum persönlichen Wachstum? Höchstwahrscheinlich waren dies besondere Wendepunkte in Deinem Leben.

Die Wirkung der Bush Essenzen bezieht sich darauf, Dein Leben auf Kurs zu halten. Sie lassen Dich wach und aufmerksam sein, Deinem eigenen inneren Wissen folgen und auf Deine Intuition achten, so daß die Notwendigkeit entfällt, von korrigierenden Schicksalsschlägen heimgesucht zu werden. Wenn Du eine akute Krise durchmachst, helfen Dir die Bush Essenzen, Deine damit verbundenen Gefühle zu klären, die richtigen Schlußfolgerungen zu ziehen und Dich schneller zu erholen.

Die Bush Essenzen bringen Deine positiven Seiten zum Vorschein, egal wie tief sie verborgen sein mögen. Die Aktivierung des eigenen Potentials ersetzt Furcht durch Mut, Haß durch Liebe, Unsicherheit durch Selbstvertrauen usw.

Edward Bach selbst hat das in seinem Text über die Funktion der Blütenessenzen wunderbar ausgedrückt, er sagt, die Aufgabe der Blütenessenzen ist es,

> "unsere Schwingungskraft zu erhöhen, unsere spirituelle Aufnahmefähigkeit zu verbessern, unsere besonderen Fähigkeiten unser Leben durchströmen zu lassen und dadurch all die Ursachen für unsere Fehler fortzuspülen. Ähnlich wie wunderschöne Musik oder andere wunderbar erhebende Dinge uns inspirieren, unser wahres Wesen fördern und uns näher zu uns selbst führen, bringen die Blütenessenzen uns Frieden und Linderung unserer Leiden. Sie heilen nicht dadurch, daß sie Krankheit bekämpfen, sondern durch die herrlichen Schwingungen unseres Höheren Selbst, das jede Erkrankung dahinschmelzen läßt wie Schnee in der Sonne."

Obwohl die Wirkungsweise der Blütenessenzen letztendlich noch nicht vollständig bewiesen wurde, wurde bereits ein gutes Stück Forschungsarbeit zu diesem Thema betrieben. Der amerikanische Arzt Richard Gerber gibt in seinem hervorragenden Buch „Vibrational Medicine" einen Überblick über die bisherigen Forschungen und präsentiert darin auch seine eigenen Theorien und Ideen. Gerber zeigt eindeutig auf, daß emotionale und körperliche Krankheit durch Ausgleich und Behandlung unserer subtilen Energiekörper - also Astral-, ätherischer, mentaler und Kausalkörper - mit Hilfe höherer spiritueller Energie geheilt werden kann. Die feinstofflichen Energiekörper spielen eine wesentliche Rolle bei der Erhaltung unserer Gesundheit.

Gurudas, Autor des Buches „Flower Essences and Vibrational Healing", hebt unter den drei Hauptformen feinstofflichen Heilens, nämlich Blütenessenzen, Homöopathie und Edelsteinessenzen, die Blütenessenzen in der Behandlung der feinstofflichen Energiekörper besonders hervor. Er behauptet, daß homöopathische Arzneien besonders auf der körperlichen Ebene und im biomagnetischen Energiefeld des Körpers wirksam werden. Einige von ihnen können die Chakren und feinstofflichen Körper beeinflussen, allerdings nicht ganz so effektiv wie Blütenessenzen dies können. Edelsteinessenzen kommen der Wirkung der Blütenessenzen sehr nahe, erreichen sie allerdings nicht ganz.

Gerber erwähnt, daß der Begriff 'Schwingung' synonym für Frequenz steht, und daß der einzige Unterschied zwischen fester Materie wie einem Stück Holz oder einem Antibiotikum und feinstofflicher Essenz, z. B. Blütenessenz, die Frequenz eben dieser Schwingung darstellt. Feinere Stoffe schwingen in einer Geschwindigkeit, die der des Lichtes entspricht. Schwingungsheilmittel enthalten feine, hochfrequente Energieen, die auf die feinstofflichen Energiekörpern und auf der Ebene der emotionalen, mentalen und spirituellen Medien wirken.

Gurudas bietet eine interessante Beschreibung der Wirkungsweise der Essenzen auf die grob- und die feinstofflichen Körper. Wenn eine Essenz eingenommen oder durch die Haut absorbiert wird, wird sie sofort vom Blutstrom aufgenommen. Dann setzt sie sich in der Mitte zwischen Kreislauf- und Nervensystem fest. Genau an dieser Stelle entsteht ein elektrischer Strom durch die Polarität beider Systeme. Die Essenz wandert dann direkt zu den Meridianen, wo ein lebenswichtiger Austausch zwischen fein- und grobstofflichen Körpern stattfindet. Von dort aus fließt die Lebenskraft der Essenzen zu den Chakren und den verschiedenen feinstofflichen Körpern und schließlich zurück zu unserem physikalischen Körper. Durch diesen Verlauf des Energiestromes der Essenzen wird deren Wirkung verstärkt und ihre Aufnahme erleichtert. Die Essenz erreicht die unausgeglichenen Teile des Körpers schneller und stabiler, wenn sie den beschriebenen Weg nimmt.

Gurudas postuliert, daß Blütenessenzen Aura und feinstoffliche Körper reinigen und auf diese Weise die Ungleichgewichte beseitigen, die zum schlechten Gesundheitszustand führten. Diese Reinigung geschieht augenblicklich, ihre Ergebnisse jedoch benötigen ein wenig länger, um sich zu manifestieren. Die quartzähnlichen Strukturen der Kieselerde in unserem materiellen Körper, z. B. als Bestandteile des Blutes, der Haare und Nägel, und in den feinstofflichen Körpern, verstärken und leiten die Heilenergien der Blütenessenzen in der geeigneten Schwingungsfrequenz zum Ort der Heilung. Der gesamte Prozeß läßt sich vergleichen mit der Art, in der Radiowellen Kristalle in einem Radiogerät in Schwingung versetzen, so daß sie in hörbare Töne umgewandelt werden.

Außerdem ist das untenstehende Diagramm zum Verständnis der Wirkungsweise der Blütenessenzen auf einen Menschen von großem Nutzen:

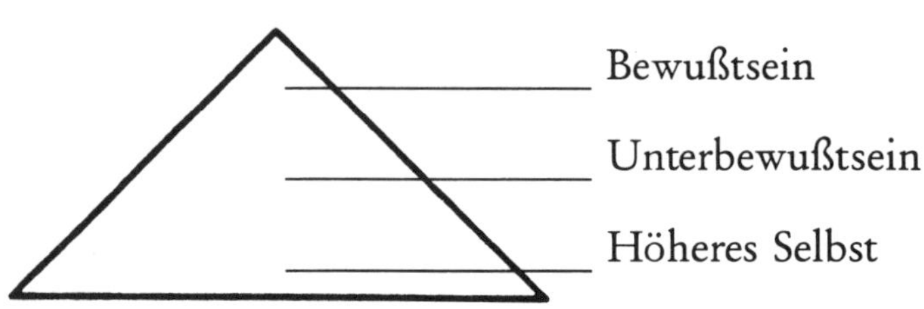

Dieses Diagramm repräsentiert die Psyche. An der Spitze befindet sich das Bewußtsein, also der Teil, der entscheidet, was wir heute zum Mittag zu uns nehmen werden, und sich erinnert, was wir in der vergangenen Woche getan haben, und der schließlich auch das analysiert, was Du gerade liest. Das Bewußtsein ist voller 'mentalem Geschnatter' und springt andauernd von einem Gedanken zum nächsten.

Unterhalb der bewußten Ebene befindet sich das Unterbewußtsein der Psyche. An dieser Stelle sind viele unserer Überzeugungen gelagert, deren Mehrzahl bereits intrauterin und in unseren ersten Lebensjahren gebildet wurde. Häufig leiten solche inneren Glaubenssätze unsere Handlungen. Tag für Tag erschaffen wir Situationen, die diese Überzeugungen bestätigen. Nur selten sind uns solche Überzeugungen wirklich bewußt, deren Grundlage schon vor so vielen Jahren gelegt wurde.

Nehmen wir einmal an, einem dreijährigen Kind wird von einem Elternteil oder sonst jemandem Nahestehenden immer wieder erklärt, daß es wirklich dumm sei und niemals etwas werde zustande bringen können. Wenn dieses Kind nun heranwächst, mag es sich vielleicht überhaupt nicht daran erinnern, was ihm in frühester Kindheit so eingetrichtert wurde. Nichtsdestotrotz können solche suggestiven Sätze lange Zeit als innere Überzeugungen in ihm weiter wirken. Immer wieder wird sich dieser Mensch als Erwachsener daran erinnern, ja eigentlich vollkommen unfähig zu sein. Dieses Muster wird in schöner Regelmäßigkeit auftreten und sich selbst bestätigen. Vielleicht wird dieser Person eine herausfordernde und verantwortungsvolle Arbeit angeboten. Dann kann es sein, daß sie andauernd dumme Fehler macht und schließlich den Arbeitsplatz wieder verliert. Das Frustrierende daran ist, daß dieser Mensch gar nicht erkennt, weshalb er immer wieder versagt. Es kommt ihm nicht ins Bewußtsein, daß dies nur das Ergebnis der tief eingegrabenen Überzeugung ist, selber dumm zu sein und nichts wirklich richtig machen zu können. Eine genaue Beobachtung und Analyse dieses Musters schließlich könnte an's Licht bringen, daß es sich seit dem Alter von drei Jahren regelmäßig manifestierte.

Andere solcher häufig vorkommender Glaubenssätze sind, daß niemand einen liebt; daß man nirgendwo hingehört, vielleicht weil man ein ungeplantes Kind war und von den Eltern unerwünscht; daß man unattraktiv ist, was oft das Ergebnis davon ist, daß leichterhand irgendwelche verletzenden Bemerkungen gemacht werden oder das Kind stets minderwertiger gemacht wird, als es tatsächlich ist. So ein Glaube an die eigene Häßlichkeit kann selbst durch unbedachte und eigentlich liebevoll gemeinte Äußerungen wie „du häßliches, kleines Entchen" angerichtet werden.

Natürlich ist die einer solchen Äußerung zugrunde liegende Intention entscheidend, man vergesse dabei aber nie die Macht des gesprochenen Wortes! Manche Leute suggerieren sich tatsächlich eine Diarrhoe, weil sie sich stets und immer wieder einreden, daß in ihrem Leben „alles scheiße läuft". „Du machst mich krank" oder „Ich sterbe für eine Zigarette" wirken ganz wörtlich auf das Unbewußte!

Wieviele Menschen kennst Du aus Deiner eigenen Bekanntschaft, die sich nach einer gescheiterten Beziehung schwören, einen solchen Fehler nie wieder zu machen, dann schließlich doch wieder bei einem mehr oder weniger ähnlichen Partner landen und die Szenen der Vergangenheit erneut erleben. Die unbewußten Glaubenssätze produzieren solche Erfahrungen.

Der Verlust eines Elternteiles kann tiefgreifende Wirkungen auf das heranwachsende Kind haben. Ein kleines Mädchen, das seinen Vater durch einen Unfall verliert, kann daraus unbewußt folgern, daß Männer es verlassen werden, wenn es sie zu nah an sich heran läßt. Später mag es der Frau so ergehen, daß sie Beziehungen zu Männern eingeht, die schnell das Interesse an ihr verlieren, sich in andere Frauen verlieben oder in weit entfernte Gegenden verziehen. Sie zieht somit Männer an, die ihren unbewußten Glauben bestätigen.

Der Ursprung für solche negativen Überzeugungen kann beinahe überall liegen. Dennoch ist es heute möglich, sich von solchen selbstzerstörerischen Verhaltensmustern zu lösen, indem man den negativen Glauben losläßt. Dadurch befreit man sich nicht nur selbst, sondern gleichzeitig die eigenen Kinder, an die man die eigenen Überzeugungen weitergeben würde.

Das sollten nur einige wenige Beispiele für negative Überzeugungen, ihre Ursachen und Auswirkungen sein. Natürlich gibt es in unserem Unbewußten ebenso auch positive Überzeugungen. Den Eltern ist diese wundervolle Möglichkeit - und Verantwortung - gegeben, solche in ihren Kindern aufzubauen.

Schließlich die untere Abteilung des Diagramms: sie repräsentiert das Überbewußte oder das Höhere Selbst, wie auch immer Du diese Instanz für Dich bezeichnest. Hier befinden sich all unsere inneren positiven Eigenschaften - Liebe, Mut, Vertrauen und Glaube. Hier finden wir Lösungen für all unsere Probleme und das Verständnis unseres Lebensplanes und -zieles. Von hier stammen unsere Inspiration und Intuition.

Die australischen Bush Blütenessenzen wirken in ähnlicher Weise wie Meditation, indem sie nicht nur die negativen Überzeugungen umwandeln, sondern auch diese positiven Eigenschaften in uns schaffen, die zu unseren bewußten Ebenen durchfließen. Diese hochenergetischen Mittel helfen uns auf vielerlei Weise, negative Gedanken und Gefühle freizulassen und diese durch unsere positiven Seiten zu ersetzen. Es kann passieren, daß urplötzlich Menschen oder Situationen auftreten, die uns zu neuem und tieferem Verständnis verhelfen. Die alten überkommenen Ansichten und Blockaden begrenzen uns einfach nicht mehr.

Stellen wir uns vor, daß ein Mensch aus vielen Gefühlsschichten besteht - dann können sich die Bush Essenzen durch diese Schichten bis hin zu den emotionalen Blockaden durcharbeiten. Die Wirkung der Essenzen reguliert sich darüber hinaus selbst, d. h. sie wirken nur bis zu dem Punkt, zu dem ein Mensch innerlich bereit ist, zu gehen. Sie wirken wie sanfte Katalysatoren, die die Menschen zur inneren Blockade hinführen, diese wegräumen und eine Weiterentwicklung auf der nächsten Stufe ermöglichen. Schließlich sind sie in der Anwendung absolut sicher und völlig ohne Nebenwirkungen.

Je mehr Selbst-Bewußtsein Menschen durch Praktiken persönlichen Wachstums, Meditation und den Willen, sich selbst zu erforschen und mit den eigenen Gefühlen zu konfrontieren, entwickeln, desto schneller werden die Blütenmittel wirken.

Darin liegt die Schönheit der Essenzen, daß letztlich jeder Mensch sie nutzen kann, da sie vollständig sicher und nebenwirkungsfrei sind. Es ist nicht vonnöten, jahrelang Medizin zu studieren, um die Beschreibungen und Eigenschaften der Essenz verstehen zu können. Dieses Buch ist so konzipiert, daß sowohl Menschen aus Heilberufen wie auch solche, die sich selbst oder Freunden und der Familie helfen wollen, in die Lage versetzt werden, leicht und schnell die geeignetsten Essenzen auswählen zu können. Dieses Buch mag ein Ansatzpunkt zum Gebrauch dieser tiefgründigen Mittel sein.

Die Bush Essenzen sind ebenso bei Kindern und Tieren wie bei Erwachsenen wirksam. Tatsächlich wirken sie bei Kindern noch schneller, da sie weniger Negativität und emotionale Beschränkungen entwickelt haben und noch mehr im Einklang mit sich selbst sind. Dosiert werden die Bush Essenzen bei Kindern und Tieren wie bei Erwachsenen. Die Ergebnisse, die man mit den Bush Essenzen bei kleinen Kindern und bei Tieren erzielen kann, sind so eindeutig, daß man sie keinesfalls auf einen Placeboeffekt zurückführen kann.

Die Blütenessenzen sollten, wo immer dies möglich ist, einzeln eingenommen werden. Sollten verschiedene gewählte Essenzen am gleichen Thema arbeiten, sind auch Mischungen möglich. Die Wirkung wird dann exakter und länger andauernd sein. Die Wirkungsweise geht dann von außen nach innen. Betreffen zwei oder mehr Essenzen dagegen eher unterschiedliche Themen, ist eine langsamere Entwicklung zu erwarten. In Krisensituationen dagegen können Blütenkombinationen aus bis zu sieben einzelnen Essenzen benötigt werden, auch wenn wir normalerweise zu einer Höchstzahl von vier (gelegentlich fünf) Essenzen in einer Mischung raten.

Kräutermittel, Mineralien, Vitamine und Zellsalze dagegen arbeiten immer nur auf der körperlichen Ebene.

Eine Entdeckungsreise zu —den Bush Essenzen—

Im Frühling 1986 gab es im Herzen Australiens die großartigste Blütezeit von Wildpflanzen seit Jahren. Aufgrund der heftigen Regenfälle an normalerweise äußerst trockenen Orten wie Alice Springs und Uluru (Ayers Rock) blüten dort auf einmal Pflanzen auf, deren letzte Blütezeit vielleicht schon 20 Jahre zurück lag.

Im Jahr 1987 wurde dann mein Wunsch, das Zentrum Australiens zu erforschen, immer größer und größer. Ich hatte in mir schon immer eine große Liebe für den Busch bewahrt, nun aber war es mir ein drängendes Bedürfnis, ins Northern Territory zu gehen. So war es für mich und meine Frau Kristin ein höchst aufregendes Unterfangen, die Reise dorthin zu planen. Wir wollten dort australische Blüten suchen, aus denen sich mit Hilfe der Sonnenstrahlen wirksame Essenzen gewinnen ließen, ähnlich wie es Dr. Edward Bach vor mehr als 50 Jahren getan hatte.

Als sich der Tag der Abreise näherte, erschienen mir beim Visualisieren die Heilkräfte dreier Blütenpflanzen, die ausschließlich im Northern Territory wachsen. Ähnlich erging es mir mit der Mehrzahl der übrigen australischen Bush Essenzen, die ich entwickelte - stets wurden mir ihre heilenden Eigenschaften während der Meditation oder in einem Zustand vollkommener innerer Ruhe offenbart.

Am ersten Morgen in Alice Springs erwachten wir mit dem Blick auf die MacDonnell Ranges. Beide sprachen wir lange Zeit kein einziges Wort, nahmen allein die enorme Kraft dieses Landes in uns auf. Der Zauber dieser Reise zeigte sich uns jetzt zum ersten Mal.

Den Rest des Vormittags verbrachten wir im Olive Pink Naturschutzgebiet. Olive Pink (1884-1975) war eine sehr bemerkenswerte Frau, die 1930 in die Tanami Wüste kam, um dort zu leben und die Ureinwohner zu studieren. Später zog sie weiter nach Alice Springs, um dort ein Pflanzenschutzgebiet zu errichten, das die Pflanzen der Wüste erhalten und schützen sollte, um sie Besuchern zeigen zu können und auch, um sie zu studieren. Viele seltene und gefährdete Pflanzen wurden hier angesiedelt, um sie der Nachwelt zu bewahren.

Westlich und östlich von Alice Springs gibt es eine Reihe von Schluchten. Wir entschlossen uns, zuerst in westlicher Richtung zu gehen und kampierten in der ersten Nacht in der Ormistonschlucht in einem ausgetrockneten Flußbett. Die meisten der Flüsse sind ausgetrocknet, allerdings kann ein einziger heftiger Regen auf einen Schlag ein Wildblütenparadies entstehen lassen. In dieser Nacht hörten wir, wie sich ein Gewitter zusammenbraute, schließlich prasselte der Regen auf uns nieder. Das versetzte uns in einen ekstatischen Zustand - wir waren gerade eine Nacht hier draußen und genau jetzt war die Trockenzeit zu Ende.

Es fielen in dieser Nacht gerade 4 mm Regen, das Flußbett war immer noch trocken, und es schien nicht so, als würden neue Blumen zum Leben erwachen. Unsere langen Gesichter konnten sich aber dennoch erhellen, als unsere Blicke auf die Tall Yellow Top (Senecio magnificus) fielen, die rund um uns herum zu blühen begannen. Das Wetter war schlicht perfekt - ein wolkenloser blauer Himmel über uns bot die besten Bedingungen, um Essenzen herzustellen. Sich auf die Heilenergien der Pflanze einzustimmen, war ziemlich einfach an diesem Morgen. Senecio magnificus steht für Entfremdung, für den Kontaktverlust zu Familie, Freunden oder Vaterland. Das Nicht-dazu-gehören ist ein Gefühl, das durch diese Essenz ausgedrückt wird. Oft hat dann der Kopf die Herrschaft über das Herz übernommen, um die Entfremdung zu kompensieren - allerdings bringt dies den Verlust der Verbindung mit dem eigenen Herzen. Es ist eine ganz besondere Bush Essenz, ich fühle, daß sie sehr häufig benötigt werden wird.

Der nächste Abschnitt unserer Reise führte uns noch weiter in Richtung Westen. Wir erforschten weitere Schluchten und landeten schließlich im Palm Valley. Das Land, das sich uns hier darbot, war wahrhaftig erstaunlich. Wieder und wieder unterbrachen wir unsere Fahrt, um die Schönheit, Stärke und Zeitlosigkeit dieser Gegend auf uns wirken zu lassen. Dennoch hatten diese Tage auch etwas sehr frustrierendes.

Das Gefühl der Energien dieses Landes und die unzähligen Blütenpflanzen, die wir fanden, hatten auf mich die Wirkung, daß ich unzufrieden wurde: so kurze Zeit nur war uns gegeben, uns hier aufzuhalten, und es schien mir am sinnvollsten, so schnell wie nur möglich so viele Essenzen herzustellen, wie es nur ging. Wer schließlich konnte sagen, wann ich hierher zurückkehren würde. Das Gefühl von Dringlichkeit steigerte sich teilweise bis zur Panik. Es blieb mir nichts anderes übrig, als meinen ungeduldigen Geist, der alles unter Kontrolle behalten wollte, aufzugeben und stattdessen einfach zu vertrauen und den Dingen ihren Lauf zu lassen.

Das war für mich der Wendepunkt der Fahrt. Als mich die Notwendigkeit zu eilen und das Gefühl der Unsicherheit verließen, war es mir möglich, alle Erfahrungen ohne jeden Hintergedanken auf mich wirken zu lassen.

Meine Erfahrung mit Jeeps wurde während der Tage in Palm Valley erweitert. Die 16 Kilometer durch das trockene, tiefe und sandige Bett des Finke, des ältesten Flusses der Welt, waren nichts als eine Vorübung für die steinige Holperstrecke, die uns ins Palm Valley führte. Dieses Tal ist ein Oase inmitten der Wüste. Turmhohe Wände, aus denen da und dort Krüppelpalmen und Farne wachsen, umschließen die Überreste des so lange gesuchten australischen 'Binnensees'. Unglücklicherweise für den tragischen Forscher Ludwig Leichhardt hatte dieser See Millionen von Jahren, bevor er diese Stelle erreichte, hier existiert. Einige der seltensten Pflanzen der Welt, eingeschlossen die Kohlpalme, sind in diesem Tal noch anzutreffen. Deren Wurzeln bohren sich zu den artesischen Brunnen enorm tief durch die Felsschichten bis zum Wasser hinunter.

Die Sturt Desert Rose begegnete uns zum erstenmal auf einem schmutzigen Weg, der ins Palm Valley führt. Besonders aus dieser Pflanze wollte ich eine Essenz herstellen. Allein ihre unglaubliche Schönheit ließ mich sicher sein, daß sie uns eine bedeutende Essenz schenken würde. Dummerweise wuchs sie genau an dieser Straße und war deshalb für eine Essenzenbereitung ungeeignet. Wir mußten uns mit ihr noch eine Weile gedulden. Tatsächlich ist sie in unberührtem Zustand nur sehr schwer zu finden.

Bei unserem nächsten Aufenthalt in Uluru gab uns der dortige Hauptförsters wertvolle Informationen für unsere Suche nach der Sturt Desert Rose. Zudem erlaubte er uns, auch in Gegenden zu suchen, die zum Schutze des Landes für normale Touristen nicht zugänglich sind. Allerdings hatten wir sie nach anderthalb Tagen immer noch nicht gefunden. Jedoch trafen wir einen anderen Förster, der uns bezüglich der Sturt Desert Rose weitere Tips gab. So waren diese 36 Stunden doch nicht ganz verschwendet. Jeden Augenblick, den wir dort verbrachten, habe ich in mir bewahrt wie einen Schatz. Von all den Orten des Territory, die wir aufsuchten, beeindruckte mich in der Tat keiner so sehr wie dieser hier.

Endlich, nach so langer Suche hatten wir sie schließlich gefunden. Beim Anblick dieser Wüstenrose, die sich sanft mit dem Wind wiegte, überkam mich ein gewaltiges Glücksgefühl, und doch fühlte ich auch Ehrfurcht. Schon in sehr kurzer Zeit würde die Sturt Desert Rose eine Art alchemistische Reaktion eingehen, die uns eine Heilessenz bescheren würde, die in den Menschen noch Jahre später weiterwirkt. Sie würde ihnen helfen, ihr eigenes Potential und ihr volle Gesundheit zu erreichen. Während unserer Gespräche mit den Förstern, die beide weiße Aborigines waren, lernten wir den Begriff 'Tjukurpa' aus ihrer Sprache kennen, ein Begriff, der von früheren weißen Besuchern fälschlicherweise als 'Träumen' oder „Traumzeit" übersetzt worden war - was den Inhalt dieses Ausdruckes allerdings nicht korrekt wiedergibt.

Ureinwohner namens Anangu sind die ursprünglichen Besitzer dieses Landes. Für sie ist Tjukurpa ihr Gesetz, ihre Philosophie und ihre Verbundenheit zu diesem Land. Tjukurpa existiert für sich selbst und ist zugleich die Manifestation von Vergangenheit, Gegenwart und Zukunft und auch Erweiterung ihrer Exeistenz. Es ist das allem zugrunde liegende

Gesetz. Tjukurpa wird noch heute immer wieder lebendig und in den Bräuchen der Anangu gefeiert. Sie sagen, daß dieses Land während Tjukurpa erschaffen wurde und daß in dieser Zeit Orte wie Uluru (Ayers Rock) und Katajuta (die Olgas) ihre Namen erhielten.

Erst kürzlich wurde Uluru seinen ursprünglichen Besitzern zurückgegeben, die es wiederum der Regierung für eine relativ kleine Summe Geldes zur Verfügung stellt. Es bleibt ihr Land, und doch sollen auch weiße Menschen die Gelegenheit bekommen dürfen, es kennenzulernen.

In der Meditation mit der Sturt Desert Rose erfuhr ich, daß ich nur mit Einwilligung der Anangus eine gute Essenz bereiten könnte. Kurz zuvor war ein Förster gekommen und hatte Halt gemacht. Ich hatte ihn bereits am vorangegangenen Tag kennengelernt, und wir hatten uns ein wenig angefreundet. Im Inneren wußte ich, daß er es war, den ich fragen sollte, ob ich hier einige Blüten der Sturt Desert Rose pflücken dürfte. Doch nach all den Bemühungen, sie zu finden, gab es hier allein eine einzige blühende Wüstenrose. Irgendwie traute ich mich nicht, ihn zu fragen, denn ich befürchtete, er würde es mir nicht erlauben. Und dann war es zu spät, er hatte sich wieder auf den Weg gemacht. Wie schnell doch Gefühl und Verstand das innere Wissen zunichte machen können.

Das Ergebnis war, daß wir die 80 km lange schmutzig-rote Holperstrecke zurück nach Ayers Rock zur Förster Station mußten. Es war keine Frage, ob wir dazu Lust hatten, wir mußten es tun. Ansonsten wäre die in der Essenz eingefangene Energie irgendwie unfertig geblieben und sie hätte nicht gewirkt. Wir hatten ein Zeitproblem. Wir überlegten, wie viele Minuten Sonnenlicht die Sturt Desert Rose wohl benötigen würde, um uns ihre Essenz zu schenken. Gemäß unserer Rechnung, wie viel Zeit uns noch bis zum Sonnenuntergang bliebe, wäre die 3/4-Stunde der Fahrt gerade ausreichend, uns noch einmal auf die Rose einzustimmen und die Essenz fertig zu stellen. Wir müßten immerhin mit 110 km/h durch die Wüste rasen.

„Machen wir's!", hatte Kristin mir zugerufen, wir hatten uns in den Landcruiser gestürzt und waren losgedonnert. Die beiden Blues Brothers John Belushi und Dan Aykroyd wären Stümper gegen uns gewesen, wie wir über die zerfurchte Wüstenstraße sausten, holperten, hüpften und flogen, während hinter uns eine Wolke roten Sandes aufstob. Der Förster sagte „ja".

Jedesmal, während dieser Reise, wenn wir eine Essenz zubereiteten, waren wir völlig gefangen genommen von ihrer Heilwirkung. Sturt Desert Rose steht für Schuld, für das Ignorieren der eigenen Überzeugungen und Werte. Sie kann die Selbstachtung zurückbringen, wenn sie durch Erlebnisse in der Vergangenheit zerstört wurde, für die wir uns schuldig fühlen.

Der Sonnenuntergang dieses Abends verwandelte den Himmel scheinbar für Stunden in ein Farbenmeer. Der Himmel, die Wolken, die Olgas und schlicht alles war getönt in den feinsten, unbeschreiblichsten Schattierungen und Mustern. Außerdem stand gerade an diesem Tag der Mond in voller Größe am Himmel und beleuchtete seinerseits den Horizont in malerischem Orange. Diese Nacht des Vollmondes verbrachten wir in ausgiebiger und tiefer Meditation. Die Zeit hörte auf zu existieren. Wir entschlossen uns, die Fertigstellung der Sturt Desert Rose Essenz ausgiebig zu feiern und steuerten das Yulara Sheraton Hotel an, um eine späte Mahlzeit einzunehmen. Wir ließen unsere geschundenen, verstaubten Körper in die eleganten Sessel fallen, dann erst fiel uns der Name des Restaurants auf: The Desert Rose.

Der Hauptförster von Ayers Rock war mittlerweile unser Freund geworden. Er erläuterte uns den Weg zu einem vier km langen Streifen mit blühenden Sturt Desert Pea kurz hinter Kulgera. 70 km hinter Kulgera fanden wir uns aber plötzlich in South Australia wieder und keine Sturt Desert Pea in der Nähe.

Die Einheimischen von Kulgera waren nicht sicher, wo wir diese Pflanze finden könnten, aber einige erwähnten, ein paar Exemplare etwa 25 km weiter an einer Eisenbahnstrecke gesehen zu haben. Das war allerdings schon Jahre her gewesen. Zudem hätten wir dafür in die Simpson Wüste gemußt, die uns doch zu weit entfernt schien und auch zu unzugänglich.

Dennoch, wir entschlossen uns, auf unsere innere Stimme zu hören, und schlugen die Richtung Kulgera ein, so unbefestigt die Straßen auch waren. Wir fuhren an verlassenen Viehweiden und am Bahnhof von Kulgera vorbei, der offensichtlich ebenfalls verlassen war. Ein Stückchen weiter gab es acht Häuser, die alle so aussahen, als hätte sie jemand versehentlich hier in den roten Staub fallen lassen. Glücklicherweise begegneten wir einem sehr freundlichen und warmherzigen Mann aus Jugoslawien, der an der Eisenbahnlinie arbeitete und die Sturt Desert Pea gut kannte. Einer seiner Freunde hielt uns für verrückt, so spät noch dorthin zu fahren - drei Stunden schrecklicher Fahrt kurz vor Sonnenuntergang und das alles für ein paar lumpige Pflanzen.

Nachdem wir aber einmal Gefallen an der Art gefunden hatten, wie die Blues Brothers mit ihrem „wir kommen im Auftrag des Herrn" durch die Olgas rasten, kannten auch wir jetzt kein Halten mehr. Die Straße führte entlang der Ghan Eisenbahnlinie in Richtung Alice Springs. Dieses Land befindet sich wirklich in der Mitte von Nirgendwo, öde, verlassen und flach mit einem 360 Grad Rundblick. Wir rasten mit der untergehenden Sonne um die Wette, um noch vor der Dunkelheit anzukommen. Und wir schafften es. Gerade als die Sonne untergehen wollte, erreichten wir den angegebenen Ort, und dort fanden wir sie wie beschrieben, die Sturt Desert Pea. Wir holten unsere Klappstühle hervor und meditierten mit der mächtigen Pflanze, ganz allein mitten in der Wüste nur wir, die Sturt Dessert Pea - und die Fliegen. Als wir spät in der Nacht weiterfuhren, bemerkte ich, daß unser Benzinvorrat zur Neige ging. Er würde nicht zurück nach Kulgera ausreichen, vermutlich nicht einmal bis Alice. Die Gegend hier war unbefestigt, unmarkiert, und eine Fahrt durch die Nacht ist nicht ungefährlich. Allein die Straße zu halten, war nicht gerade einfach, schon weil man stets nach Tieren Ausschau halten muß, die sich um Straßen einfach nicht kümmern.

Plötzlich bog die Straße scharf links ab, kreuzte die Eisenbahnlinie und führte ins Nichts. Ein paar Minuten später waren alle Anzeichen einer Straße buchstäblich verschwunden. Kein Anzeichen eines Weges mehr und keine Ahnung, wo wir uns befanden. Nahe der Eisenbahnstrecke waren uns ein Generator und ein Licht aufgefallen, also fuhren wir dorthin und fanden einen beleuchteten Wohnwagen ohne Fenster. Ich versuchte vorsichtig herauszufinden, was hier los war, während Kristin sich doch ein wenig Sorgen machte.

Auf mein Klopfen hin öffnete ein slawisch wirkender Mann die Tür, und sogleich kamen tausende Mücken ins Freie, die zuvor das Licht im Inneren des Wagens umschwirrt hatten. Der Mann fand es überhaupt nicht merkwürdig, hier in der Einsamkeit von einem Klopfen überrascht zu werden und das mitten in der Nacht. Er half uns, zurück zu unserem Weg zu finden. Wir allerdings waren nicht mehr bester Laune, Kristin fühlte sich in dieser unbekannten Einöde verunsichert, ich machte mir Sorgen über unsere Benzinvorräte.

Zum erstenmal seit Tagen stellten wir das Radio an, um unsere Spannung zu mildern, und da hörten wir ein wunderbares Stück klassischer Musik - einen Choral von Bach. Dann brachten sie die sanfte Worten von Caroline Jones. Sie führte ein Interview mit Bruder Andrew, der gemeinsam mit Mutter Theresa einen Orden gegründet hatte, um den Armen Indiens helfen zu können. Bruder Andrew ist ein sehr sanfter, bescheidener, spiritueller Mann, der wunderschön sprechen kann. Er teilte uns mit, daß oft gerade die materiell Armen in Indien und Asien die glücklicheren Leute seien und daß es ihm große Freude bereite, mit ihnen arbeiten zu dürfen. Was ihn dagegen tief innen aufwühlte, sei die Tatsache, daß der normale, wohlhabende westliche Mensch so viel Wut, Schmerz und Trauer in sich unterdrücke. Es bestehe in so vielen Menschen geradezu eine spirituelle Wüste. Da waren wir also, fuhren durch die Wüste auf der Suche nach Heilmitteln gegen die spirituelle Armut und hörten gleichzeitig diese Worte. Wir wurden von der Kraft und Schönheit dieses Augenblicks übermannt!

Der zweite Gast, den Caroline Jones interviewte, war eine Frau, die eine wahrhaft schreckliche Kindheit, einschließlich des zweiten Weltkriegs, in Europa überstanden hatte. Sie bekannte, schon immer von Australien und seinen Ureinwohnern fasziniert gewesen zu sein. Sie empfand diese als geistige Geschwister im Kampf gegen die Entfremdung und hatte viel von ihrer Kultur übernommen. Als sie über die Schönheit des australischen Hinterlandes sprach, waren wir dabei, es zu durchqueren. Sie sprach gerade in dem Moment über die spirituelle Bedeutung des Mondes für die Aborigines, als dieser am Horizont erschien. Kristin konnte ihre Tränen nicht zurückhalten, und wir fühlten beide, daß dies eine der kraftvollsten Erfahrungen unseres Lebens war.

Wie Du als Leser/in vielleicht schon erwartet hast, hat die Kraft der Sturt Desert Pea sehr viel mit der vorherrschenden Energie des Zeitpunktes zu tun, zu dem die Essenz bereitet wurde. Diese Blütenessenz heilt sehr tiefe alte Wunden und Schmerzen.

Auf unserer langen Reise nach Norden machten wir immer wieder Halt, um zahllose Pflanzen zu photographieren und interessant erscheinende Wege auszuprobieren. Eine Nacht verbrachten wir in Wauchope, wo wir von der Schönheit und der unfaßbaren Anzahl von Sternschnuppen bezaubert wurden. Die Landschaft vor uns veränderte sich kaum. Das im Zentrum Australiens vorherrschende kümmerliche Wachstum und der gelbe Teppich aus Senecio magnificus verwandelte sich in eine Pflanzenwelt aus größeren Gewächsen und Bäumen mit merkwürdig verdrehten Formen, die der ganzjährig wehende heiße Wüstenwind erschaffen hatte.

Zwischen Alice Springs und Katherine bereiteten wir die Wild Potato Bush Essenz, die Menschen nützlich sein kann, die langsam und schwerfällig sind, sich aber gerne fortbewegen und weiter entwickeln möchten. Solche Leute empfinden ihr altes Ich wie einen abgetragenen Mantel, aus dem sie zu gern herausschlüpfen wollen. Die Weiterentwicklung macht ihnen Schwierigkeiten, und diese Essenz kann ihnen helfen, diese zu bewältigen.

Spinifex Grass - meine erste Grasessenz - wurde etwas anders als die übrigen Essenzen entwickelt. Sie kann äußerlich bei brennenden Hautzuständen wie beispielsweise Herpes angewandt werden und auch bei Hautverletzungen, wie sie z. B. bei Operationen verursacht werden oder wenn man sich an einer scharfen Glasscherbe schneidet. Innerlich eingenommen bringt Spinifex Grass die den Hauterkrankungen wie Herpes zugrunde liegenden Gefühlszustände und inneren Überzeugungen an die Oberfläche. Es gibt wahrhaftig viele Menschen, die von diesem Mittel profitieren könnten.

Als wir Katherine Gorge, eine Schlucht, die sich in Wahrheit aus 13 verbundenen erstaunlichen Bodenöffnungen besteht, erreichten, waren die Nächte ziemlich warm. Im Wasser der siebten Schlucht schwammen und badeten wir so häufig und intensiv wie möglich, um all den mittlerweile angesammelten Dreck und Staub von uns abzuwaschen. Und schließlich genossen wir das Schwimmen natürlich auch hier in sicherem Gewässer, wo es keine der gefährlichen Salzwasserkrokodile gibt.

In Katherine war es auch, als wir endlich auf eine blühende Calytrix exstipulata oder Turkey Bush stießen. Wie hatten wir auf diese Gelegenheit gewartet. Diese Pflanze blüht im Juli und August, und wir wußten bereits, bevor wir Sydney verlassen hatten, daß die Blüte die Kreativität unterstützt und gefühlsmäßige Blockaden und Entmutigung wegräumt, die kreative Menschen oft ihre Inspiration verlieren lassen. Verwirrung und Frustration verschwinden, sie finden wieder Zugang zu ihren kreativen Möglichkeiten.

Den Abschluß unserer Reise bildete ein Abstecher in den Kakadu National Park. Viele Menschen, die wir unterwegs getroffen hatten, berichteten von ihrer Enttäuschung über Kakadu und beschrieben ihn als heiß, trocken und völlig überlaufen. Das dämpfte unsere Erwartungen auf etwas, das der australische Künstler Charles Blackman als das achte Weltwunder bezeichnet hatte.

Wir erreichten Kakadu am frühen Nachmittag über den Pine Creek. Als wir unser allradgetriebenes Fahrzeug verließen, befanden wir uns im gleichen Augenblick inmitten eines Backofens. Sofort rannten wir zu nahegelegenen Wasserfällen, um uns dort Linderung zu verschaffen. In Katherine hatten wir zwar beschlossen, in Kakadu nicht zu baden, weil man hier nie vor Krokodilen sicher ist. Als wir das Wasser allerdings erreicht hatten, waren alle Vorsätze vergessen, schließlich planschten hier Horden vergnügter Schulkinder im kühlenden Naß. Zuerst dachten wir daran, stets in der Nähe der Kinder zu bleiben, dann aber beruhigten wir uns allmählich und genossen das Wasser, wie es war. In dieser Nacht gingen wir, mit Taschenlampen bewaffnet, auf die Suche nach Krokodilen entlang des South Alligator River. Wenn die Lichtstrahlen die Augen eines Krokodils auf der gegenüberliegenden Seite des Flusses treffen, wird man von zwei leuchtend orangefarbenen Lichtquellen angestarrt. Insgesamt zählten wir 15 Krokodile in dieser Nacht, alle von der Art des Freshwater Johnson Krokodils - ein Tier, das sich vor Menschen fürchtet.

Im nördlichen Abschnitt des Parkes befindet sich Ubirr (Obiri Rock) mit seinen großartigen Steinmalereien der Ureinwohner, einige davon zählen zu den ältesten auf der Welt und sind wahrscheinlich älter als 23 000 Jahre. An dieser Stelle findet man Malereien aus verschiedenen Perioden, so daß es möglich ist, die Entwicklung der Malstile zu verfolgen. Die Försterin, die uns dorthin führte, sagte uns, wir sollten uns vorstellen, eine riesige Nationalgalerie zu betreten - und damit hatte sie absolut recht.

Vom Gipfel des Obiri Rock hat man einen wunderbaren Ausblick auf Kakadu. Von dort aus durften wir einem Sonnenuntergang beiwohnen, der alle unsere Erwartungen noch übertraf. Wer jemals dort ist, sollte diese großartige Gelegenheit nicht versäumen.

An jedem Morgen erwachten wir früh voller Aufregung und Vorfreude auf den neuen Tag. Am Morgen nach unserem Besuch in Obiris fanden wir in nächster Nähe unseres Zeltes Billy Goat Plum. Die Essenz dieser Blüte ist für Menschen, die sich selbst ablehnen, ihren Körper und ganz besonders ihre Geschlechtsorgane nicht mögen. Solche Menschen fühlen sich nach dem Sex oft beschmutzt.

Als wir zum Obiri Rock zurückkehrten, wehte der Duft der Gardenia durch die Hitze zu uns her. Dann erblickten wir die Quelle des Geruches: eine Bush Gardenia, und zwar nicht ein domestiziertes Vorstadtgewächs sondern ein richtiger, neun Meter hoher Baum. Gleich drei dieser Bäume standen hier Seite an Seite in voller Blüte. Diese Bäume blühen nur einen Tag lang in der Hitze der späten Trockenperiode. Was für ein Morgen für Essenzen!

Während Kristin die Szenerie malte, bereitete ich die Essenz. Sie hilft bei schwindender Begeisterung, indem sie in abgekühlte Beziehungen die Leidenschaft zurückbringt, mehr noch: sie erweckt neues, wirkliches Interesse am Partner. Sie kann auch von Familien genutzt werden, in denen jeder so sehr mit seinen eigenen Dingen beschäftigt ist, daß er kaum bemerkt, wenn ein anderes Familienmitglied unter die Räder kommt.

Die letzte Essenz, die wir auf unserer Reise bereiteten, war Red Lily. Den Tag an dem wir sie herstellten, verbrachten wir in Begleitung von Mick Anderson und einem seiner Kollegen aus Darwin, Don. Mick ist einer der alten Landbesitzer von Kakadu und arbeitet seit 20 Jahren hier als Förster. Er führte uns zum Feuchtgebiet im Zentrum Kakadus, das Millionen von Vögeln als Brutstätte dient. In Australien gibt es mehr als 670 Vogelarten, allein in Kakadu können 270 davon angetroffen werden. Mick und Don schienen jeden einzelnen beim Namen zu kennen, wenn sie uns auf sie aufmerksam machten.

Mick führte uns an einen Ort, von dem er wußte, daß dort viele Red Lilies wuchsen. Das Zusammensein mit diesem Mann, der ein solch natürliches Verhältnis zum Land hatte, gab uns große Sicherheit. Schließlich wateten wir durch knietiefen Morast zu dieser Blüte und waren stets auf der Hut vor Krokodilen. Mick aber konnte uns versichern, daß es hier keine gab und auch, daß wir nicht tiefer als bis zu den Knien einsinken würden. Auf halber Strecke zu den Lilies verlor Kristin jegliche Lust auf die zweite Hälfte des Weges, ihre Füße waren voller Blutegel.

Aus der Red Lily, die auch als Lotusblume bekannt ist, kann man einen hervorragenden Salat bereiten. Man kann sowohl Frucht als auch Stengel, Blätter und Blüten essen. Die Samen sind eiweiß- und fettreich und lange lagerfähig. Die Wurzeln sind reich an Ballaststoffen, schmecken sehr süß und sind eine gute Energiequelle. Der Stengel kann auch als Strohhalm verwendet werden, um an reineres Wasser unterhalb einer schmutzigen Schaumschicht auf der Oberfläche zu kommen, zudem hat dieser Strohhalm eine reinigende Wir-kung auf ihn durchfließendes Wasser. Beim Waten durch das Wasser auf dem Weg zur Red Lily störten wir hunderte von Magpie Gänsen, die sich zu einem spektakulären Flug erhoben.

Während der Wartezeit auf die Red Lily Essenz beobachteten wir einen Jabiru, Australiens einzige Storchenart, wie er eine ein Meter lange schwarze Schlange fing und sie vom Kopf her zu fressen begann. „Auf wie viele Schlangen sind wir auf dem Weg durch den Matsch getreten?" fragten wir Mick, der aber lachte nur.

Kakadu war wirklich der krönende Abschluß auf unserer fantastischen Tour. Wir fühlten Gottes Kraft durch uns fließen, genau wie die Kraft der Erde, während wir das Northern Territory bereisten. Ich kann allen Lesern nur an's Herz legen, bei einem Besuch Australiens dieses Gebiet zu erforschen und zu erleben.

Der Zauber am Werk bei der Entwicklung der —Bush Essenzen—

Sinn dieses Kapitels soll es sein, einige der bemerkenswerten Ereignisse, die sich während des Herstellungsprozesses der Bush Essenzen ereigneten, mitzuteilen. Dafür habe ich einige wenige Blütenessenzen ausgewählt, deren Geschichte exemplarisch für die unleugbare Höhere Führung, die uns so eindeutig zu den Bushblüten leitete, stehen soll.

Wir wählten die Blüte der Waratah als Logo wegen der enormen Bedeutung ihrer Heilkräfte besonders für die kommenden Jahre. Jedoch war es uns in diesem ersten Jahr, da wir mit der Herstellung von Blütenessenzen begonnen hatten, immer noch nicht gelungen, die Waratha-Essenz zuzubereiten und jetzt neigte sich die Blütezeit dem Ende zu.

Die Küsten-Waratah hatte ihre Blüte schon vor Wochen beendet, so daß wir darauf bauten, die Essenz auf der gegenüberliegenden Seite der Great Dividing Range herstellen zu können, wo die Pflanze wesentlich später blüht. Ich war in stetiger Verbindung zu einem Mann, der aus kommerziellen Gründen Waratahs sammelte. Alle zwei Wochen etwa rief ich ihn an, ob die Waratahs endlich zu blühen begonnen hätten. Er gab jedesmal dieselbe Antwort: „Nein, wir hatten dieses Jahr einen schlimmen Frost, die Pflanzen brauchen deshalb mehr Zeit als normalerweise. Ruf mich in ein paar Wochen noch einmal an, vielleicht blühen sie dann."

Nach einiger Zeit bekam ich die Warterei leid und rief nicht mehr an, in der Erwartung, noch jede Menge Zeit zu haben. So war es ein richtiger Schock für mich, als wir das nächste Mal telefonierten und er mir mitteilte, daß die Pflanzen bereits geblüht hatten und nun am Welken waren. Er bezweifelte, daß es mir gelingen könnte, überhaupt noch eine blühende zu finden, gab mir jedoch zur Sicherheit noch die Telefonnummer eines anderen Waratahzüchters, der mir dann aber diesselbe schlechte Nachricht und eine weitere Telefonnummer gab.

Das Ganze wiederholte sich noch ein paarmal, bis ich schließlich von John Dixon, einem Forscher an einer Universität und Autor eines Waratah-Bestimmungsbuchs, die Telefonnummer einer Gesellschaft erhielt, die dafür bekannt war, die meisten Informationen über blühende Waratahs zu besitzen. Nachdem sie intern aufgrund meiner Referenz von John Dixon die Frage, ob sie mir den Standort der letzten blühenden, geschützten Waratah mitteilen sollten, geklärt hatten, waren sie schließlich dazu bereit. Sie waren sehr besorgt darüber, daß dieser letzte Ort wilder Waratahs von Besuchern geplündert werden könnte. Sie teilten mir ihre Erlaubnis mit, zweifelten aber ebenfalls daran, daß ich noch Waratahs in Blüte vorfinden würde. Eine Woche zuvor waren Mitarbeiter noch an dieser Stelle gewesen und hatten dort die letzten Blüten gesammelt.

Der folgende Tag bot also die letzte Gelegenheit für die Vierstundenreise zu dieser Pflanze in diesem Gebiet. Ich bat in der Meditation während der Nacht um Führung bei meiner Suche. Was dann geschah, erfüllte mich mit großer Hoffnung, denn ich sah einen steilen Schacht, der zu einem Bach führte, wo Waratahs blühten.

Und siehe da: als ich am nächsten Tag am Standort, den mir die Gesellschaft genannt hatte, ankam, sah er genau so aus, wie er mir während der Meditation erschienen war. Der Schacht selbst war übersät mit Waratahs - mehr als dreihundert davon. Von weitem wirkten sie wie in voller Blüte stehend, bei näherer Hinsicht aber entpuppten sie sich als halbverblüht und teilweise von der Sonne verbrannt.

Die ganze Szene war erfüllt von einer majestätischen Energie, und so nahm ich mir die Zeit, ein wenig umherzuwandern und das Magische dieses wunderbaren Orts in mich aufzunehmen. So erreichte ich schließlich genau die Stelle, die mir in der Meditation gezeigt worden war - und dort standen sie, meine Waratahs, in voller, prächtiger Blüte.

Nach ein paar überschwenglichen Jauchzern des Entzückens drückte ich all meinen unsichtbaren Helfern meinen Dank aus und begann mit der Herstellung der Essenz. Das Wetter war nicht gerade ideal für die Essenzzubereitung, am Himmel standen Wolken, es würde wohl Regen geben. Nichtsdestotrotz war ein Fleck von der Größe weniger Quadratmeter rund um die Schale mit den Waratahblüten während der ganzen Zeit in volles Sonnenlicht getaucht. Am Ende holte ich die Blüten aus dem Wasser und füllte die Essenz ab, als sich zur gleichen Zeit der Himmel öffnete, und der Regen schüttete herunter. Der Regen war gerade lange genug zurückgehalten worden, daß mir Zeit für die Beendigung meiner Aufgabe blieb.

Ich stellte mich irgendwo unter und wartete ein paar Stunden auf das Ende des Regens. Als die Abenddämmerung begann, fühlte ich mich noch zu einem letzten Gang durch diese stolzen Pflanzen hingezogen. Wieder entdeckte ich eine neue Stelle blühender Waratahs, ich pflückte auch eine für eine Essenz. Später in der Nacht, als ich die wunderbaren Ereignisse des vergangenen Tages noch einmal überdachte und feierte, wurde mir erst richtig klar, daß es ja die Zeit des Vollmondes war, und so war die zweite Waratahessenz eine reine Mondlichtessenz.

Bei der Herstellung der Paw Paw Essenz geschahen ganz ähnliche Dinge. An jenem Tag hatten wir Temperaturen weit über 30 Grad zu ertragen, als ich die Essenz in einer Gegend bereitete, die häufig von Kühen aufgesucht wurde. Da das Ganze an einem Tag stattfand, an dem ich einen Kurs abhielt, konnte ich meinem Bedürfnis, bei der Essenz zu bleiben, nicht nachkommen und mußte sie allein lassen. Ich war ein bißchen besorgt, daß die Kühe das Gefühl haben könnten, plötzlich seien alle Feiertage gleichzeitig gekommen, wenn sie eine Schüssel mit kühlem Quellwasser und köstlichen darauf schwimmenden Paw Paws, finden würden.

Das einzige, was ich tun konnte, war, Höhere Mächte um den Schutz für meine Blütenschale zu bitten, so visualisierte ich ein schützendes, weißes Licht darum. Als ich einige Stunden später zurückkehrte, fand ich rund um die Schale eine ganze Reihe Kühe, aber aus welchem Grunde auch immer - ich denke, ich kenne den Grund - hatten sie sich überhaupt nicht um sie gekümmert, hatten sie weder leergefressen noch leergetrunken. Irgendetwas hatte sie davon abgehalten. Wieder hatte ich zu danken, als ich die Essenz abfüllte.

Bush Iris war die erste Essenz, die wir überhaupt hergestellt haben. Ursprünglich waren wir an diesem Tag losgezogen, um die Waratahessenz herzustellen, jedoch fanden wir keine schön blühenden Pflanzen. Dafür fanden wir eine Menge blühender Bush Iris und wir wurden ihrer wunderbaren Heileigenschaften gewahr. Es lohnte sich, eine Bush Iris Essenz zu machen. Wir kehrten am nächsten Tag zu dieser Stelle zurück, um zu unser großen Verwunderung keine einzige von ihnen mehr vorzufinden - wie merkwürdig. Sowohl Kristin als auch ich selbst hatten den starken Eindruck, daß die Bush Iris nur auf uns gewartet hatten, um der Menschheit ihre Heilkraft zu schenken.

Bezüglich der Silver Princess war uns berichtet worden, daß es in ganz Australien nur noch einen einzigen natürlichen Standort der Pflanze gab. Doch, obwohl es eigentlich gar nicht die Blütezeit für diesen Baum war, machten wir uns zu dem einsamen Ort am Boyagin Rock im Südwesten von West-Australien auf. Wir fanden nicht nur die bezeichnete Stelle, wir fanden auch die wunderschönen Bäume in voller Blüte vor. Weil wir vermutlich in den nächsten Jahren keine Möglichkeit mehr gefunden hätten, hierher zu kommen, hatten wir die Hinweise der Botaniker in den Wind geschlagen. Ich hatte keinen Augenblick daran gezweifelt, daß wir die Blüten finden und daraus eine kraftvolle Silver Princess Essenz herstellen würden.

Ein ganz außergewöhnliches Ereignis war es, das uns die Red Helmet Orchid Essenz bescherte. Es war mir bereits bewußt geworden, daß es eine solche Orchidee mit ihren besonderen Heilkräften geben mußte, die Frage war nur: wo konnte ich sie finden? So hatten wir bereits eine Weile nach 'der Orchidee' gesucht, als uns der Himmel endlich den Weg zu ihr zeigte.

Er führte zur Stirling Range. Es geschah an einer kleinen, schmutzigen Straße, die in die Berge führte, wo wir von einem Auto eingeholt wurden. Ein Mann sprang heraus und kam zu mir gerannt, als ich gerade fotographierte, um mir mitzuteilen, daß er soeben eine blühende Red Helmet Orchid auf halbem Wege nach Toolbrunup Peak gesehen hatte. Er sagte, er sei gekommen, weil er über die Tatsache genauso erregt war, wie ich es sein würde, sobald ich es wisse. Dieser Mann hatte mitten auf seinem Weg angehalten, war fünfzig Meter von seinem Wagen zu mir gelaufen, um mir seine Aufregung über den seltenen Fund mitzuteilen, als hätte er es gewußt, wie wichtig diese Information für mich sein würde. Er war eine Art Götterbote und brachte gute Nachrichten.

Es war klar, daß dies die Orchidee war, nach der wir gesucht hatten, dessen war ich absolut sicher. Es ist eine überaus erhebende Erfahrung, solche Gewißheit zu erlangen und es zu wissen, daß man sich von unsichtbaren und wohlwollenden Kräften sicher führen lassen kann.

Der Gebrauch der Bush Essenzen in Verbindung mit anderen —Modalitäten—

Numerologie

Die Numerologie ist ein sehr altes analytisches System, das die Möglichkeit bietet, schnelle und genaue Einsicht in Persönlichkeit und Fähigkeiten einer Person zu gewinnen. Sie offenbart sowohl die Stärken dieser Person wie auch die Gebiete, auf denen möglicherweise Schwierigkeiten auftreten können. Außerdem ist die Numerologie ein nützliches Hilfsmittel bei der Auswahl der geeigneten Australischen Bush Essenz und kann sogar Hinweise auf solche Essenzen liefern, die der oberflächlichen Analyse entgingen.

Es gibt viele unterschiedliche Systeme der Numerologie. Dasjenige, das ich hier beschreibe, ist das Pythagoraeische, das vor über 2 500 Jahren entwickelt wurde. Es basiert auf der Auswertung des Geburtsdatums, das eine bestimmte Blütenessenz anzeigen kann, die im speziellen Falle gerade hilfreich sein kann.

Der erste Schritt dieses numerologischen Systems besteht in der Niederschrift des Geburtsdatums. Jede Ziffer des Geburtsdatums hat ihren speziellen Platz in einem Schaugitter und wird immer dort notiert. Dieses Gitter sieht folgendermaßen aus:

3	6	9
2	5	8
1	4	7

Wenn wir beispielsweise mit dem Geburtsdatum des 9. November 1942 arbeiten wollen, schreiben wir dieses so auf: 9. 11. 1942. Anschließend wird jede einzelne Ziffer des Datums auf ihrem speziellen Platz notiert:

		9 9
2		
1 1 1	4	

Die obere Waagerechte (3-6-9) repräsentiert die mentale Ebene, die Mittellinie (2-5-8) die emotionale und die Basislinie (1-4-7) die körperliche Ebene. Jede einzelne Stelle in diesem Gittermuster repräsentiert einen besonderen Charakterzug oder Persönlichkeitsaspekt. Die Häufigkeit, in der eine spezielle Ziffer an ihrem Ort in diesem Muster auftaucht, gibt den Grad der Intensität an, in dem das repräsentierte Charakteristikum die Persönlichkeit bestimmt.

Die Zahl 1

Eine einzelne 1 im Gitter oder der Geburtstagszahl weist auf ein mögliches Problem im persönlichen Gefühlsausdruck anderen Menschen gegenüber. Häufig nehmen Menschen mit einer einzelnen 1 an, die anderen würden ihre Gefühle erkennen, ohne daß es notwendig wäre, darüber zu sprechen. Natürlich ist es eher die Ausnahme, daß andere Menschen instinktiv wissen, was derjenige gerade fühlt, und so liegt hier das Potential für mögliche Mißverständnisse im zwischenmenschlichen Bereich.

Viele Menschen mit einer einzelnen 1 sind befangen, wenn es darum geht, über sich selbst zu sprechen. Sie glauben, die anderen zu langweilen oder egozentrisch zu wirken. Tatsächlich aber entwickeln sich eher stärkere Bande zwischen zwei Menschen, wenn sie sich gegenseitig so vertrauen können, daß sie ihre Gefühle einander offenbaren können.

Die Philotheca Essenz hilft solchen Menschen, über sich selbst zu sprechen, Flannel Flower ist nützlich, wenn sie ihre innersten Gefühle mitteilen wollen.

Besitzt jemand im Geburtsdiagramm die 1 zweimal, fällt es ihm leicht, seine Gefühle auszudrücken.

Dreimal die 1 weist auf eine eher besonders geschwätzige oder im Gegenteil schüchterne, ruhige Person hin. Kangaroo Paw ist das passende Mittel für sehr mitteilsame Menschen und hilft ihnen, auch die Bedürfnisse anderer deutlich wahrzunehmen. Die sehr ruhige Person ist im Umgang mit anderen eher zurückhaltend, öffnet sich nicht leicht, bevor sie sich nicht wirklich sicher und vertraut mit dem Gesprächspartner fühlt. Five Corners verhilft ihnen zu erhöhtem Selbstwertgefühl, Dog Rose läßt sie sich im Umgang mit anderen sicherer fühlen.

Personen mit gleich vier 1-en in ihrem Geburtsgitter haben wahrscheinlich große Schwierigkeiten, Gefühle auszudrücken und mit anderen zu kommunizieren. Sie benötigen häufige Ruhephasen, während derer sie allein sein können, und werden oft mißverstanden. Zwei in solchen Fällen angezeigte Mittel sind Flannel Flower und Bluebell. Sie helfen, Gefühle auszudrücken.

Jemand, bei dem die 1 sogar fünfmal im Geburtsgitter auftaucht, hat wahrscheinlich noch größere Schwierigkeiten bei der Kommunikation. Ein solcher Mensch kann von den gerade genannten Blütenessenzen Flannel Flower und Bluebell profitieren, Bush Fuchsia kann ihm mehr Klarheit im verbalen Ausdruck verleihen, so daß er in die Lage versetzt wird, deutlich seine Meinung sagen zu können.

Die Zahl 2

Diese Zahl repräsentiert Sensibilität. Ein vielversprechender Gedanke weist darauf hin, daß alle im kommenden Jahrtausend geborenen Menschen eine 2 in ihrem Geburtsdiagramm aufweisen werden. Dies läßt auf allgemein größere Sensibilität und Intuition zukünftiger Generationen schließen.

Menschen mit zwei oder mehr 2-en in ihrem Geburtsgitter sind hochgradig sensibel, was sie allerdings auch leichter verletzlich macht. Sie können durch Worte oder Taten, die andere ignorieren würden, bereits getroffen werden. Die Blütenessenzen, die in solchen Fällen geeignet sind, sind Sturt Desert Pea für langandauernde, tiefsitzende Traurigkeit und festsitzenden Kummer und Crowea, die beruhigt und zu sich zurückführt. Flame Tree schließlich löst das Gefühl, zurückgewiesen zu werden, auf.

Die größere Sensibilität dieser Menschen zeigt sich möglicherweise in großem Einfühlungsvermögen. Das Ergebnis kann dann bedeuten, daß sie wie psychische Schwämme die Emotionen anderer übernehmen. Allerdings fehlt ihnen dann die Fähigkeit, deutlich zwischen eigenen und fremden Gefühlen zu unterscheiden. Solche Leute kommen mir wie Ersatzleidende vor. Sie zeigen Symptome der Krankheiten anderer Menschen. Massieren sie beispielsweise die entzündete Schulter eines Patienten, kann es sein, daß sie selbst eine solche entwickeln. Ein ausgezeichnetes Blütenmittel der Abschirmung gegenüber anderen und des Schutzes vor anderer Menschen Gedanken und Gefühle ist Fringed Violet.

Menschen ohne 2 in ihrem Diagramm müssen deswegen noch nicht unsensibel sein. Jeder Mensch kann diese Fähigkeit in sich entwickeln, selbst wenn sein Geburtsdatum keine 2 aufweist. Allerdings haben sie es ein wenig schwerer, seine Sensibilität auszuprägen. Die einzelnen Ziffern zeigen nur das uns innewohnende Potential an, mit Hilfe der Bush Essenzen und anderer Techniken zur Unterstützung des persönlichen Wachstums können wir die erwünschten Qualitäten entwickeln. Zudem können sie uns auf latente Defizite hinweisen und dadurch deren Aufarbeitung ermöglichen.

Die Zahl 3

Dies ist die erste Ziffer der mentalen Ebene, sie hat zu tun mit Imagination und Konzentration. Menschen ohne jede 3 im Geburtsgitter können mit Hilfe geistiger Disziplin ihre Fähigkeiten verbessern, denn oft sind sie vergeßlich. Die geeigneten Blütenessenzen sind Isopogon zur Unterstützung des Lernens und des Gedächtnisses; Bush Fuchsia zur Harmonisierung der beiden Gehirnhälften; Sundew läßt auf Details aufmerksam werden und Cowslip Orchid verhilft zu objektiverer Beurteilung und Analyse. Wenn die Vorstellungskraft nicht sonderlich entwickelt ist, kann Little Flannel Flower spielerische Leichtigkeit in die gedanklichen Fähigkeiten bringen. Vielleicht ist hier auch Turkey Bush angebracht, denn diese Blüte steigert Inspiration und Kreativität.

Je mehr 3-en im Gitter, desto kräftiger ist das Imaginationsvermögen. Viele Science- Fiction-Schriftsteller besitzen gleich mehrere 3-en. Hat jedoch ein Mensch mehrere 3-en, dafür aber keine Ziffer in der direkten Umgebung, also keine 2, keine 5 und keine 6, kann es sein, daß er leichte paranoide Tendenzen aufgrund seiner lebhaften Vorstellungskraft aufweist. Bei Mißtrauen kann dann Mountain Devil hilfreich sein. Sundew kann von Menschen benötigt werden, die sich dauernd in ihrer Phantasie verlieren, den Tagträumern.

Die Zahl 4

Diese Zahl steht im Zentrum der körperlichen Ebene. Menschen mit mehreren 4-en sind möglicherweise ein bißchen zu materialistisch, dann könnte ihnen Bush Iris helfen. Zuweilen tritt begleitend eine Unsensibilität bezüglich der Bedürfnisse anderer auf. Die passende Blüte dafür ist Kangaroo Paw und vielleicht auch Red Helmet Orchid, wenn man über dem Streben nach Reichtum oder Macht die eigenen Kinder vernachlässigt.

Viele 4-en können auch auf große praktische Begabung schließen lassen, dann sollte allerdings versucht werden, durch das Erschließen intuitiver und kognitiver Fähigkeiten hier einen Ausgleich herzustellen. In einem solchen Fall hilft Bush Fuchsia, die Intuition zu verbessern.

Ein Übermaß an 4-en kann einen grob und rücksichtslos werden lassen, was ein mögliches Ergebnis von ausschließlicher Betrachtung des Lebens von praktischen oder funktionalen Standpunkten aus sein kann. Turkey Bush eröffnet solchen Menschen den Sinn für die Schönheit der Schöpfung, der Natur. Hibbertia kann benötigt werden, wenn ein Mensch zu starr und streng mit sich selbst ist. Jede mögliche Neigung zu übertriebener Sauberkeit und Ordnung, die mit dem häufigen Vorkommen der 4 einhergehen kann, läßt sich durch Boronia ausgleichen.

Hat jemand dagegen überhaupt keine 4 in seiner Geburtstagszahl, deutet dies darauf hin, daß er leicht aufgibt, besonders wenn zusätzlich auch noch die 5 und die 6 fehlen. Die dann benötigte Ausdauer kann durch Kapok hervorgerufen werden. Keine 4 bei gleichzeitiger Anwesenheit von 1, 5 und 9 weist auf großes Durchsetzungsvermögen hin, kann aber als Kehrseite auch wieder zu Ungeduld führen. Das Mittel dafür ist Black Eyed Susan.

Die Zahl 5

Diese Zahl steht im Zentrum der emotionalen Ebene. Menschen ohne jede 5 im Geburtsdatum neigen dazu, gefühlsmäßig leicht aus dem Gleichgewicht zu geraten. Sie sind sich ihrer Gefühle oft nicht sicher und reagieren in bestimmten Situationen unangenmessen. Crowea ist dafür ein gutes Blütenmittel. Besitzt eine Person dagegen mehrere 5-en, vielleicht gar mehr als drei, verfügt sie ausnahmslos über eine große gefühlsmäßige Intensität. Häufig fühlt man solche Menschen bereits, bevor sie einen Raum betreten haben - Black Eyed Susan. Die Intensität stammt zumeist aus ihrer Selbstzentriertheit und ihrer großen Energie - Boronia ist angezeigt, wenn die Intensität sich zur Besessenheit steigert, und Kangaroo Paw, wenn sie mit Taktlosigkeit und Unsensibilität einhergeht. Sollten solche Menschen Stimmungsschwankungen unterliegen, kann ihnen Peach-flowered Tea-tree helfen. Statt angestaute Intensität durch Alkohol, Drogen oder Sex loszulassen, könnte man es auch mit Bush Iris versuchen.

Die Zahl 6

Auf der einen Seite hat die 6 etwas mit Kreativität zu tun, auf der anderen aber auch mit Fruchtbarkeit und Sexualität. Menschen mit mehr als einer 6 sind oft extrem aufmerksam und sehr sensibel in bezug auf ihre Umgebung. Sie erspüren sofort Disharmonien und fühlen sich dann gleich irgendwie nicht in Ordnung und unbehaglich. Besonders wenn Spannungen zwischen Eltern bestehen, reagieren solche Kinder schnell mit körperlicher Krankheit, typischerweise mit Bauchschmerzen, Kopfschmerzen und Erkältungen. Crowea ist bei Sorge um das Zuhause und die Familie hilfreich. Bei mehr als drei 6-en kann eine solche Neigung zur Besessenheit führen - Boronia. Menschen mit einer oder mehreren 6-en benötigen allgemein mehr und häufigere Ruhepausen. Wenn sie sich aber keine leisten können, benötigen sie vielleicht eine Dosis Banksia Robur oder Macrocarpa, um neue Energie und Vitalität aufbauen zu können. Menschen ohne jede 6 im Geburtsdatum kann Turkey Bush helfen, ihre Kreativität zu entdecken und entwickeln.

Wer mehr zum Thema Bush Essenzen und Sexualität erfahren möchte, lese bitte die ausführlichen Beschreibungen im Kapitel „Sexualität".

Die Zahl 7

Diese Zahl repräsentiert Lernen und Opfern. Menschen mit mehreren 7-en in ihrem Geburtstagsmuster können viele Lektionen lernen. Sie machen oft die Erfahrung, Geld, Gesundheit und Freundschaften zu verlieren, was ihnen das Leben schwer macht und ihnen wie ein großes Opfer und Verlust vorkommt. Solche Lektionen sollen diese Menschen aus ihrer materiellen Besitztümern verhafteten Einstellung lösen. Sie sollen erkennen, daß es wichtigere Dinge im Leben gibt, eine Erkenntnis, die durch Bush Iris gefördert wird. Es scheint so, als entschieden sich Menschen mit vielen 7-en dafür, eine Menge Lernerfahrungen zu machen, die ihnen die ganze Bandbreite des möglichen Erlebens vorführen. Um solchen Erfahrungen angemessen begegnen zu können, gibt es die Blütenmittel Waratah, Fringed Violet und Paw Paw.

Anscheinend wollen solche Menschen nicht von Anderen unterrichtet werden, sondern bevorzugen die Erfahrung am eigenen Leib. Sollten sie halsstarrig sein und die Ratschläge der anderen in den Wind schlagen oder vielleicht erwarten, daß jeder auf sie hört, ist Isopogon angemessen. Isopogon kann auch angewandt werden, wenn jemand seine Fehler zu häufig wiederholt, statt daraus zu lernen. Sunshine Wattle schafft den 7-er Menschen ein Licht am Ende des Tunnels, wenn sie das Leben nur noch für einen einzigen Kampf halten. Manche Menschen sind voller Groll, daß das Leben ausgerechnet ihnen so viele Lektionen in Folge aufbürdet. Ihnen kann mit Southern Cross geholfen werden.

Größere Veränderungen treten im Leben oft im 7-er Rhythmus auf, im Alter von 7, 14 und 21. Bottlebrush hilft diese Umstellungen im Leben gut durchstehen zu können.

Die Zahl 8

Diese Zahl repräsentiert Organisation und Kontrolle. Menschen mit wenigstens einer 8 versuchen oft, die Kontrolle in der Hand zu behalten - Isopogon. Zwei oder drei 8-en können darauf hinweisen, daß die Menschen zudem noch ruhelos sind. Anscheinend finden sie ihren Lebenssinn und -weg nicht oder merken gar nicht, daß sie einen solchen haben. Silver Princess kann diesen Menschen helfen. Vielleicht auch Jacaranda, wenn sie immer in Bewegung sind, ihre Arbeitsstellen, Wohnorte, Freunde und Interessen häufig wechseln. Wenn ihnen im Leben Kontinuität fehlt oder Begeisterung, was typisch für Menschen mit vielen 8-en ist, kann Peach-flowered Tea-tree nützlich sein, während Wedding Bush ihnen hilft, sich stärker in Projekte oder Gruppen einzubinden.

Die Zahl 9

Allen Menschen, die in diesem Jahrhundert geboren wurden, ist die 9 gemeinsam, die Zahl für Menschlichkeit und Verantwortung. 9-er Menschen können sehr idealistisch eingestellt sein, besonders wenn sie mehr als eine davon besitzen. Fehlen in der Umgebung der 9 die Zahlen 6, 5 und 8, deutet dies darauf hin, daß die Menschen nicht nur idealistisch sind, sondern auch ziemlich unpraktisch und unrealistisch. Dann kann Red Lily oder Sundew angemessen sein, vielleicht auch Kangaroo Paw, wenn dieser unpraktische Idealismus in Naivität ausartet. Wird ein solcher Mensch dagegen fanatisch, sollte man an Hibbertia denken.

Die Zahl 9 steht auch für Ehrgeiz, wenn Menschen mit mehr als einer 9 negative Einstellungen besitzen, versuchen sie sich oft rücksichtslos durchzusetzen. Isopogon wird bei dominanten, herrischen Naturen benötigt und Bluebell bei Menschen, die alles an sich raffen wollen und nicht teilen können. Menschen mit zwei oder mehr 9-en sollten darauf achten, daß sie nicht überkritisch werden und andere zu leicht verurteilen. Yellow Cowslip Orchid fördert dann die Fähigkeit, Situationen objektiver zu betrachten, Bush Fuchsia läßt intuitiver sein und handeln.

Anordnung der Zahlen

Die Verbindung dreier Zahlen auf einer geraden Linie, z. B. 1-5-9 diagonal, 3-6-9 horizontal oder 1-2-3 vertikal bietet Hinweise auf zusätzliche Qualitäten, außer den bereits zu den einzelnen Zahlen besprochenen. In den meisten Geburtsdiagrammen gibt es mindestens eine solcher Verbindungslinien.

Eine interessante Anordnung, nämlich 7-8-9 im Geburtstagsgitter, weist auf Hyperaktivität hin. Menschen mit diesem Kennzeichen, besonders Kinder benötigen eine Menge Liebe. Sie können für ihre Eltern sehr anstrengend sein, zuweilen sogar ein bißchen manisch werden. Sie nehmen rasch Gefühle von außen auf und fühlen sie sehr intensiv. Black Eyed Susan kann für solche Kinder eine passende Blütenessenz sein, andere mögen eher von Jacaranda profitieren, weil diese mehr auf das Konzentrationsvermögen wirkt. Sie benötigen große Aufmerksamkeit, Liebe und Sorge von ihren Eltern und anderen Erwachsenen in ihrem Leben.

Die Anordnung 4-5-6 im Gitter weist auf Willenskraft hin. Meistens regiert ja eher der Kopf als die Intuition den Willen, und daher wird bei solchen Konstellationen häufig Hibbertia, Tall Yellow Top und Bush Fuchsia benötigt, die alle Intellekt und Intuition integrieren.

Hat jemand sowohl 1-5-9 wie auch 4-5-6 kann man bei ihm wirklich feste Absichten vermuten, besonders wenn dieser Mensch seinen Lebensweg bereits gefunden hat. Solche Menschen streben mit größter Intensität nach ihren Zielen - Black Eyed Susan - und dies mag sogar so weit gehen, daß sie schließlich blind für andere werden und diese in ihrem Eifer über den Haufen rennen, ohne es zu merken - Isopogon und Kangaroo Paw. Bis sie schließlich wieder auf dem richtigen Weg landen, haben sie womöglich große Frustrationen erleben müssen - Silver Princess.

Das Fehlen aller drei Zahlen einer Reihe gibt ebenfalls Hinweise auf bestimmte Potentiale. Ohne 3, 5 und 7 fehlt auch das Vertrauen. Hier findet sich der Hinweis auf tiefe Skepsis. Solche Leute sind besonders zu bestimmten Zeiten, früh in ihrem Leben, äußerst skeptisch gegenüber übernatürlichen Dingen und Ereignissen. In der Regel bevorzugen sie orthodoxe, konventionelle Standpunkte wie die der Wissenschaft oder Religion. Bauhinia läßt solche Menschen offener für neue Gedanken und Ansichten werden. Auf der positiven Seite sind diese Menschen ganz und gar ungeeignet, sich auf den Arm nehmen oder übertölpeln zu lassen. Bush Fuchsia hilft, die Intuition zu entwickeln, und Bush Iris steht für Vertrauen und die Erkenntnis, daß es mehr gibt als das bloß Materielle oder was die Sinne aufnehmen können und daß dieses Mehr sogar nützlich sein kann. Die genannten Mittel können auch von Menschen mit 3-5-7 benutzt werden, um brachliegende Fähigkeiten und Kräfte zu entwickeln.

Fehlen 4, 5 oder 6 in der Tafel läßt dies auf Frustration schließen. Ich habe immer wieder gefunden, daß diese Menschen enorme Fehlschläge und Traurigkeit in ihrem Leben erfahren hatten, Geschäftsprojekte waren fehlgeschlagen, es gab Gesundheitsprobleme, die menschlichen Beziehungen funktionierten nicht, Familienmitglieder gingen verloren oder die Wohnung - aber Gott sei Dank gibt es Blütenessenzen, die in solchen schweren Zeiten Trost und Akzeptanz bieten - Tall Yellow Top und Sturt Desert Pea. Wild Potato Bush und Spinifex können genommen werden, wenn die Frustration durch körperliche Behinderung verursacht wird, wie Lähmungen, Multiple Sklerose oder einer 'unheilbaren' Krankheit wie Herpes.

Wenn solche Menschen inneren Groll entwickeln oder sich für Opfer der Umstände halten, gibt ihnen Southern Cross das Verständnis, daß sie selbst diese Umstände geschaffen haben. Wenn sie die Vorzüge, die ihnen bestimmte Situationen bringen können, betrachten würden, würden sie einsehen, daß ihnen gerade aus diesen 'negativen' Erfahrungen Vorzüge erwachsen könnten, wenn sie bereit wären, diese zu nutzen.

Manche Leute entwickeln, als Reaktion auf ihr persönliches Unglück, Rache- oder Neidgefühle - Mountain Devil. Vielleicht endete eine Liebesbeziehung, und man gibt dem Partner dafür die Schuld - Dagger Hakea.

Bush Gardenia dagegen kann die Qualität einer Beziehung verbessern und damit den Wunsch nach Beendigung aus der Welt schaffen.

Schließlich indiziert das Fehlen von 2, 5 oder 8 Übersensibilität und extrem große Verletzlichkeit. Gerade Kinder laufen oft ganz offenen Herzens durch die Welt und bieten dadurch Angriffsfläche. Unglücklicherweise versuchen viele, mit dem Schmerz umgehen zu lernen, indem sie ihn von sich abspalten. Sie ziehen sich in eine Muschel zurück, wo sie ihr weiches, zartes und sensibles Selbst in Sicherheit wissen. Sie suchen nach Menschen, die sich um sie kümmern und blockieren doch gleichzeitig ihre eigenen Gefühle. Solche Haltungen und Gewohnheiten können durch Bluebell beeinflußt werden, die das Herz wieder öffnet. Red Grevillea hilft, wenn man zu stark auf Kritik reagiert, und Illawara Flame Tree, wenn man sich zurückgewiesen fühlt.

Die persönlichen Jahreszyklen

Weitere Einsichten können durch die Auswertung der persönlichen Jahreszyklen gewonnen werden. Jeder Mensch durchlebt einen neun Jahre dauernden Zyklus, der sich stets wiederholt, währenddessen sich das energetische Potential von Jahr zu Jahr verändert. Viele Menschen benutzen diesen Zyklus intuitiv. Wir können daraus ersehen, in welchem Jahr wir eine spezielle Fähigkeit besonders gut fördern und entwickeln können. Zum Beispiel kann ein Mensch, der in seinem persönlichen Jahr 6, das auf Kreativität hinweist, ein Musikinstrument zu spielen lernt, dabei größere und schnellere Fortschritte machen, als wenn er ein anderes Jahr seines Zykluses für diese Lernaufgabe auswählt.

Um die eigene persönliche Jahreszahl zu ermitteln, ist nichts weiter nötig, als den Tag und den Monat des Geburtstages zur Quersumme des laufenden Jahres hinzu zu zählen. Der Geburtstag meiner Tochter Grace ist am 28. November. Will ich nun für 1990 ihre persönliche Jahreszahl erfahren, addiere ich 2 + 8 + 1 + 1 + 1 + 9 + 9 = 31, aus 31 läßt sich wiederum eine Quersumme bilden, die ergibt 3 + 1 = 4. Für das Jahr 1990 besitzt Grace ihre persönliche Jahreszahl 4. Man sollte dabei nicht vergessen, daß natürlich nicht jeder Mensch sein Jahr 4 im selben Jahr erlebt. Jemand, dessen Geburtstag am 17. März ist, erlebt 1990 sein persönliches Jahr 3. Die Rechnung geht wieder so: 1 + 7 + 3 + 1 + 9 + 9 = 30, weiter 3 + 0 = 3.

Hier folgt nun eine kurze Übersicht über die Hauptthemen der Jahre 1 bis 9 in Verbindung mit der Angabe der entsprechenden Bush Essenzen, die das Potential der Jahre maximieren können:

Jahr 9: Ein Jahr der Veränderung in Beziehungen, Beruf oder Familie, die in der Regel gut ausgehen.
Bauhinia, Bottlebrush, Red Grevillea, Silver Princess.

Jahr 1: Die Veränderungen des Jahres 9 tragen im Jahr 1 Früchte. Ebenfalls ein gutes Jahr, um Veränderungen vorzunehmen. Es gelten diesselben Mittel wie für Jahr 9.

Jahr 2: Zusammenarbeit in Partnerschaft und Gruppen; Entwicklung von Sensibilität und Intuition.
Bush Fuchsia, Bush Iris, Slender Rice Flower.

Jahr 3: Ein gutes Jahr für geistige Anregungen - Studium oder Reisen besonders zu fremden Kulturen.
Bauhinia, Bush Fuchsia, Isopogon, Paw Paw.

Jahr 4: Ein Jahr, um Inventur zu machen und alle Veränderungen und Ereignisse der vergangenen vier Jahre zu konsolidieren; gut, um etwas für den Körper zu tun, besonders für das Nervensystem. Alle, die sich im Jahre 4 überfordern, gehen gesundheitliche Risiken ein.
Banksia Robur, Black Eyed Susan, Bush Gardenia, Jacaranda.

Jahr 5: Ein gutes Jahr, um emotionalen Ballast abzuwerfen. Empfehlenswert ist die Teilnahme an Kursen für das persönliche Wachstum.
Bottlebrush, Crowea, Flannel Flower, Hibbertia, Bluebell.

Jahr 6: Die Reinigung vom gefühlsmäßigen Abfall im Jahre 5 hat die Möglichkeit zu einer wichtigen Partnerschaft eröffnet. Es schließen sich viele Paare im persönlichen Jahr 6 zusammen. Bereits bestehende Beziehungen können sich vertiefen. Ein gutes Jahr auch, neue Freundschaften zu schließen. Für kreative Aufgaben stehen große Energien zur Verfügung.
Bluebell, Bush Gardenia, Turkey Bush, Wedding Bush.

Jahr 7: Ein Jahr der Herausforderungen und die Chance, wichtige Lektionen zu begreifen. Alles was einem nicht wirklich gehört, kann einem in diesem Jahr fortgenommen werden. Beziehungen, Gesundheit und Reichtum unterliegen in diesem Jahr ihrem Härtetest.
Fringed Violet, Kapok Bush, Southern Cross, Waratah, Isopogon.

Jahr 8: Jetzt werden einem die Mittel gegeben, um die Veränderungen des Jahres 9 bewerkstelligen zu können. Im allgemeinen ein finanziell gutes Jahr. Es fällt einem leichter, sich selbst und die eigenen Angelegenheiten zu organisieren. Jacaranda, Red Lily, Sunshine Wattle, Isopogon.

Viele weitere wichtige Aspekte der Numerologie gibt es noch, sie können in den entsprechenden Büchern nachgelesen werden. Eines davon möchte ich besonders empfehlen: „*Secrets of the Inner Self*" von David A. Phillips, bei dem ich einige Jahre Numerologie studierte.

Kinesiologie

Die Kinesiologie bietet uns ein weiteres wertvolles Handwerkszeug, uns selbst besser kennenzulernen. Einfach ausgedrückt, ist Kinesiologie ein System, bei dem bestimmte Muskeln getestet werden, um daraus Schlüsse über den körperlichen und gefühlsmäßigen Zustand einer Person ziehen zu können. Mit Hilfe des Muskeltests können wir exakt bestimmen, was ein Organ oder einen Gefühlszustand zurück in das Gleichgewicht bringt. Über die Muskulatur finden wir direkten Zugang zu Nervensystem und Gehirn. Wir sind in der Lage, den Körper danach zu befragen, was er tatsächlich benötigt, nach beinahe allem, was wir wissen wollen. Wir können den Muskeltest auch anwenden, um herauszufinden, welche Bush Essenz eine Person benötigt und wie lange sie sie nehmen sollte.

Nachdem ich nun seit vielen Jahren mit Muskeltests arbeite, habe ich bemerkt, daß es ziemlich leicht ist, dieser Technik zuviel Wert beizumessen, anstatt auf das eigene Gespür zu achten. Wenn ich heute Muskeln teste, tue ich das in der Regel, um meine eigene Intuition zu bestätigen. Ich bin davon überzeugt, daß unsere Intuition eines der höchsten Güter ist, die wir besitzen. Also ist es gut, die eigene Intuition zu vervollkommnen und ihre Wertigkeit nicht durch das Erlernen anderer wertvoller Fähigkeiten herabzusetzen.

Dessen ungeachtet gibt uns die Kinesiologie eine vorzügliche Technik an die Hand, die unser Streben, die Einschränkungen und Hindernisse in unserem eigenen Leben und dem unserer Kinder, der geborenen wie der ungeborenen, zu überwinden, auf großartige Weise unterstützt. Sie verhilft dem Einzelnen, ein glücklicheres, erfüllteres Leben durch einen energiereicheren, liebevolleren und unabhängigeren Selbstausdruck zu führen. Dies vergrößert die Möglichkeiten für Frieden und Lebensfreude auf unserem Planeten.

Der Muskeltest

Ein paar wesentliche Hinweise:

1. Vermeide jeden Blickkontakt mit der Person, die Du testest.
2. Muskeltesten, ist eine Kunst; je häufiger Du es tust, desto besser werden Deine Ergebnisse. Allerdings bekommst Du eindeutigere Antworten, wenn Du nur wenig Kraft aufwendest. Schließlich gibt jeder Muskel irgendwann nach, wenn nur mit ausreichendem Krafteinsatz getestet wird. Du aber testest nicht die Muskelkraft der Testperson, sondern die Vollkommenheit des Muskels.
3. Betrachte den Test nicht als eine Gewinner/Verlierer-Frage. Der Test ist dann erfolgreich, wenn beide Beteiligte den Wunsch verspüren, Ungleichgewichte im Körper zu lokalisieren, so daß diese schnellstmöglich ausgeglichen werden können.
4. Denke daran, daß sich die Testperson in Deine Obhut begeben hat. Also erlaube ihr, selbst zu entscheiden, wann der Test gemacht werden soll. Hole

Dir die Rückmeldung ein, ob Du zu stark oder zu ruckartig oder sonstwie unangenehm testest.
5. Versichere Dich, daß die Testperson den Test und seinen Ablauf tatsächlich verstanden hat.
6. Laß Deine Erwartungen beiseite und versuche nicht, die Ergebnisse zu beeinflussen.
7. Führe den Test nicht aus, wenn Du selbst oder die Testperson Alkohol getrunken hat oder während ein Fernseher in der Nähe läuft.

Vor dem Test:
1. Bevor Du beginnst, bitte die Testperson um Erlaubnis, denn möglicherweise ist ein Muskel empfindlich.
2. Die neurologischen Zentren des Körpers müssen vor dem Test 'angeschaltet' werden, damit die Ergebnisse wirklich klar und eindeutig ausfallen. Dies geht auf folgende Weise:

Lege eine Hand auf die Nabelregion Deiner Testperson und reibe gleichzeitig 15 Sekunden lang über ihre Ober- und Unterlippe. Wiederhole dann die Prozedur, indem Du die Hände wechselst. Anschließend reibe über die beiden ein wenig vorstehenden Knochen am oberen Ende des Brustbeines. Lege dazu wieder eine Hand auf den Nabel der Testperson und reibe dann mit der anderen über den genannten Bereich, dann tausche wieder die Hände und wiederhole das Ganze für erneut 15 Sekunden. Etwas einfacher geht es, wenn man der Testperson eine einzelne Gabe Bush Fuchsia, Crowea oder Paw Paw vor Beginn des Testes gibt. Das Ergebnis ist eine ähnliche Stimulation des Nervensystems wie sie mit der oben beschriebenen Massageform erreicht wird.

Die Testhaltung:
1. Die Testperson soll aufrecht stehen, die Füße nebeneinander fest auf dem Boden, ihren linken Arm in einem rechten Winkel vom Körper wegstrekken, so daß er parallel zum Boden gehalten wird. Dabei sollte sie so locker und so entspannt wie möglich stehen.
2. Der oder die Testende steht entweder vor oder hinter der Testperson und legt seine/ihre Hand dicht hinter das Handgelenk der Testperson auf deren Arm. Die Handfläche zeigt dabei nach unten, die Finger sind ausgestreckt. Die meisten Menschen arbeiten am liebsten mit dem Deltamuskel. Man kommt leicht an ihn heran, er bringt gute Ergebnisse.
3. Die oder der Testende erläutert alle für den Test benötigten Griffe und Bewegungen, so daß die Testperson gut vorbereitet und entspannt mitmachen kann.

Der Test
1. Die Testperson signalisiert selbst, wenn sie bereit ist.
2. Die Testperson wird gebeten, ihren Arm in ausgestreckter Haltung zu *halten.*

3. Während die Testperson versucht, ihre Armhaltung beizubehalten, übt der Tester oder die Testerin zwei Sekunden lang einen sanften, gleichbleibenden Druck auf den Arm aus, der nach unten gerichtet ist. Aufgabe ist es, herauszufinden, ob der Muskel blockiert oder ob er sich nach unten drücken läßt, bevor er in die Ausgangsposition zurückschnellt. Der ausgeübte Druck sollte dabei keinesfalls so stark sein, daß der Muskel vorzeitig ermüdet.
4. Stimmt die Testperson mit dem Test überein, gelingt es ihr ohne große Kraftanstrengung, den Arm oben zu halten. Dies signalisiert ein positives Ergebnis. Wenn jedoch der Muskel nicht hält, also der Test schmerzhaft ist oder der Arm zu zittern beginnt, sich schwach anfühlt oder leicht nachgibt, ist die Antwort negativ.
5. Eine schnelle Nachprüfung der Richtigkeit des Testes kann durchgeführt werden, indem man die Testperson bittet, ihren Namen laut auszusprechen, und gleich anschließend den Armtest wiederholt. Das Ergebnis sollte dann positiv sein. Dann bitte die Person, einen falschen Namen auszusprechen - jetzt sollte die Reaktion negativ sein. Sollten die Ergebnisse dem nicht entsprechen, verhilft eine einzelne Dosis Sundew dazu, wieder korrekte Antworten zu erhalten.
6. Sollte die Testperson überhaupt keine korrekten Antworten geben können, kann dies natürlich auch an einer Muskelschwäche liegen. Dies kann durch Reiben des Bereiches zwischen den Brustwarzen beeinflußt werden. Dazu benutze beide Hände mit dicht aneinander gelegten Fingern, die vom Brustbein in Richtung Brustwarzen massieren.
7. Wenn einmal eine positive Reaktion eingeübt und etabliert ist, können die Fragen gestellt werden, auf die der Körper dann antworten wird.

Die folgenden Beispiele sollen illustrieren, wie Ungleichgewichte durch den Muskeltest bewußt gemacht und wie schnell sie durch Einnahme von Bush Essenzen ausgeglichen werden können.

Streß:

Finde einen starken Muskel der Testperson als Indikator und bitte sie dann, an eine besonders streßgeladene Situation zu denken. Teste den Muskel dann, wenn die Person sich in Gedanken mit ihrer Streßsituation beschäftigt. Normalerweise wird der Muskel dadurch geschwächt, was anzeigt, daß die Person nicht besonders gut mit der Streßsituation umgehen kann.

Gib der Testperson dann sieben Tropfen Waratah Essenz, warte zehn oder mehr Sekunden ab, bis die Essenz wirklich aufgenommen worden ist und wiederhole dann den Test. Der Muskel wird normalerweise jetzt stark testen. Waratah hilft den Menschen, besser mit ihren Stressoren umgehen zu lernen und ihre Überlebensfähigkeit zu nutzen.

Lernen:

Bitte die Testperson, an eine Zeit zu denken, während der sie von einer übergroßen Informationsflut, sei es in der Schule, der Universität oder wo auch immer, überwältigt wurde. Benutze wieder den starken Indikatormuskel für den Test, während sich die Testperson gedanklich in diese Zeit zurückversetzt. Höchstwahrscheinlich wird der Muskel schwach testen. Diesmal gib ihr 7 Tropfen Paw Paw, was zur leichteren Stoffaufnahme beim Lernen und Verarbeiten des Gelernten verhilft. Warte wieder 10 Sekunden ab, bevor Du erneut testest. Normalerweise wird jetzt der Indikatormuskel blockieren und damit anzeigen, daß Paw Paw zur Verarbeitung der Information verholfen hat.

Eine Person mit angestauter Energie:
Es ist verständlich, wenn Du denkst, daß ein Zuviel an Energie ein positiver Zustand sei, aber eine zu energiegeladene Person hat Schwierigkeiten mit der Konzentration. Um nun festzustellen, ob Deine Testperson tatsächlich energieüberladen ist, benutze wieder einen sehr starken Muskel wie den Deltamuskel. Bewege dann Deine Hand leicht nach oben, indem Du sie in der Körpermitte der Testperson vom Schambein bis zum Kinn führst. Dazu mußt Du den Körper nicht berühren, es genügt, die Hand in dichtem Abstand nach oben zu bewegen. Teste dann. Wenn der Muskel dadurch erschlafft, ist die Testperson überenergetisiert. Eine Dosis Sundew kann hier Abhilfe schaffen.

Einer der Vorteile der Muskeltests besteht darin, daß sie Menschen in körperlichen Kontakt bringt und zum Heilen durch Berühren und Sich Kümmern anregt. Wenn sich jemand durch die Berührung unbehaglich fühlt, versuch es mit Flannel Flower, denn diese Essenz hilft den Menschen, Vertrauen aufzubauen und ihre Hemmungen abzulegen. Sie erfahren ihren eigenen Körper und lernen, sich daran zu erfreuen.

Touch for Health

Dieses System wurde von dem amerikanischen Chiropraktiker John Thie entwickelt. Sein Ziel war es, mehr Menschen mit den Muskeltests vertraut zu machen, so daß sie durch diese einfachen Techniken ihre eigene Gesundheit wie die ihrer Familie verbessern können.

Touch For Health basiert auf der Grundüberlegung, daß bestimmte Muskeln mit inneren Organen korrespondieren. Somit läßt sich eine Fehlfunktion eines Organs durch Testen des korrespondierenden Muskels feststellen und mit Hilfe bestimmter Techniken zum Guten beeinflussen.

Im Touch For Health werden 14 Hauptmuskeln getestet, die entweder den Zustand lebenswichtiger Organe reflektieren oder den des Nervensystems. So kann man sagen, daß ein Organ, beispielsweise die Niere, nicht ordnungsgemäß funktioniert, wenn der korrespondierende Indikatormuskel nicht blockiert.

Die Ausgleichsarbeit an allen 14 Muskeln bzw. Organen kann bis zu einer halben Stunde in Anspruch nehmen. Dasselbe läßt sich auch durch eine einzelne Dosis Crowea erreichen und zwar in nur wenigen Sekunden, denn es handelt sich hier um eine besonders kraftvolle Blütenessenz.

Mit Hilfe von Muskeltests läßt sich bestimmen, ob eine Person an einer bestimmten Angst leidet. Falls dies so ist, kann man sie davon befreien. Die Pionierarbeit auf diesem Gebiet leistete der amerikanische Arzt Dr. Roger Callahan mit seinem Buch „*Five Minute Phobia Cure*" (deutsche Ausgabe: „Leben ohne Phobie"). Er entdeckte, daß Ängste häufig in bestimmten Meridianen oder Energiepfaden im Körper festgehalten werden, und entwickelte Techniken, sie aufzulösen.

Ich konnte feststellen, daß eine leichte Modifikation seiner Technik ebenso effektiv ist, aber noch ein wenig schneller und einfacher. Sie benutzt beides, Blütenessenzen und Muskeltests.

Schritt 1: Finde einen starken Indikatormuskel, und lasse die Versuchsperson laut aussprechen, wovor sie Angst hat: „Ich fürchte mich vor ..." Blockiert der Muskel dann nicht, hat der Körper diese spezielle Angst nicht eingelagert. Tut er es doch, zeigt dies an, daß dieser Mensch tatsächlich an dieser Angst leidet. In diesem Falle fahre mit den Schritten 2 und 3 fort.

Schritt 2: Bitte die Versuchsperson, laut auszusprechen: „Ich bin bereit, meine Angst vor ... loszulassen". Bestätigt der Muskel dies durch blockieren, mache mit Schritt 3 weiter. Bleibt der Muskel schwach, heißt dies, daß die Person noch nicht bereit ist, ihre Angst tatsächlich loszulassen. Um dies zu ändern, laß die Versuchsperson eine Stelle der Außenhand etwa 2 bis 3 cm unterhalb des kleinen Fingers massieren und gleichzeitig ein dutzendmal oder öfter laut aussprechen: „Auch wenn ich innerlich noch nicht bereit bin, meine Angst loszulassen, nehme ich mich so an, wie ich bin, und liebe mich." Anschließend teste den Ursprungssatz „Ich bin nun bereit, meine Angst vor ... loszulassen". Wird dies durch den Muskeltest bestätigt, mache weiter mit Schritt 3.

Schritt 3: Gib Deiner Testperson sieben Tropfen Dog Rose, Emergency Essence oder Grey Spider Flower - meist ist Dog Rose die angemessene Essenz. Bitte anschließend diese Person, ihre Handfläche auf die Stirn zu legen und an die Situation zu denken, in der die Angst am größten war. Ein oder zwei Dinge werden dann geschehen: Entweder löst sich das innere Bild auf oder es gelingt diesem Menschen nicht mehr, sich auf seine Furcht zu konzentrieren. Eines von beidem geschieht in der Regel innerhalb sehr kurzer Zeit, selten später als nach fünf Minuten. Anschließend bitte die Person, noch einmal „Ich fürchte mich vor ..." zu wiederholen. In den meisten Fällen zeigt der dann folgende Muskeltest an, daß die Furcht bereinigt ist. Bedenke dabei aber, daß die benutzte Essenz noch eine Zeit lang, vielleicht über einige Wochen, eingenommen werden sollte, um das Ergebnis zu festigen.

Eine von Callahan's Angst-Techniken besteht darin, daß der sich fürchtende Mensch um die 35mal die Stellen unter beiden Augen leicht beklopft, während er über seine Angst nachdenkt. Sicherlich macht man keinen Fehler, wenn man beide Techniken miteinander kombiniert. Vielleicht war die zuerst beschriebene nicht so erfolgreich wie erwünscht, dann können beide Techniken zusammen den Zweck erreichen.

Am besten fragt man über den Muskeltest, welche der drei genannten Essenzen - Dog Rose, Emergency Essence und Grey Spider Flower - die angemessenste ist. Bitte wiederum Deine Testperson laut auszusprechen: „Die beste Essenz, meine Angst zu überwinden, ist ...", und teste dann. Der Körper wird Dir mitteilen, welche er benötigt.

Noch eine letzte Bemerkung zu Callahan's Forschungen: Er entdeckte, daß es eine ganze Reihe Menschen gibt, die ganz bewußt bestimmte Ziele anstreben, diese aber nie erreichen, z. B. das Körpergewicht zu reduzieren. Er meint, der Grund dafür liegt darin, daß Anteile des Unbewußten diesen bewußten Wunsch sabotieren. Um herauszufinden, ob dies zutrifft, benutze wieder einen starken Indikatormuskel, und bitte die Person zu sagen: "Ich will mein Gewicht reduzieren". Gibt es einen solchen unbewußten Saboteur, wird der Arm beim Test schwach sein, jedoch kräftig, wenn die Person ausspricht: „Ich will mein Gewicht nicht reduzieren". Ähnliches wird passieren, wenn die Person sagt: „Ich will gesund, glücklich, wohlhabend sein" und sich dazu innerer Widerstand regt.

Ein Mensch, der 'psychologisch umgedreht' ist, verabscheut sich häufig selbst. Er wird von Five Corners profitieren. Um deren Wirkung zu verstärken, lassen wir die Person ihre Hände über den Thymus (liegt direkt hinter dem Brustbein) halten und vier- oder fünfmal aussprechen: „Ich bin voller Liebe, Vertrauen, Glauben, Dankbarkeit und Mut. Ich nehme mich wirklich an und liebe mich selbst". Diese Affirmation stammt von John Diamond und ist sehr wirkungsvoll. Die Kombination von Five Corners und dieser Affirmation, kann noch stärker helfen, das angestrebte Ziel zu erreichen, wenn sie ein bis zwei Wochen kombiniert wird.

Altersregression

Von allen Techniken, die ich in meiner Praxis verwandt habe, hat die Altersregression einige der erstaunlichsten Ergebnisse hervorgebracht. In ihr finden wir einen wirklich kraftvollen Weg, tiefsitzende Blockaden, Traumen und negative Glaubenssätze aus dem Unbewußten zu entfernen. Diese Technik ermöglicht in der Zeit so weit zurückzugehen, daß man mit dem Erlebnis arbeiten kann, das zum erstenmal das negative Gefühl, z. B. Schuldgefühl, hervorgerufen hat, um es zu bearbeiten und zu klären.

Um mit der Altersregression zu arbeiten, legt der Therapeut oder die Therapeutin eine Hand auf die Stirn der Testperson und umfaßt mit der anderen den Nacken rund um die Schädelbasis, so daß die beiden vorstehenden Knochen, die als Integrationspunkte bekannt sind, dort gehalten werden können.

Das Berühren der Stirn aktiviert die Loslaß-Punkte für gefühlsmäßigen Streß, was die Testperson zur Ruhe kommen läßt und gleichzeitig die kreativen, problemlösenden Anteile des Gehirns stimuliert. Ist es Dir jemals aufgefallen, daß Menschen, wenn sie sich überwältigt oder erregt fühlen, ihre Hand auf die Stirn legen? Manchmal tun sie das auch, wenn ihnen ein Gedanke gerade entglitten ist, weil die Konzentration und die Erinnerung dann leichter fallen. Intuitiv wissen wir genau, was wir tun, nur manchmal ist das unserem Bewußtsein nicht klar.

Das Halten der Integrationspunkte hilft dem Geist, sich zu ungelösten Gefühlsproblemen der Vergangenheit zu begeben. Wenn dem Geist die Aufgabe gestellt wird, nach einem bestimmten Gefühl, wie Schuld, auf die Suche zu gehen, dann wird er gleichsam das Archiv durchforsten und die Fälle von Schuldgefühlen, die noch unbearbeitet sind, in chronologischer Reihenfolge dem Bewußtsein präsentieren.

Nehmen wir doch das bereits erwähnte Beispiel 'Schuld'. Lassen wir die Testperson eine bequeme Haltung einnehmen, sie mag sich legen oder auch setzen. Dann schließt sie die Augen, und der Behandler legt seine Hände, wie oben beschrieben, um ihren Kopf. Dann wird die Testperson gebeten, zum frühesten Erscheinen der Schuldgefühle in ihrem Leben zurückzugehen und zu berichten, wenn ein inneres Bild oder ein Gefühl auftaucht. Dazu sollte sie ausreichend Zeit zur Verfügung haben, 30 Sekunden werden in der Regel genügen, bis die ersten Dinge in ihrem Inneren geschehen. Nach außen zeigt die Testperson den Beginn der inneren Aktivität durch die Augenbewegungen hinter den Lidern an, wie dies auch während der Traumphasen des Schlafes geschieht. Wenn die Person von einem Erinnerungsbild berichtet, lasse sie ihr damaliges Alter schätzen. Häufig zeigt das erste Bild eine sehr frühe Erinnerung.

Viele Menschen sind nicht nur von der Erinnerung an dieses frühe Erlebnis überrascht, sondern auch von der Lebhaftigkeit dieser aus dem Gedächtnis abgerufenen Szene. Oft erinnern sie sich sogar an weniger bedeutende Details wie einen damals vorhandenen Geruch oder an die Namen längst vergessener Lehrer oder Freunde. Solang diese Person ihre Erinnerung erneut durchlebt, denke daran, Deine Hand auf ihrer Stirn zu halten, um den damit verbundenen Streß zu lindern. Um anschließend den Vorfall zu verarbeiten und zu klären, gehe folgendermaßen vor:

Schritt 1: Bitte die Person, ihre Erinnerung wie einen inneren Film zu imaginieren mit sich selbst als Filmregisseur. Dann soll sie diesen Film in kleine Stücke schneiden.

Schritt 2: Bitte die Person dann, die Szene neu zu gestalten, und zwar genau so, wie sie sie damals am liebsten gehabt hätte.

An dieser Stelle kann es sein, daß in Dir der Wunsch aufkommt, der Testperson eigene Vorschläge über die Neugestaltung zu unterbreiten. Wenn man eine Person an den beschriebenen Stellen berührt, fühlt man sich schnell für sie verantwortlich und weiß oft intuitiv, was sie benötigt. Dann vertraue ruhig Deiner Intuition und teile mit, was Dir in den Sinn kommt. Es kann zum Beispiel sein, daß eine Person, die an ihren Schuldgefühlen arbeitet, sich geistig in das Alter von drei Jahren zurückversetzt hat, als sie auf ihren damals neugeborenen Bruder oder ihre Schwester eifersüchtig war und sie oder ihn gemein behandelte.

Nachdem die Originalerinnerung zerstückelt wurde, könntest Du eine neue Szene vorschlagen, in der zwischen der Person und ihrer Schwester oder ihrem Bruder eine liebevolle Beziehung besteht, beide Spielzeuge teilen und es genießen, miteinander zu spielen. Ich selbst füge jedem solcher Vorschläge hinzu: „Aber Du selbst weißt am besten, was Du benötigst, um dieses Erlebnis innerlich abzuschließen." Und genau das weiß die Person auch. Sie selbst erschafft eine neue innere Szene, mit deren Hilfe sie das Erlebnis zu einem Abschluß bringen kann.

Schritt 3: Bitte die Testperson, das nächste abgerufene, mit Schuldgefühlen behaftete Erlebnis zu erinnern. Bedenke, daß nur ungelöste Erfahrungen von Schuld auftauchen werden.

Schritt 4: Wiederhole nun auch für dieses Schulderlebnis die vorhin beschriebenen Schritte. Laß die Person eine neue Szene erschaffen.

Schritt 5: Wiederhole diesen Vorgang so oft, bis keine weiteren Erinnerungen an Schuldgefühle mehr ins Gedächtnis kommen. Vermutlich wird es Dich überraschen, wie viele solcher Erlebnisse von der Person erinnert werden, bis sie das Alter von 12 Jahren erreicht hat.

Am Ende einer solchen Altersregressionssitzung gebe ich der behandelten Person eine Dosis Fringed Violet. Während die alten Erinnerungen durchlebt werden, macht die betreffende Person tiefgreifende gefühlsmäßige Erfahrungen. Dann kann die Blütenessenz die Aura wieder abschließen und erneuern.Wie ich bereits erwähnte, handelt es sich hier um eine höchst effektive und kraftvolle Technik, die innerhalb kurzer Zeit eine ungeheure Menge Gefühlsmüll auszumisten hilft.

Nach einer solchen Sitzung sehen die meisten Menschen anders aus, jünger. Versichere Dich der positiven Wirkung der Sitzung, indem Du der behandelten Person die Blütenessenz des bearbeiteten Themas mitgibst. In einem Fall von Schuld sollte das die Sturt-Desert-Rose-Essenz sein. Sie soll dann noch zwei Wochen lang eingenommen werden, um die Ergebnisse zu stabilisieren.

Eine weitere Variation der Altersregressionstechnik arbeitet nicht nur mit Gefühlen. Genausogut lassen sich körperliche Traumen, die noch im Körper festgehalten werden, lösen Diese Technik funktioniert wie folgt:

Schritt 1: Befrage den Körper mit Hilfe des Muskeltests, ob es ein ungelöstes körperliches Trauma gibt.

Schritt 2: Wenn die Antwort „ja" lauten sollte, bitte den Körper, in die Zeit des Traumas zurückzugehen und das Erreichen durch einen schwachen Indikatormuskel anzuzeigen. Der Arm wird dann nicht mehr blockieren, sondern sich leicht nach unten drücken lassen.

Schritt 3: An dieser Stelle bitte die Person, ihre Beine weit zu öffnen, da dies den Körper für eine Zeitlang in die Zeit des Traumas versetzt. Hier besteht die Möglichkeit, nach dem Alter zu fragen, in dem das Erlebnis stattfand. Du fragst: „War es zwischen 0 und 10 Jahren, zwischen 10 und 20 Jahren usw." Du kannst dann noch weiter ins Detail gehen und das genaue Alter erfahren.

Schritt 4: Frage die Person, ob sie sich an das Ereignis zu dieser bestimmten Zeit erinnern kann. Die meisten Menschen können dies.

Schritt 5: Gib der Person eine Dosis Fringed Violet. Dann teste den Indikatormuskel, während die Person weiter ihre Beine geöffnet hält. Der Indikatormuskel sollte blockieren und damit anzeigen, daß Fringed Violet Schock und Trauma des Erlebnisses gelöst hat.

Schritt 6: Nun lasse die Person ihre Beine wieder schließen und zur Gegenwart zurückkehren. Frage, ob der aus dem Trauma während jener Zeit herrührende Streß nun vollkommen verschwunden ist oder ob er möglicherweise immer noch vorhanden ist. Teste wieder den Indikatormuskel.

Schritt 7: Ist der Testmuskel schwach, gib der Person wieder eine Dosis Fringed Violet und bitte sie, ihre Aussage zu wiederholen. Wenn Du dann wieder den Muskel testest, sollte sich der Streß in der Gegenwart gelöst haben.

Fringed Violet hat die Kraft, weit zurück in die Zeit des Schocks zu wirken und damaligen Schock und Streß aus dem Körper zu lösen. Sollte aus irgendeinem Grund Fringed Violet nicht wirken, versuche es mit der Emergency-Essence, der stärksten Essenz für ernsthafte körperliche Verletzungen. In den meisten Fällen jedoch wirkt bereits Fringed Violet in ausreichendem Maß.

Der Anwendungsbereich der Muskeltests ist allerdings noch weit größer, besonders wenn diese Art der Arbeit mit der der Bush Essenzen verbunden wird. Für diejenigen, die mehr über Kinesiologie zu erfahren wünschen, hier eine Kontaktadresse:

Institut für Angewandte Kinesiologie
Zasiustraße 67
D-79102 Freiburg
Telefon 0761/7 27 29
Telefax 0761/70 63 84

—Affirmationen—

Diesen Abschnitt über Affirmationen habe ich diesem Buch zugefügt, da es sich dabei um wertvolle Hilfsmittel zur Verstärkung der Wirkung der Bush Essenzen handelt. Affirmationen können aufgeschrieben, gesprochen, oder gesungen werden oder man hört ihnen zu. Es sind positive, suggestiv wirkende Aussagen, die dem Unterbewußtsein helfen, bestimmte Ziele leichter zu erreichen oder um überhaupt eine neue Richtung einschlagen zu können. Zudem sind Affirmation ganz einfach zu gebrauchen. Für mich ist das Niederschreiben der Affirmationen die effektivste Art der Anwendung, denn sie ermöglicht das gleichzeitige Schreiben und Sprechen.

Affirmationen können überall und zu jeder Zeit benutzt werden, sie wirken aber am sichersten, wenn man sich wirklich auf sie konzentrieren kann. Besonders positiv ist ihre Wirkung, wenn sie gleichzeitig mit einer korrespondierenden Bush Essenz gebraucht werden, also entweder beim Aufstehen oder beim Zubettgehen oder zu beiden Zeiten. Geschriebene Affirmationen sollten einmal täglich eine Woche lang benutzt werden. Normalerweise reicht diese Zeit aus, sie zur Wirkung kommen zu lassen.

Wenn Du Dir eigene Affirmationen schaffen willst oder die in diesem Buch vorgeschlagenen verändern möchtest, kannst Du sie so gestalten, daß sie in der Gegenwartsform verwendet werden ("ich bin jetzt ..."), oder indem Du das Werden herausstellst ("ich bin augenblicklich dabei, ... zu werden"). Es kann beispielsweise geschehen, daß Du formulierst „Ich bin eine liebevolle Person" und dieser Satz bei Dir auf inneren, unbewußten Widerstand stößt. In einem solchen Falle wird die Affirmation keine Wirkung entfalten. Die Neugestaltung „Ich bin gerade dabei, eine liebevolle Person zu werden" läßt sich dann möglicherweise leichter annehmen und sie kann wirklich kraftvoll auf Deine Psyche einwirken.

Eine besondere Technik, eine Affirmation in sich aufzunehmen, die ich empfehlen kann, ist die Benutzung der ersten, zweiten und dritten Person Singular bei der Formulierung. „Ich, Ian, beginne jetzt damit, mich selbst anzunehmen und zu lieben" wäre ein Beispiel für die Verwendung der ersten Person. Diese Affirmation schreibe ich zehn- bis zwanzigmal auf. Anschließend schreibe ich meine Antwort darauf nieder, z. B. „wenn niemand anders mich liebt, warum sollte ausgerechnet ich es tun?" Was eine solche Antwort repräsentiert, ist das im Unterbewußtsein festgehaltene Negativmuster. Wenn Du Affirmationen benutzt, wird viel alter Müll aus dem Unterbewußtsein hochgespült, und wenn Du solche Gedanken aufschreibst, ist dies der erste Schritt, sie zum Verschwinden zu bringen.

Gehe dann dazu über, in der zweiten Person zu formulieren, also: „Du, Ian, beginnst jetzt damit, Dich selbst anzunehmen und zu lieben". Die Verwendung der zweiten Person hilft Dir, negative Gedankenmuster, die Du von anderen übernommen hast, zu klären. Vielleicht hat Dir jemand irgendwann gesagt „niemand liebt dich", was zu einer inneren Überzeugung geführt haben mag, wie „ich bin nicht liebenswert". Nachdem Du dies ebenfalls zehn- bis zwanzigmal geschrieben hast, gehe zur Benutzung der dritten Person über: „er, Ian, beginnt jetzt damit...". Dies hilft Dir, die negativen Gedanken, die Du von Gesprächen anderer über Dich übernommen hast, loszuwerden.

Deine inneren Antworten auf die Affirmationen können Dir wertvolle Einsichten in Deine unbewußten Überzeugungen bringen. Wahrscheinlich entdeckst Du, daß die Intensität dieser Negativmuster mit dem Niederschreiben der Affirmationen nachläßt. Manchmal geschieht es sogar, daß überhaupt keine negativen Reaktionen mehr kommen. Aber denke bitte daran, Dich beim Aufschreiben der Affirmationen wirklich geistig darauf zu konzentrieren.

Am Ende jeder Blütenbeschreibung finden sich ein paar Affirmationen, deren Wirksamkeit sich im Zusammenhang mit der Einnahme der entsprechenden Essenz erwiesen hat. Zusammengestellt wurden sie von Amanda Davey aus Melbourne, die das Balance for Life Programm geschaffen hat, Russel Sharpe, Besitzer des besten Blumengeschäftes Just For Love in Sydney, und Gina Vanderhage. Du wählst am besten die Affirmation für Dich aus, zu der Du Dich am meisten hingezogen fühlst. Sie wird dann die Einnahmephase Deiner Essenz begleiten. Wenn Du mit einer Affirmation kein gutes Gefühl hast, solltest Du sie verändern. Du weißt es selbst am besten, wann eine Affirmation Dich anspricht.

Es gibt noch viele weitere Anwendungsmöglichkeiten für Affirmationen. Du kannst beispielsweise eine Cassette mit ihnen besprechen, Du kannst sie Dir selbst in den Spiegel sagen, oder Du notierst sie auf Notizzetteln, die Du an die Kühlschranktür oder ins Badezimmer heftest und jedesmal, wenn Du sie siehst, laut aussprichst. Versuche es einmal mit einer Dosis Turkey Bush, dann fallen Dir sicher noch weitere Methoden ein.

Die Bush —Essenzen—

SWAMP BANKSIA

(Banksia robur)

Der Granitblock, der ein unüberwindliches Hindernis auf dem Weg des Schwachen ist, wird zum Meilenstein auf dem Weg des Starken. - *Thomas Carlyle*

Der Name Banksia ehrt Sir Joseph Banks (1743-1820), den Botaniker, der mit Captain Cook auf der *Endeavour* 1770 nach Australien kam. Banks spielte eine führende Rolle bei der Kolonisation Australiens und gilt als Förderer der Wissenschaft. Banks war Präsident der Royal Society. Der Name der Spezies, *robur,* kommt aus dem Lateinischen und bedeutet 'stark'.

Banksias gehören zur Proteaceae-Familie, wovon es über 50 Arten in Australien gibt. Obwohl *Banksia robur* nur ganze 3 Meter groß wird, gehört dieser Strauch doch zu den auffallendsten unter den Banksias. Seine außergewöhnlich großen, breiten, lederartigen Blätter sind auf ihrer Oberseite dunkelgrün, besitzen auf der Unterseite eine hervorstehende, gelbe Mittelrippe und unregelmäßige, scharf gezahnte Ränder. Die Blütenähren sind 8 bis 15 Zentimeter lang und haben einen Durchmesser von 8 bis 10 Zentimeter. Anfangs sind sie tief blaugrün, werden bei der Öffnung gelb und sind dicht bedeckt mit den Blüten, die sich spiralig von der Basis nach oben winden.

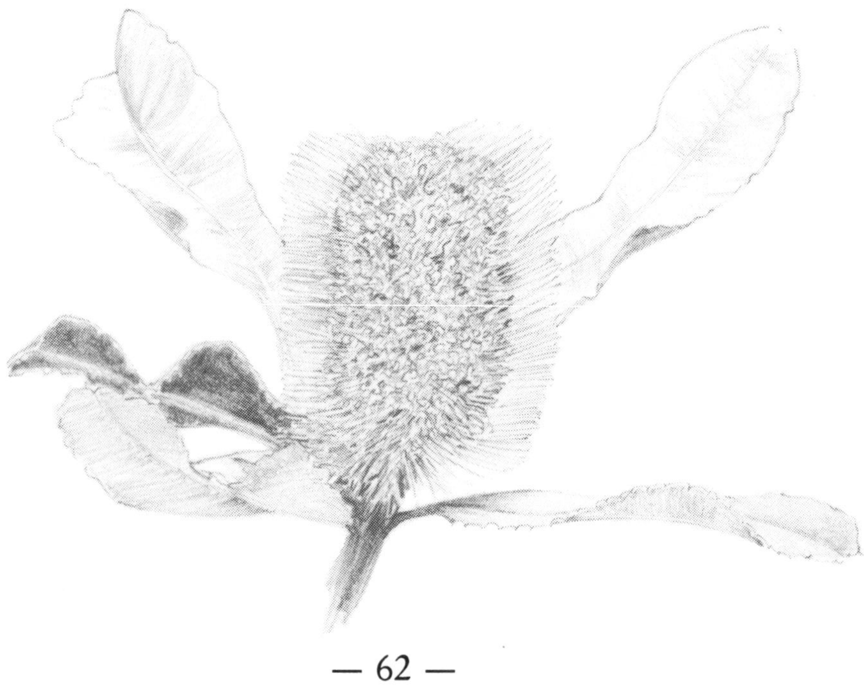

Dieser Strauch ist in sumpfigen Heidegebieten in Küstenregionen vom Illawaragebiet südlich von Sydney bis zum südlichen Queensland anzutreffen.

Die Blütenessenz eignet sich für Situationen, die mit vorübergehender Müdigkeit, Frustration und Rückschlägen zu tun haben. Sie ist für Menschen gut, die normalerweise sehr dynamisch und voller Energie und Begeisterungsfähigkeit sind, die aber aus dem einen oder anderen Grund - Krankheit, Enttäuschung, Ausgebranntsein o. ä. - am Boden liegen, entmutigt sind. Was von solchen Menschen oft zu hören ist, ist „ich fühl' mich einfach nicht mehr so fit wie früher". Dies ist für sie ein absolut untypischer Zustand, nicht nur fremdartig, sondern zum Ver-zweifeln. Sie wollen nichts weiter, als ihre ursprüngliche Kondition zurückerhalten.

Darüber hinaus erleben viele Menschen die Auf's und Ab's in ihrem Leben als einen natürlichen Rhythmus. Ihnen kann diese Essenz helfen, mit der Frustration am unteren Ende dieses Zyklus besser umgehen zu lernen.

Banksia robur hilft den Menschen, ihre Füße aus dem Morast zu ziehen, in dem sie feststecken, und wieder festen Boden zu gewinnen. Sie ist ein wunderbarer Katalysator, dessen Wirkung noch erheblich verstärkt werden kann, wenn die betreffende Person zwei- bis dreimal täglich in frischem Wasser badet - nur nicht in Salzwasser. Dies zu tun hat große Bedeutung im Zusammenhang mit der Essenz, denn es hilft, Negativität abzuspülen. Ein anderer üblicher Name von Banksia robur ist Swamp Banksia, was Sumpf-Banksia bedeutet. Sie wächst an den Ufern von Wasserläufen, was die Wirkung des Badens in frischem Wasser als Verstärkung der Wirkung der Essenz erklären mag.

Ich erfreue mich großer Lebenskraft in allen Bereichen meines Lebens.
Ich empfinde jetzt Freude, Energie und Begeisterung für das Leben.

Negativer Zustand

- niedriges Energieniveau
- entmutigt
- Müdigkeit, Überdruß
- Frustration

Transformierter Zustand

- Lebensfreude
- Energie
- Begeisterungsfähigkeit
- Interesse an den Dingen des Lebens

BAUHINIA

(Lysiphyllum cunninghamii)

Letztlich besteht der Sinn des Lebens darin, es zu leben, jede Erfahrung voll und ganz auszukosten, ohne Zaudern und ohne Angst nach weiterreichenden Erfahrungen zu trachten.
- Eleanor Roosevelt

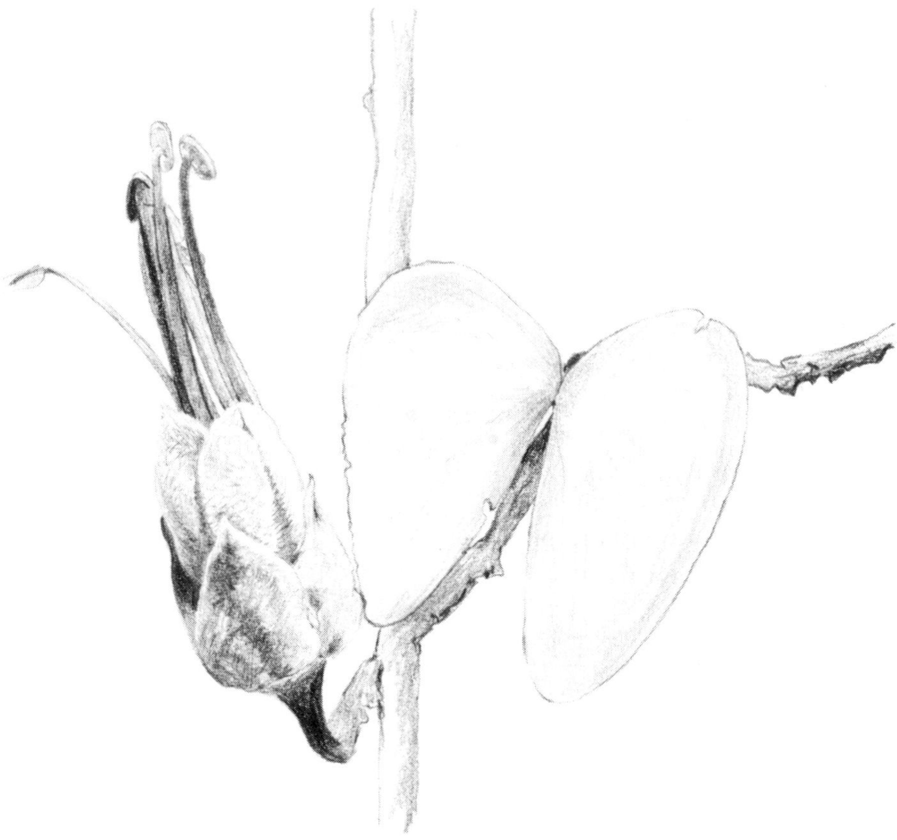

Hier handelt es sich um einen weitverbreiteten Baum der tropischen Wälder Nordaustraliens. Er wächst in den Ebenen der westlichen Kimberleys, südlich von Port Hedland und östlich des Northern Territory. Früher war er bekannt als *Bauhinia cunninghamii* und wird auch als Bohemia Baum bezeichnet (eine Verballhornung des Namens Bauhinia - klingt im Englischen sehr ähnlich).

Der Name der Art erinnert an den Botaniker Allan Cunningham (1791-1839), der als einer der weitgereisten Forscher in der Geschichte Australiens gilt. Er war ein Protégé von Sir Joseph Banks. Die rauhen Bedingungen und die armseligen Lebensmittelvorräte seiner Expeditionen führten zu seinem frühen Tod im Alter von 48 Jahren. Was er uns hinterließ, sind Arbeiten über hunderte australischer Pflanzen, die er bestimmt hatte.

Bauhinia kann bis zu 10 Meter hoch werden, ist aber normalerweise etwas kleiner. Der Stamm ist eher kurz und kräftig, bedeckt von einer dunkelgrauen, rissigen Borke. Der ganze Baum macht einen eher schlaffen Eindruck, denn die äußeren Zweige hängen tief herunter. Die besonders großen ovalen, blaugrünen Blätter bestehen aus jeweils einem Paar Blättchen, die an einen Schmetterling erinnern. Zwischen Juni und September verliert der Baum sein Laub, das ist die Zeit, während der die feinen, samtigen, orange-roten Blüten erscheinen. Die Blüten produzieren große Mengen Nektar und sind wie die Fruchtkapseln sehr eiweißreich.

Während eines Aufenthaltes bei viehzüchtenden Aborigines auf den Kimberley Bergen träumte ich von einem erstaunlichen Baum. Am folgenden Tag zeigte mir der Älteste des Stammes die Heilpflanzen, die sie dort verwandten und führte mich zu genau dem Baum, von dem ich geträumt hatte - dem Bauhinia Baum. Es war mir sofort klar, daß ich es mit einer der Bush Essenzen zu tun hatte.

Die Geikie Schlucht in den Kimberleys bildete die Szenerie für die Herstellung dieser Essenz. Diese großartige Schlucht durchschneidet ein enorm großes, fossilreiches Korallenriff, das sich vor 350 Millionen Jahren gebildet hatte, als Australiens Nordwesten noch von einem weiten tropischen Meer bedeckt war.

Der Baum, aus dessen Blüten ich die Essenz bereitete, wuchs in einem ausgetrockneten, staubigen Flußbett. Als ich mich auf den Baum einstimmte, erhielt ich die Aufforderung, ihn zu umarmen. Das paßte mir zuerst gar nicht. Sollte ich wirklich diese rauhe, knorrige, schmutzige Rinde umarmen? Die Antwort war „ja!". Also gut, dachte ich, wer bin ich, hier Diskussionen anzufangen? Als ich den Baum zu umarmen begann, wurden mir seine Heileigenschaften auf wunderbare Weise zuteil. Mir wurde klar, daß es einfach angemessen war, diesen Baum zu berühren und in die Arme zu nehmen, denn das symbolisiert die Haupteigenschaft von Bauhinia: Laß neue Ideen und Menschen auf Dich zukommen, nimm sie an und akzeptiere sie, auch wenn Du zuerst einen Widerstand oder gar Abscheu in Dir fühlst! Wir leben im Zeitalter der Technologie und Information, neue Ideen werden formuliert, neue Informationen ausgetauscht und in stakkatoartiger Geschwindigkeit verarbeitet. Kannst Du Dir vorstellen, wie die Welt noch zu Beginn unseres Jahrhunderts aussah, ohne Radios, Fernsehgeräte, Computer, Telephone, Flugreisen und gar solche ins All? Unsere Welt wurde während der letzten 90 Jahre durch mehr neue Technologie und Information stärker verändert als in der ganzen bisherigen Geschichte der Menschheit. Wir können uns den Luxus, uns auf Neues allmählich einzulassen und uns langsam auf neue Konzepte einzustellen, nicht mehr leisten. Heute werden neue Technologien so schnell wieder verändert, daß, was gestern noch neu war, heute bereits antiquiert erscheint. Ältere Manager mit Schwierigkeiten, sich auf die Computertechnologie einzustellen, werden rasch durch jüngere, flexiblere Menschen ersetzt.

Vergleichbare Entwicklungen hat es in der Geschichte noch nicht gegeben, das Informations- und Technologiezeitalter bietet uns aufregende Phasen der Entwicklung, solange wir bereit sind, mit der rapiden Veränderungsrate Schritt zu halten. Gerade deshalb kann Bauhinia uns in dieser Zeit rascher Veränderung von großem Nutzen sein.

Die Massenmedien, Weltreisen und Wohnsitzwechsel haben uns mit unbekannten Kulturen konfrontiert. Da es uns Menschen zu eigen ist, von fremden Menschen und Gedanken zuerst einmal das Schlechte zu erwarten und uns vor ihnen zu fürchten, ist gerade jetzt die Bauhinia Essenz so wertvoll. Sie erlaubt uns, die Menschen schätzen zu lernen, ihre Gebräuche und ihr Lebensart, auch wenn diese uns so fremd sind. In Fällen von Vorurteil und Rassenhaß dagegen ist Slender Rice Flower die Blüte der Wahl.

Der ebenfalls gebräuchliche Name Bohemia, den ich erst erfuhr, nachdem ich die Essenz bereitet hatte, paßt ebenfalls gut zu dieser Pflanze, denn sie hat etwas von einem Bohemien, jemandem, der Lust hat, neues auszuprobieren, der stets neugierig ist und oft von der Norm abweicht. Die Blütenessenz läßt die Menschen gedanklich flexibler werden und auch neue Standpunkte berücksichtigen.

Bauhinia hilft, mit Menschen klarzukommen, die uns eher irritieren. Sie läßt uns andere annehmen, wie sie sind. Natürlich ist Bauhinia infolgedessen von besonderem Wert in dieser sich rasch verändernden Welt, denn sie bringt Verständnis und hilft somit, Konflikte zu vermeiden.

Eine Patientin berichtete von ihren Schwierigkeiten, Veränderungen in ihrem Lebensstil und ihren Eßgewohnheiten vorzunehmen. In den Sitzungen vorgeschlagene Veränderungen brauchten bei ihr stets Wochen und Monate, bis sie sie tatsächlich umgesetzt hatte. Ich berichtete ihr von Bauhinia, und sie war sofort begeistert von deren Möglichkeiten.

Nach einigen Wochen der Einnahme berichtete sie, wie sehr ihr Bauhinia bei der Entscheidung, den Gebrauch von Laser- und Faxgeräten zu erlernen, was für sie als Grafikerin sehr wichtig war, geholfen hatte. Sie hatte in ihrer Arbeit einige wesentliche Veränderungen vorgenommen und war offensichtlich damit sehr zufrieden. Sie erkannte, daß sie entgegen ihrer vorherigen Überzeugung sehr wohl in der Lage war, mit neuen Situationen umzugehen. Schließlich war sie auch dazu bereit, ihre Eßgewohnheiten zu verändern. Sogar die unregelmäßigen Arbeitszeiten ihres Ehemannes nahm sie nun viel gelassener hin.

Nun bin ich fähig, neue Gedanken und Gesichtspunkte anzunehmen.
Bereitwillig akzeptiere ich neue Menschen und Erfahrungen.

Negativer Zustand

- Widerstand gegen Veränderung
- Starrheit
- Widerwille

Transformierter Zustand

- Akzeptanz
- geistige Offenheit

BILLY GOAT PLUM

(Planchonia careya)

Der Körper ist ein Tempel Gottes und alle seine Teile und Ansichten sind vollkommen. - *Kristin White*

Diese weitverbreitete Pflanze findet man von den nördlichen Kimberleys über die nördliche Spitze des Northern Territory bis hin zum Norden Queenslands.

Billy Goat Plum wächst als kleiner, ausgedehnter Strauch in Waldgebieten, während er sich in Feuchtgebieten wie den Monsunwäldern und den Rändern oft überfluteter Gegenden mit seiner dicken, rauhen, grauen Borke zu einem bis zu 10 Meter hohen Baum auswächst. Seine Blätter sind oval und von blassem Grün und werden in der späten Trockenzeit leuchtend rot, bevor sie abfallen. Die duftenden Blüten sind groß und fleischig und besitzen lange, grüne Kelchblätter und weiße oder gelbe Blütenblätter. Die zahllosen langen Stengel erheben sich aus einer rötlichen Basis und werden zur Spitze hin weiß. Die Blütezeit dauert von Juli bis Oktober.

Die Ureinwohner fanden viele wohltuende Nutzanwendungen dieser Pflanze. Die Innenrinde des Baumes wird beispielsweise zerstoßen und in Wasser eingeweicht, bis sie eine rote Färbung annimmt, um anschließend bei der Behandlung von Geschwüren, Verbrennungen und Entzündungen verwendet zu werden. Die feinen, kleinen Wurzeln werden eingeweicht und zur Linderung von Fieber, Windpocken und Hitzepickeln benutzt.

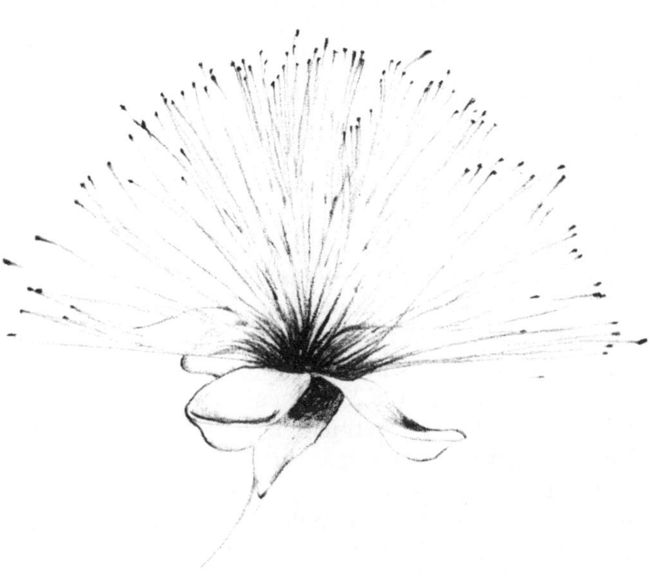

Unsere Bush Essenz wurde im Kakadu Nationalpark hergestellt. Nachdem ich diese Essenz bereitet hatte, entdeckte ich bei der Forschungsarbeit häufig auffallende Parallelen zwischen dem historischen Gebrauch und dem als Blütenessenz. Für die Ureinwohner steht es außer Frage, daß Billy Goat Plum viel mit Hautproblemen zu tun hat.

Als Essenz wird Billy Goat Plum vor allem Menschen gegeben, die sich selbst verabscheuen, sich vor sich selbst ekeln, besonders wenn sich das Ekelgefühl auf die Geschlechtsorgane bezieht oder den Geschlechtsverkehr.

In unserer Kultur besteht vielfach die Ansicht, daß, was innen passiert, nicht wirklich wesentlich ist, solange es nicht auf der Oberfläche erscheint. Auf Röte und Eiterung der Haut wird mit Ekel reagiert. Die meisten Menschen versuchen, Hautprobleme zu verbergen, auch wenn sie in den meisten Fällen für den Versuch des Körpers stehen, sich selbst zu heilen.

Viele Menschen finden Herpes und Feigwarzen widerwärtig, auf Ausfluß bei Pilzbefall oder Geschlechtskrankheit reagieren sie sogar mit noch größerem Entsetzen.

Wie erwähnt kann Billy Goat Plum das geeignete Mittel für solche Gefühle der Selbstverachtung sein, wenn sie eine Reaktion auf Sex sind. Körperflüssigkeiten wie Schweiß oder sexuelle Säfte können als abscheulich betrachtet werden, was bei manchen Menschen so weit geht, daß sie Sex ablehnen und nicht in der Lage sind, ihn zu genießen oder auch nur auszuüben. Menschen, die vergewaltigt wurden, entwickeln häufig das Gefühl, schmutzig zu sein.

Dennoch sind die Anwendungsmöglichkeiten für Billy Goat Plum nicht auf den sexuellen Bereich beschränkt, sondern betreffen wie auch immer verursachte Gefühle der Selbstablehnung. Diese Essenz kann äußerlich aufgetragen oder, in Fällen von Ekzemen und Psoriasis, innerlich eingenommen werden, vorausgesetzt der betreffende Mensch hat das Gefühl der Unreinheit.

Die positive Seite dieses Blütenmittels findet sich natürlich in der wirklichen Akzeptanz von Körperlichkeit und in der Fähigkeit, Körpergefühle zu genießen und sich an Sexualität zu erfreuen. Billy Goat Plum hilft uns zu erkennen, daß es mehr gibt als nur die äußere Erscheinung. Wenn wir tiefer schauen, bemerken wir erst die wahrhaftige Schönheit. Von allen australischen Blüten mag Billy Goat Plum eine der schönsten sein.

Ganz offensichtlich kamen wir durch Zufall auf diese Pflanze, auch wenn uns natürlich bewußt ist, daß es einen solchen gar nicht geben kann. Kristin und ich hatten eine Nacht in Kakadu kampiert, und als wir am nächsten Morgen aufwachten, bemerkten wir eine blühende Billy Goat Plum, keine 20 Meter von unserem Zelt entfernt. Als ich diese Pflanze betrachtete, offenbarte sie mir ihre wunderbare Heilkraft. Das war ein höchst beeindruckender Wissensaustausch.

Die Schönheit dieser Pflanze zu sehen, bedeutet zu begreifen, wie man Menschen dazu bringen kann, die Schönheit in sich

Negativer Zustand

- Unfähigkeit, Sex zu genießen
- sexueller Widerwille
- körperliche Abscheu

Transformierter Zustand

- sexuelles Genießen
- Annehmen des eigenen Körpers
- geistige Offenheit

selbst zu entdecken und sich am körperlichen Sein zu erfreuen.

Von jetzt an nehme ich meinen Körper mit Wertschätzung und Respekt an.
Von jetzt an liebe ich jeden Aspekt meiner Sexualität.

BLACK-EYED SUSAN

(Tethrateca ericifolia)

Versuche nicht, etwas zu erzwingen. Lasse Dein Leben ganz einfach geschehen. Sieh nur, wie Gott Millionen Blüten jeden Tag sich öffnen läßt, ohne die Knospen zu bedrängen.
- *Bhagwan Shree Rajneesh,* Dying for Enlightenment.

Tethrateca kommt in Heidegebieten, in offenen Wäldern und in Sandsteingebieten aller Staaten Australiens vor. Die hier gemeinte Art ist eine der drei aus der Tremanaceae Familie, die in Australien heimisch sind.

Black-eyed Susan fand ich auf dem Sandsteinplateau rund um Sydney, einer Gegend, die bekannt ist für ihre winterfeste Flora und ihre Artenvielfalt. Dieses Gebiet ist auch als Hawkesbury Plateau bekannt und ist eine von drei größeren Sandsteinregionen im südlichen Australien. Die beiden anderen sind die Grampians in Victoria und die Stirling Range in Western Australia. Auf den Kämmen und Abhängen dieser Gebiete und in den Tälern finden sich einige der schönsten und seltensten Pflanzen Australiens. Die Heidegebiete sind die Wildblumengärten Australiens.

Der Boden von Heidegebieten ist normalerweise dünn, sandig und erodiert leicht. Wasser ist hier Mangelware, sogar in Gegenden mit starken Regenfällen. Die schwierigen Bedingungen spiegeln sich im kümmerlichen Wachstum der Pflanzen wieder. An den steil aufsteigenden Seiten der Täler gibt es offene, trockene Sklerophyllwälder und andere Waldgebiete, wo kleinere Pflanzen zwischen den Bäumen wachsen. Im Sandsteingebiet Sydneys entwickelten sich Boronias, Eriostemons, Grevilleas, Hakeas, Epacris, Croweas und Tethratecas.

So war auch die Gegend meiner Jugend in Terrey Hills. Meine Großmutter nahm mich oft bei ihren Gängen durch die Natur als Begleiter mit und erklärte mir die Pflanzen und ihre Eigenschaften. Nun da ich auf die Herstellung von 50 Bush Essenzen zurückblicken kann, erkenne ich, daß, obwohl die Pflanzen aus dem ganzen Australien stammen, viele von ihnen doch in der Sandsteingegend von Sydney gefunden werden können.

Die feinen Blüten der Black-eyed Susan erscheinen auf winzigen Büschen, deren Höhe 30 Zentimeter nur selten übersteigt. Die vier Blütenblätter sind von einem rosigen Mauve, die Blütenköpfe hängen glockenähnlich nach unten. Der lateinische Name *Tethrateca* bedeutet vierseitiger Kasten. Die Pflanze besitzt Quirle aus feinen, wolligen Blättern. Die 'black eyes', die schwarzen Augen, sind die schwarzen, pollenhaltigen Stengelspitzen.

Wie bei vielen anderen Blütenessenzen auch, offenbaren sich die Heilkräfte der Black-eyed Susan durch die Struktur der Pflanze, ein gutes Beispiel für die Signaturenlehre. Zu dieser Pflanze habe ich eine besondere Beziehung - sie ist das Mittel für meine eigene Konstitution.

Ich begegne dieser Pflanze regelmäßig im Busch, üblicherweise zu den Zeiten, wenn es heißt, zu den Patienten in die Praxis zurückzukehren. Jedesmal habe ich wenig Zeit für den Rückweg und renne das letzte Stück durch den Busch - dann sehe ich diese Pflanze. Ich fühlte mich schon immer zu ihr hingezogen, zerrissen zwischen dem Wunsch, bei der Pflanze zu bleiben, und der Pflicht, zur Klinik zurück zu müssen. Dies gibt einen deutlichen Hinweis auf die Eigenschaften der Black-eyed Susan.

Sie ist gut für Menschen, die zuviele Dinge gleichzeitig zu tun versuchen, die immer in Eile sind und auf dem Sprung. Menschen mit der Tendenz, sich immer schnell bewegen zu müssen und auch schnell zu denken, können von dieser Blüte profitieren. Schließlich werden sie leicht ungeduldig mit anderen, die nicht ganz so schnell wie sie selbst sind. Ein guter Anzeiger für den Bedarf an dieser Essenz ist das Maß an Streß, das man in seinem Leben auf sich nimmt. Black-eyed Susan Menschen sind solche, die Arbeit für zwei Tage in 24 Stunden pressen wollen. So erschaffen sie ihren Streß selbst und werden daher leicht ungeduldig, genervt und verwirrt.

Black-eyed Susan ist das passende Mittel für Großstadtbewohner vom Typ Speedy Gonzales. Es hilft, ein wenig Dampf abzulassen, sich nach innen zu wenden und in die Stille der eigenen Mitte einzukehren. Dort finden sie Ruhe und innere Führung. Die Blüte lehrt sie, aus dem eigenen Zentrum heraus besser mit der Geschäftigkeit der Umgebung umzugehen.

Aus meiner eigenen Erfahrung weiß ich, daß in Zeiten großer Anforderungen und ebensolchen Druckes auf mich, meine Produktivität und Effektivität durch Meditation stark angeregt werden, denn sie ermöglicht kreative Einblicke und Problemlösungen. Black-eyed Susan hat einen ganz ähnlichen Effekt.

Diese Essenz ermöglicht auch das Delegieren von Arbeiten, was den entsprechenden Menschen vorher schwer fiel, denn alle anderen sind ja viel langsamer als sie selbst. Sie wollen in ihrem eigenen Tempo weitermachen, ohne sich von langsameren behindern zu lassen. Oft denken sie schneller als sie sprechen können. Bei Gesprächen beenden sie häufig die Sätze ihrer Gesprächspartner. Sie nehmen die Dinge aus ihrer Umgebung schnell in sich auf und sind irritiert, wenn andere das nicht tun.

Das metaphysische Gesetz des 'walk, don't run' (gehe, aber renne nicht) zu begreifen, ist für Black-eyed Susan-Menschen von großem Vorteil. Sie begreifen, daß immer alles zur genau richtigen Zeit geschieht. Versuche einmal, diesem Gesetz Glauben zu schenken, wahrscheinlich werden Dich die Resultate davon ziemlich überraschen. Es ist beinahe so, als ließe das Universum kontinuierliche Ströme grünen Lichts durch Dich hindurchfließen. Du lernst, Streß zu vermeiden, indem Du einfach stehenbleibst, akzeptierst, wo Du Dich gerade befindest, und dann in einem angenehmen Tempo weiter machst.

Der Black-eyed Susan-Mensch haßt das Warten, schließlich hat er ohnehin nie genug Zeit, wirklich alles zu erledigen. Normalerweise sind das recht glückliche Menschen, nur wenn die Dinge nicht so laufen, wie sie es sich vorstellen, haben sie eine Tendenz, sich von ihrem eigenen Schwung aus der Kurve tragen zu lassen. Außerdem mögen sie es nicht, kritisiert zu werden. Sie sind häufig unterwegs und die Geschwindigkeit, mit der sie essen, verschafft ihnen bisweilen Verdauungsprobleme. Ich war einmal stolz darauf, mein Frühstück aus Toast und Müsli auf der Fahrt zur Praxis zu mir nehmen zu können, ohne einen Tropfen dabei zu verschütten. Erst nachdem ich mich mit Kinesiologie befaßt hatte, konnte ich ermessen, welche Auswirkungen ein solch getriebener Lebensstil auf meine Verdauung hatte.

Genauso können solche Menschen auch an Diarrhoe leiden, dann ist sogar ihre Verdauung immer in Eile. Weitere auf Black-eyed Susan weisende Symptome sind Kopfschmerzen, Verspannung, Rückenprobleme und Bluthochdruck. Je nachdem, wie weit die Frustration fortgeschritten ist, können sogar ernsthafte Krankheiten, wie Krebs, Schlaganfälle und Nervenzu-

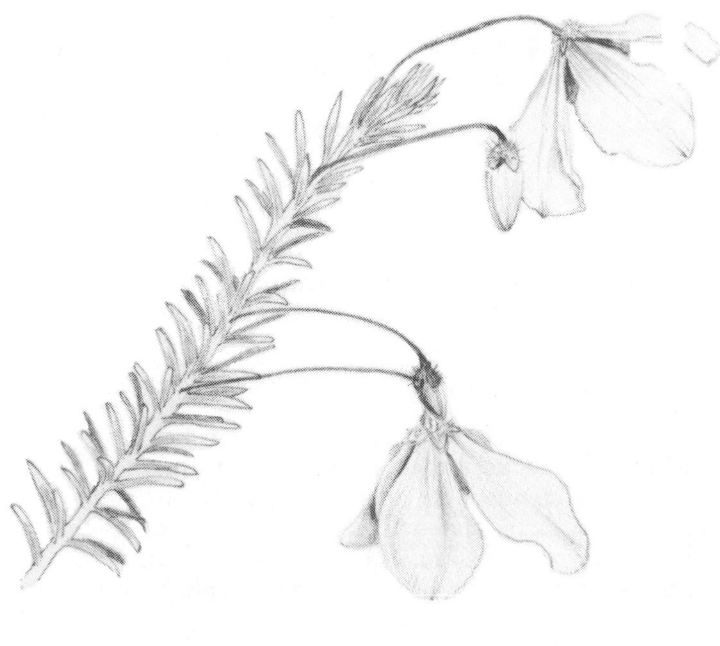

sammenbrüche auftreten und die Notwendigkeit einer Lösung der Streßprobleme eindringlich nahelegen.

Bei Nervenzusammenbrüchen empfehlen wir eine Kombination mit Macrocarpa (bei Ausgebranntsein) und Banksia Robur, die Menschen hilft, die sich von Krankheit schnell frustrieren lassen. In solchen Fällen sollte zuerst Black-eyed Susan versucht werden.

Diese Essenz ermöglicht innere Beruhigung und inneren Frieden, die positiven Aspekte sind Sanftheit und Freundlichkeit anderen gegenüber und die Geduld, anderen wirklich zuhören und sie auch verstehen zu können. Ist die Toleranz anderen gegenüber erst einmal entwickelt, können diese Menschen ihre rasche Auffassungsgabe gut verwenden, den anderen schnell und praktisch zu helfen.

Als ich die Richtigkeit meines 'Channelns' überprüfte, brach eines der Medien, mit denen ich arbeitete, in Gelächter aus, als es sich auf die Black-eyed Susan einstellte. Nachdem es Stück für Stück seine Fassung wiedergewonnen hatte, berichtete es, daß seine Geistführer mein Geheimnis verraten hätten und sehr glücklich wären, daß ich endlich mein Konstitutionsmittel gefunden hätte.

Heutezutage nehme ich Black-eyed Susan etwa alle sechs Monate einmal, ich benötige jedesmal kleinere Dosen, um die gleichen Resultate zu erzielen. Aber jedesmal fühle ich mich anschließend viel besser. Black-eyed Susan ist **das** Mittel bei Streß.

Jetzt kann ich alles, was ich brauche, in Ruhe und Frieden erreichen.
Ich lasse mich von meinem inneren Selbst führen und entdecke meinen eigenen Rhythmus.

Negativer Zustand

- Ungeduld
- immer auf dem Sprun[g]
- stetiger hoher Energieverbauch
- ewiger Kampf

Transformierter Zustand

- Fähigkeit, sich nach innen zu wenden und Ruhe zu finden
- innere Geschwindigkeit verringern können, di[e] Hast zu reduzieren
- innerer Frieden

BLUEBELL

(Wahlenbergia species)

Wirkliche Erfüllung und wahres Glück findest Du in Deinem Leben, wenn Du gibst und gibst und immer wieder gibst und niemals die Kosten aufrechnest.

- Eileen Caddy, The Dawn of Change

Bluebell gehört zur Campanulaceae Familie, was aus dem Lateinischen übersetzt 'kleine Glocke' bedeutet. Sie wird hauptsächlich auf der nördlichen Hemisphäre angetroffen, z. B. als schottische Bluebell oder englische Harebell. Diese australische Art repräsentiert die weitverbreitete *Wahlenbergia*gattung. Von ihr sind etwa 18 Arten in Australien bekannt, die hauptsächlich an der Ostküste vorkommen und dort den Botanikern bei der Identifikation Probleme bereiten, weil sie sich so vielfältig in der Form gestalten.

Für unsere Bush Essenz verwandten wir die Native Bluebell, die wir in den Olgas oder Katajutas fanden, wie diese Berge von den Ureinwohnern genannt werden, dem spirituellen und geographischen Zentrum Australiens.

Bluebell ist ein winterfestes Kraut, das bis zu einem halben Meter groß wird und gemeinhin zwischen anderen niederen Gewächsen wächst. Es hat nur wenige kleine, weiche Blätter und eine purpurne bis blaue Blüte auf dem einzelnen schlanken Stengel. Blütezeit ist im Frühling und Sommer.

Die Blütenessenz öffnet das Herz. Sie soll jenen dienen, die sich von ihren eigenen Gefühlen abgeschnitten haben. Die Gefühle existieren zwar, werden jedoch nicht ausgedrückt, da die Menschen fürchten, nur einen begrenzten Vorrat von ihnen zu besitzen und Liebe, Freude etc. irgendwann ausgingen.

Wir konnten in den cardiologischen Stationen der Krankenhäuser beobachten, daß nach Herzoperationen, besonders nach Bypassoperationen, die meisten Patienten anschließend sehr viel weinen und damit über lange Zeit blockierte Emotionen freilassen. Es wird auch berichtet, daß gerade solche Menschen, dies gilt besonders für Männer, die weinen und ihre Gefühle herauslassen, es sind, die sich am besten erholen und anschließend am leichtesten einen guten Gesundheitszustand aufrecht erhalten können. Entsprechend wird Bluebell solchen Menschen verschrieben, die sich von ihren Gefühlen abgeschnitten haben, denn sie hilft, die Blockaden rund um das Herzchakra abzubauen.

Vielleicht haben die entsprechenden Menschen auch Angst, ihren Besitz zu verlieren, da sie unbewußt der Überzeugung sind, es gebe nicht genug für alle. Sie befürchten, wenn sie weggeben, was sie besitzen, müßten sie selber zugrunde gehen.

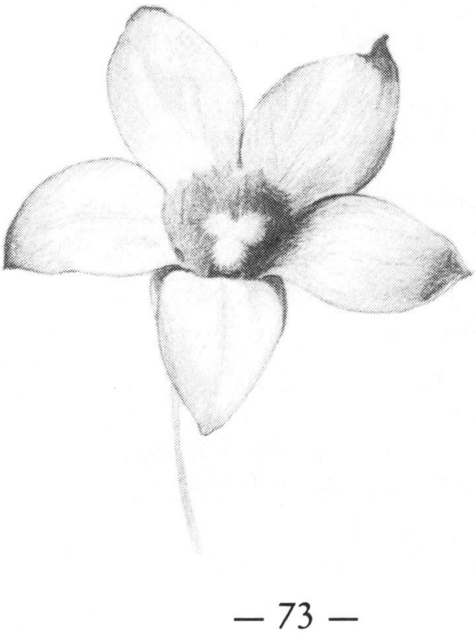

Recht häufig entstammt eine solche Überzeugung einem früheren Leben. Die Befürchtungen dieser Menschen resultieren oft in einem kontrollierten und starren Verhalten, auch wenn diese Charakteristika nicht notwendigerweise für die Verschreibung der Bluebell Essenz vorhanden sein müssen.

Bluebell Essenz ist auch wirkungsvoll bei Kindern, die ihre Spielzeuge nicht teilen wollen, denn sie fördert das Vertrauen in den Reichtum des Universums, einen Glauben, der das Teilen zur Freude macht.

Die Geschichte von den warmen Schmusern und den 'kalten Kneifern' mag die Eigenschaften der Essenz verdeutlichen:
Vor langer Zeit gab es weit entfernt ein Reich, in dem herrschte große Freude. Die Menschen, die dort lebten, liebten einander und wurden niemals krank oder unglücklich. Das erboste eine bösartige Hexe, denn niemand interessierte sich für ihren Zauber, und so verbreitete sie das Gerücht, daß jeder Mensch nur eine begrenzte Menge Liebe zur Verfügung habe und jeder Kuß und jede Umarmung diesen Vorrat unwiederbringlich reduziere. So begannen die Menschen, ihre Liebe zurückzuhalten, und sie nahmen allein noch die engsten Mitglieder ihrer Familie in die Arme.

Um dieses Defizit auszugleichen, begann die alte Hexe, kalte Kneifer zu verkaufen, und sagte, die könne man genauso gut benutzen wie warme Schmuser. Sie fühlten sich zwar nicht so gut an, dafür gäbe es aber genug für alle und die Leute bräuchten ihre 'warmen Schmuser' nicht mehr so zu verschleudern. Die Leute wurden darauf griesgrämig und krank und alterten immer schneller, und überhaupt erfüllte großes Unglück das Land.

Eines Tages kam eine wunderschöne weiße Hexe in dieses Land. Die Kinder fühlten sich gleich von ihr angezogen, denn sie war so warm und liebevoll und geizte kein bißchen mit ihren 'Schmusern'. So begannen die Kinder, es ihr gleichzutun, und schlossen jedermann in die Arme, ohne auf die Folgen zu achten.

Zuerst waren die Menschen ängstlich und fragten sich, was wohl nun mit den Kindern geschähe. Bald aber merkten sie, daß die Kinder vor Glück und Gesundheit nur so strahlten, und sie begannen ebenfalls, ihre Liebe und Zuneigung freigiebig zu verschenken. Gesundheit und Glück kehrten auf diese Weise in das Land zurück.

Um Gerald Jampolskys Buch 'Lieben heißt, die Angst verlieren' zu zitieren: „Geben bedeutet, die eigene Liebe ohne Bedingung, ohne Erwartung und ohne Grenzen strömen zu lassen ... Die Motivation zu geben, bringt inneren Frieden und Freude, die die Zeit vergessen läßt."

Jetzt bin ich imstande, Liebe im Übermaße zu geben und zu empfangen.
Ich forme die Begrenzungen meines Herzens in Brücken um.
Ich öffne jetzt mein Herz, um Liebe zu geben und zu empfangen.

Negativer Zustand

- gefühlsmäßig blockiert
- Furcht vor Verlust
- Geiz
- Starrheit

Transformierter Zustand

- Öffnung des Herzens
- Glaube, daß alles, was man braucht, reichlich vorhanden ist
- generelles Vertrauen in das Geschick der Welt
- Freude am Teilen

BORONIA

(Boronia ledifolia)

Das Leben ist voll und überquellend von Neuem. Doch bevor Du das Neue einlassen kannst, ist es notwendig, das Alte auszuräumen und Platz zu schaffen.

- *Eileen Caddy*, Footprints on the Path.

Von Boronia gibt es mehr als 90 Arten, die alle in Australien wachsen. Die Mehrheit davon ist in Queensland und New South Wales heimisch. Die sehr große Pflanzenfamilie Rutacea, zu der sie gehören, ist weltweit verbreitet. Dazu gehören Orangen, Zitronen, Limonen, Kumquats und viele andere Pflanzen mit aromatischen Eigenschaften.

Boronia ledifolia findet man im Süden bis zur Südspitze Victorias und im Norden bis zum südlichen Queensland. Sie wächst bevorzugt in Küstennähe und im Flachland. Abhängig von Deinem persönlichen Geschmack magst Du den Geruch, den sie verströmt, süß oder auch beißend finden, wenn Du ihre hocharomatischen, dunkelgrünen Blätter zwischen den Fingern zerreibst.

Boronia wurde nach Francis Barone benannt, einem italienischen Botaniker, der im frühen Alter von 26 Jahren in Athen starb.

Wie alle Boronias besitzt *Boronia ledifolia* sternenförmige Blüten mit vier Blütenblättern und acht Staubfäden. Die rosafarbenen Blüten messen im Durchmesser 5 bis 10 Millimeter und blühen ab Juli. Dann bringen sie mit ihrer Farbe Leben

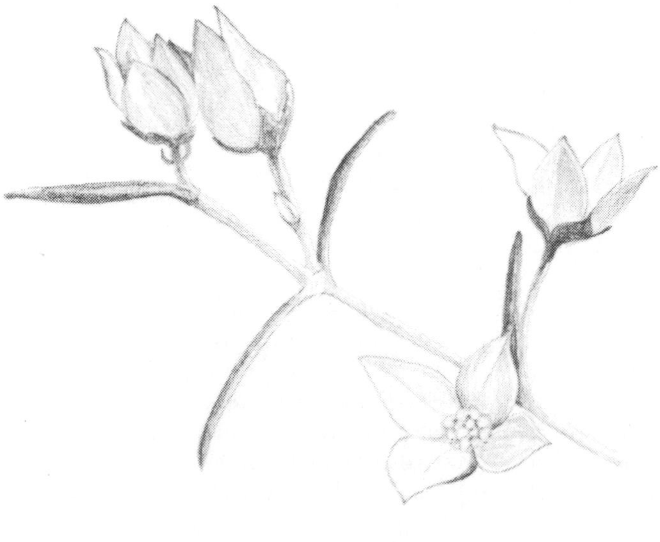

in die trockenen Felsgebiete und Hügellandschaften. Dieser buschige Strauch wird bis zu einem Meter groß und wächst bevorzugt in halbschattigen Gebieten trockener Eukalyptuswälder in Sandsteingegenden.

Nachdem die Blütezeit beendet ist, schließen sich die Blüten wie Knospen um die reifende Frucht. Wenn die Samen in der Kapsel herangereift sind, werden sie explosionsartig zerstreut.

Die Boronia Essenz hat zwei Haupteigenschaften. Die erste davon bringt geistige Klarheit und Gelassenheit. Somit ist sie eine wundervolle Blütenessenz für Menschen, die von ihren Gedanken beherrscht werden, die kreisen und kreisen, aber nicht losgelassen werden können. Diese Menschen können nicht aufhören, über bestimmte Situationen oder Gespräche immer und immer wieder nachdenken zu müssen. Diese Essenz löst feststeckende Gedanken. Genau wie die Samen werden die unerwünschten Gedanken aus dem Kopf geschleudert.

Diese Blütenessenz hilft, den Geist zu beruhigen, was dann eine größere Entwicklungsfähigkeit der intuitiven Kräfte nach sich zieht. Diese dynamische Ruhe des Geistes wird häufig während der Meditation erfahren. Oft werden auch Mantras benutzt, auf die die Aufmerksamkeit gerichtet werden kann, damit der Geist sein inneres Geplapper loslassen kann. Einen ganz ähnlichen Effekt kann man mit der Boronia Essenz erzielen.

Manche Leute leiden an Schlaflosigkeit durch ihre obsessive Gedankentätigkeit. Boronia schaltet den inneren Dialog ab, reinigt die Gedanken und hilft so, einzuschlafen. Sie hilft den Menschen, ihre unangenehmen Gedanken zu zerstreuen. Wir haben diese Blüte beispielsweise einer 83-jährigen Dame verschrieben, die während der Nacht singende Stimmen hörte, die sie am Schlafen hinderten. Nachdem sie die Essenz nahm, konnte sie besser schlafen und war geistig ausgeglichener als zuvor.

Boronia-Menschen haben oft ein Gefühl des Druckes in ihrem Kopf, das vermutlich von ihren vielen Gedanken herrührt. Sie finden es dann schwer, sich zu konzentrieren. Weil solche Menschen nicht ganz in der Gegenwart leben, sind sie anfällig für alle möglichen Unfälle. Außerdem nehmen sie nach Feierabend ihre Arbeit geistig noch mit nach Hause.

Der positive Aspekt der Boronia-Essenz liegt in ihrer Befähigung zum kreativen Visualisieren. Diese kraftvolle Technik ermöglicht den Menschen, lang ersehnte Veränderungen in ihrem Leben wirklich vorzunehmen und auch körperlich wieder gesund zu werden.

Der zweite Wirkungsbereich der Boronia, in dem sie wertvolle Hilfe leisten kann, bezieht sich auf persönliche Beziehungen, wenn man sich nach jemand anderem verzehrt. Die Blüte kann sofort nach Beendigung einer Liebesbeziehung genommen werden, wenn noch alle Gedanken um den verlorenen Partner kreisen, besonders wenn man sich sehr verletzt und traurig fühlt. In dieser Situation kann sie gut mit Bottlebrush kombiniert

Negativer Zustand

- quälende Gedanken
- Sehnsucht, schmachten
- gebrochenes Herz

Transformierter Zustand

- Klarheit des Geistes und der Gedanken
- Gelassenheit
- geistige Ruhe

werden. Bottlebrush ermöglicht, das Alte loszulassen und im Leben vorwärts zu gehen. Bei langanhaltendem Kummer oder Trauer ist Sturt Desert Pea angezeigt.

Ich erlaube jetzt meinen Mitmenschen, so zu sein wie sie sind. Ich lasse jetzt meine unerwünschten Gedanken los und ersetze sie durch inneren Frieden und Gelassenheit.

BOTTLEBRUSH

(Callistemon linearis)

Jedes Ende ist ein neuer Anfang.

- aus: Begin It Now (Hrsg: Susan Hayward)

Callistemon gehört zur Myrtacea-Familie, die kleine Bäume und Sträucher umfaßt. Von den über 20 Arten, wachsen allein 16, darunter auch *Callistemon linearis,* in New South Wales.

Der Name *Callistemon* bedeutet 'hübsche Staubgefäße', und die ansehnlichen 'Flaschenbürsten' (Bottlebrush heißt auf deutsch Flaschenbürste) bestehen aus vielen einzelnen Blüten, die dicht gepackt spiralig um die Spitzen der Zweige erscheinen. Ihre Farbe bekommen sie von den Staubgefäßen verliehen, denn diese sind viel länger als die unscheinbaren Blütenblätter. Die Flaschenbürsten, die im späten Frühling in Mengen erscheinen, sind etwa 10 Zentimeter lang und von leuchtendem Rot. Das Wachstum der neuen, seidigen Schößlinge entspringt der Spitze der Flaschenbürste, woraus sich dann im kommenden Jahr die neue Blüte ergibt.

Die Fruchtkapseln der vergangenen Jahre verbleiben in festen Gruppen dort, wo sie erschienen, und zeigen das Alter der Pflanze an.

Bottlebrush kann, wenn es seinen bevorzugten feuchten Boden gefunden hat, bis zu 3 Meter groß werden und besitzt lange, steife, dunkelgrüne Blätter.

Die Bottlebrush-Essenz eignet sich für die Übergangsphasen des Lebens. Sie schenkt den Menschen Vertrauen in ihre Fähigkeit, mit neuen Situationen zurecht zu kommen.

Bevor ich diese Essenz herstellte, arbeitete ich mit einer Reihe schwangerer Frauen. Mir wurde klar, daß Bedarf an einem Blütenmittel bestand, das ihnen helfen konnte, das Gefühl, von den körperlichen Veränderungen überwältigt zu werden, und die auf sie zukommende neue Verantwortung zu verarbeiten. Viele von ihnen hatten das Gefühl, unzureichend vorbereitet zu sein.

Zu jener Zeit wurde mir die Information über Bottlebrush 'gechannelt'. Passenderweise machte ich diese Essenz nicht nur

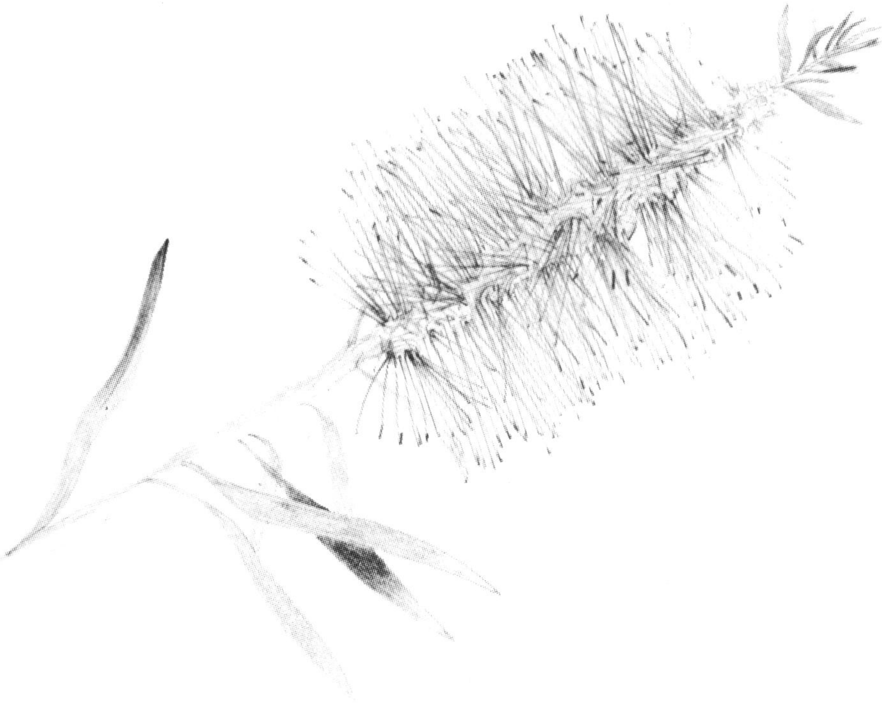

aus den Blüten, sondern auch aus den flaumig-weichen neuen Blättern, die an die zarte Haut neugeborener Babies erinnern.

Die Essenz schafft enge Bande zwischen Mutter und Kind, was manchmal durch negative Einstellungen und Gefühle der Mutter, besonders während der ersten Schwangerschaft, behindert werden kann. Die Schwangerschaft bietet eine günstige Gelegenheit, sich von altem Gefühlsabfall zu trennen, der das Kind negativ beeinflussen könnte.

Eine ganze Reihe weiterer körperlicher Veränderungen ereignen sich im Leben der Frauen, beginnend mit der Geburt, der Stillzeit, später die Menopause und schließlich der Tod. Es handelt sich dabei um ganz natürliche Zyklen der Veränderung im Leben. Alle sieben Jahre werden unsere Körperzellen ersetzt. Metaphysisch gesehen wird bis zum Alter von 21 Jahren, alle 7 Jahre ein weiterer 'äußerer' Körper entwickelt. Mit 21 Jahren sind dann der Astral- und der ätherische Körper ausgeformt, so daß ein Mensch, der dieses Alter erreicht hat, gute Aussichten auf eine große Lebenserwartung hat - aus diesem Grunde feiern wir diesen Geburtstag besonders.

Diese Essenz kann auch von Sterbenden verwendet werden, wenn sie über spirituelle Wachheit verfügen und das Verständnis vom Tode und dem Leben danach. Sie hilft ihnen, mit den Erwartungen anderer zurecht zu kommen, genauso wie sie das Sterben erleichtert.

Natürlich entdecken wir bei genauerem Hinsehen auf das Leben noch viele weitere Wendepunkte und Zeiten der Veränderung. Der Beginn der Schulzeit beispielsweise gehört dazu, der erste Arbeitsplatz, die Hochzeit, vielleicht die Scheidung, Umzüge und der Rückzug aus dem Berufsleben - das alles kann mit Gefühlen der Unsicherheit und Besorgnis einhergehen. Und immer genau dann kann diese Essenz hilfreich sein.

Ein weiterer Aspekt dieser Essenz liegt in der Hilfe, die sie uns bei der Befreiung von der Vergangenheit bietet. Sie räumt Altes fort und ermöglicht neue Erfahrungen und Erkenntnisse. Das Leben ist voller Enden und Anfänge, eine einzige ständige Veränderung. Sich dem entgegenzustellen, heißt, den Ablauf des Lebens, so wie es vorher bestimmt ist, zu blockieren.

Wenn Du Dein Leben einmal betrachtest und dann feststellst, daß Du keine neuen Leute und Freunde mehr triffst, daß Du stets denselben Weg zur Arbeit nimmst, Deine Frisur unverändert seit Jahren trägst und immer wieder diesselbe Art der Kleidung, dann könnte Bottlebrush der Katalysator sein, der Deinen Lebensfluß wieder in Schwung bringt.

Menschen, deren Tod nahe bevorsteht, können diese Essenz zweimal täglich einnehmen oder so oft sie daran denken. Normalerweise beginnt sie sehr schnell zu wirken.

Nicht empfehlenswert ist es, diese Essenz Kindern unter 12 Jahren zu geben, denn aus metaphysischer Sicht haben sie die Ereignisse bis zu diesem Alter bereits vor ihrer Geburt gewählt und in die Wege geleitet. Obwohl man hier mit Bottlebrush keinerlei Schäden anrichten kann, sollte man die Kinder ihre Erfahrungen doch besser ohne Störung von außen machen lassen.

Die positive Kraft dieser Essenz ermöglicht es den Menschen, das Leben fließen zu lassen und bei jeder Veränderung das Alte zu verabschieden und das Neue zu begrüßen.

Ich lasse jetzt alles, was meine Weiterentwicklung behindert, los. Ich durchschreite die Veränderungen des Lebens in Leichtigkeit. Ich heiße die neue Verantwortung meiner Schwangerschaft willkommen.

Negativer Zustand

- überwältigt werden von den Veränderungsprozessen des Lebens
- Adoleszenz
- Elternschaft
- Schwangerschaft
- Alter
- sich ankündigender Tod

Transformierter Zustand

- Gelassenheit und Ruhe
- Fähigkeit, mit Neuem umzugehen
- Fähigkeit, sich weiterzuentwickeln

BUSH FUCHSIA

(Epacris longiflora)

Ich lernte, daß nichts unmöglich ist, wenn wir uns unserer inneren Führung anvertrauen, auch wenn sie uns durch die Umkehrung unserer Logik Angst macht.

- *Gerald G. Jampolsky* „Lieben heißt, die Angst verlieren'

Mit Ausnahme von Western Australia und des Northern Territory kommt *Epacris* in ganz Australien vor. Insgesamt gibt es ungefähr 40 Arten davon in Australien, eine davon wurde vom Bundesstaat Victoria für sein Wappen gewählt.

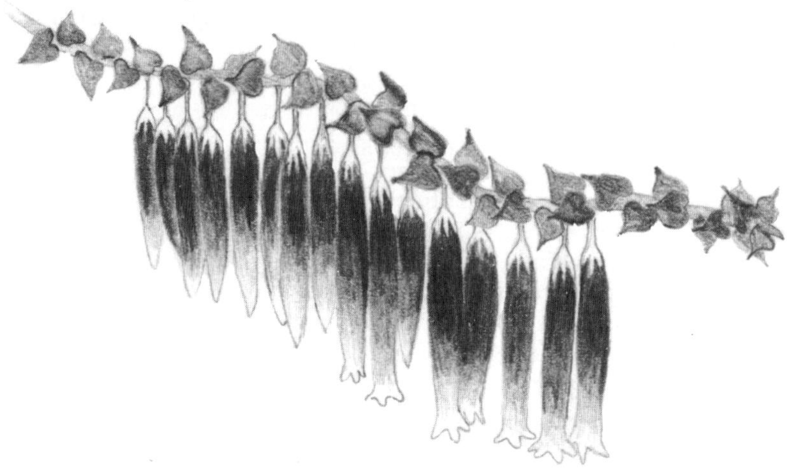

Epacris longiflora ist ein niedriger, wuchernder Strauch mit schlanken, drahtigen Stengeln, herzförmigen Blättern - aus ihm haben wir unsere Bush Essenz bereitet. Er gehört zu den Pflanzen, die als Sklerophyllarten klassifiziert werden, die allesamt Methoden zur Kompensation für wenig fruchtbaren Boden und heißes, trockenes Klima entwickelten und somit auch in wenig einladenden Gegenden wachsen können.

Bush Fuchsia besitzt lange, röhrenförmige, rote Blüten, die sich zur Spitze hin weiß färben. Sie tauchen das ganze Jahr hindurch, besonders aber im Frühling, die Gegenden, in denen sie wachsen, in Leuchtfarben. Da sie selbst nur wenig Licht benötigt, finden wir sie auch in Heideland am Boden wachsend und in trockenen Sklerophyllwäldern entlang der Küste von New South Wales und entlang des Gebirgszuges der Great Dividing Range.

Das Erspüren dieser Energie geschah in Zusammenarbeit zwischen Kristin und mir. Mir wurden die negativen Aspekte der Essenz 'gechannelt', während Kristin die positiven erfuhr. Bush Fuchsia läßt sich auf mehrere Weisen verwenden, aber alle haben zu tun mit Lernschwierigkeiten, denn sie ermöglicht die Integration der beiden Gehirnhälften, deren Ungleichgewichte die meisten Lernprobleme verursachen. Ihre Essenz kann beispielsweise in Fällen von Legasthenie zum Einsatz kommen und war schon vielen davon betroffenen Menschen sehr hilfreich.

Erst kürzlich erhielt ich einen Anruf von Eltern, deren achtjähriger Sohn soeben die erste Gabe der Bush Fuchsia Essenz erhalten hatte. Innerhalb weniger Minuten war es ihm zum erstenmal in seinem Leben möglich gewesen, einen vollständigen Satz zu bilden.

Das Wunderbare dieser Essenz, wie vieler anderer Bush Essenzen auch, liegt darin, daß sie Blockaden beinahe augenblicklich beiseite räumt. Bereits nach einer einzigen Gabe der Blüte läßt sich ihre Wirkung beobachten. Bei den Kursen, die wir abhalten, lassen wir oft Freiwillige laut vorlesen. Nach der Einnahme der Bush Fuchsia und der Wiederholung der Lesung sind wir immer wieder auf's Neue über deren Wirkung verblüfft. Eine vorher leise, monotone Stimme wird plötzlich lebhaft, voller lebendiger Intonation, das Lesen ist wie selbstverständlich flüssig. Eine ganze Reihe von Institutionen und Lehrern, die mit Menschen mit Lernschwierigkeiten arbeiten, haben bereits damit begonnen, dieses Mittel in ihre Arbeit zu integrieren.

Nach einer einzigen Dosis Bush Fuchsia wollte ein siebenjähriges Mädchen, das zuvor kaum ein Wort gesprochen hatte, drei Tage lang kaum noch mit dem Reden eine Pause machen. Erst am vierten Tag schien sie alles bisher versäumte nachgeholt zu haben, die Art ihrer Konversation wurde normal.

Ein weiterer Anwendungsbereich findet sich bei Konzentrationsstörungen beim Lesen über einen längeren Zeitraum, weil man vielleicht den Faden verliert oder gar einschläft. Was in solchen Fällen geschieht ist folgendes: die Augen nehmen die niedergeschriebene Information zwar auf, jedoch der Geist kann sie nicht integrieren. Da kann Bush Fuchsia Abhilfe schaffen. Kinder, die vorher nie etwas gelesen haben, bitten auf einmal ihre Eltern und Lehrer um Bücher, nachdem sie einnahmen.

Für Studenten, die sich durch die Lektionen nur so quälen, macht Bush Fuchsia die Schule oder Universität zu einem aufregenden statt deprimierenden Ort. Die meisten Kinder, die beispielsweise Probleme mit der Mathematik haben, bleiben bereits in der Grundschule zurück und holen nie wieder auf. Dieses Blütenmittel schafft Freude am Lernen und läßt sie sich unter den Mitschülern oder -studenten wohl fühlen.

Diese Blütenessenz schafft den Ausgleich zwischen der linken, logischen und rationalen Gehirnhälfte und der rechten, die eher intuitiv und kreativ ist. Sie wirkt ausgezeichnet bei Menschen, die Kontakt zu ihrer Intuition suchen und, was noch wichtiger ist, ihr auch Aufmerksamkeit und Vertrauen schenken wollen. In 90 % der Fälle ist unsere Intuitiun zutreffend, wird aber in unserer linkshirndominierten Gesellschaft schnell wieder verworfen, weil es mit den Maßstäben der Logik beurteilt wird. Albert Einstein bemerkte dazu: „Keine einzige meiner Entdekkungen gelang mir aufgrund rationalen Denkens."

Eines Tages, auf dem Weg zu einem Kurs, hatte ich ein interessantes Erlebnis. Während ich gerade die Harbour Bridge überquerte, hatte ich plötzlich das Gefühl, das Geld in meiner Brieftasche nachzählen zu müssen. Ich interpretierte das als geizigen Gedanken. Zur Mittagszeit holte ich meine Tasche, um Geld herauszunehmen, und mußte feststellen, daß meine Brieftasche nicht da war. Den ganzen Rest des Nachmittags grümmelte ich vor mich hin und fragte mich, ob sie nun gestohlen worden sei oder ich sie schlicht zuhause vergessen hatte. Ausgerechnet an diesem Tag enthielt meine Brieftasche auch das Geld für die monatliche Miete. Als ich wieder zu Haus war, entdeckte ich, daß ich die Brieftasche neben meinem Bett hatte liegen lassen. Hätte ich meinem inneren Gefühl an diesem Morgen vertraut, hätte ich mir wohl einige Stunden der Sorge ersparen können.

Oft würde unser Leben einfacher und geradliniger verlaufen, wenn wir nur auf unsere innere Stimme hörten. Ich kenne eine Reihe Frauen, die sich während ihrer ersten Schwangerschaft von anderen Menschen beeinflussen ließen und kein Vertrauen in diese innere Stimme hatten, weil sie glaubten, dies könnte für ihre Babies falsch sein. Ihre gesamte Einstellung zur Mutterschaft veränderte sich vollständig, als sie Bush Fuchsia nahmen und endlich auf ihre innere Stimme hörten und vertrauten.

Menschen, die lange Zeit vor ihrem Videorecorder oder sonstigen elektronischen Geräten verbringen, fühlen sich am Ende des Tages häufig ein bißchen dumpf. Bush Fuchsia kann ihnen ihre Frische zurückgeben. Man erkennt diesen Zustand sehr leicht, denn wenn man ihn erlebt, beginnt man, dumme Fehler zu machen.

Bush Fuchsia verhilft zu Klarheit im Sprachgebrauch und ist auch Stotterern von Nutzen. Sie gibt Menschen Selbstvertrauen, auch vor größeren Gruppen sprechen zu können, genauso wie sie ermöglicht, die eigenen Überzeugungen deutlich zum Ausdruck zu bringen. Wenn jemand schon beim Gedanken an eine öffentliche Rede nervös zu werden beginnt, kann er Bush Fuchsia bereits einige Tage vor dem Ereignis nehmen und ein zweitesmal am gleichen Tag kurz davor. Einige Schauspieler haben damit begonnen, Bush Fuchsia vor ihren Auftritten zu verwenden, weil sie ihnen zu gelungenerer Darstellung verhilft. Sie berichteten, nun Rollenangebote zu erhalten, von denen sie früher nur geträumt hatten.

Ich selbst habe Bush Fuchsia vor Interviews im Radio und Fernsehen genommen und fand es danach viel einfacher, meine Gedanken mitzuteilen.

Bei Legasthenie empfehle ich eine 14-tägige Anwendung der Bush Fuchsia Essenz mit einer anschließenden mehrwöchigen Pause, nach der sie möglicherweise noch einmal benötigt wird. Vielleicht muß sie einige Wochen oder auch Monate lang genommen werden, wenn jedoch die ersten Anzeichen einer Besserung sich abzeichnen, kann man sie ausschleichend nach und nach absetzen.

Ich vertraue und folge nun meiner Intuition.
Meine wahre innere Stimme fließt frei, klar und mühelos aus mir heraus.

Negativer Zustand

- Legasthenie
- Lernstörungen
- Stottern
- Nervosität in der Öffenlichkeit
- Verneinen der eigenen Intuition

Transformierter Zustand

- Mut zur Deutlichkeit beim Sprechen
- klare Ausdrucksweise
- Verbindung zur Intuiti
- Ausgleich und Integration der linken und rechten Hirnhemisphä

Bush Gardenia

(Gardenia megasperma)

Die Ernte einer gute Ehe besteht in unvergänglicher Liebe.
- Kama Sutra

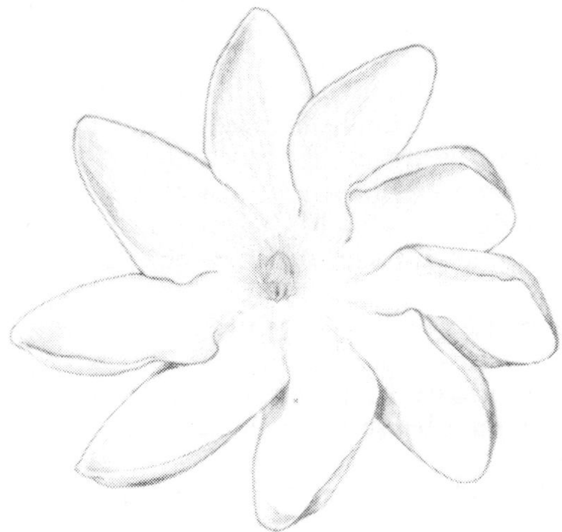

Bush Gardenia findet man in den tropischen Waldgebieten und offenen Wäldern im Northern Territory. Es handelt sich um einen bis zu neun Meter hohen Baum mit einer gerundeten Krone, gewundenen Ästen und einer weichen, gelblich gefleckten, staubigen Rinde. Die Blätter sind rund und lederartig mit einer fischgrätenartigen Aderung. Solange sie noch jung sind, sind sie dagegen samtig. Die duftenden weißen Blüten messen im Durchmesser 4 bis 5 Zentimeter, besitzen neun Blütenblätter und blühen zwischen Juli und November.

Unsere Pflanze hat ihren Namen vom amerikanischen Geburtshelfer und Naturheilkundigen Dr. Alexander Gardner (1730-1791). Der Artname setzt sich aus dem griechischen *mega* = groß und *sperma* = Samen zusammen. Die harte Frucht ist gefüllt mit einem süßen, dicken Saft, etwa 6 Zentimeter lang und enthält viele eßbare Samen, die in weiches Material eingebettet sind.

Die Geschichte, die zur Herstellung der Bush Gardenia führte, wurde bereits früher im Buch erzählt (siehe 'Entdeckungsreise zu den Bush Essenzen'). Die Essenz hilft, das Interesse aneinander und die Leidenschaft in Beziehungen neu zu erwecken. Sie läßt Paare wieder zusammenfinden, die im Begriff sind auseinander zu driften, da jeder der Partner zu sehr mit seinem eigenen Leben beschäftigt ist. Es scheint beinahe so, als ließe diese Essenz die Augen der Beteiligten sich aufeinander ausrichten. So sehen und erkennen sie wieder, was der andere Partner tut und fühlt und was es benötigt, beide wieder zusammen zu bringen.

Ein Paar in den Achtzigern konsultierte mich, da es dabei war, sich auseinander zu leben. Der Ehemann war gegenüber seiner Gattin kurz angebunden und behandelte sie zeitweise sogar recht grob. Nachdem er die Bush-Gardenia-Essenz genommen hatte, berichtete seine Frau, habe er ihr das Frühstück an's Bett gebracht und ihr erklärt, daß er sie liebe.

Bush Gardenia ist allerdings nicht nur nützlich in Mann-Frau-Beziehungen, sondern stärkt auch die Familienbande. Sie kann zum Beispiel angewandt werden, wenn ein Familienmitglied aufgrund von Drogen oder anderen Problemen auf der Strecke zu bleiben droht, während der Rest der Familie dies überhaupt nicht mitbekommt, da alle zu sehr mit sich selbst beschäftigt sind.

Ein Heilpraktiker sagte folgendes über die Bush Gardenia Essenz: „Ich fand heraus, daß Bush Gardenia ein angemessenes Mittel für Menschen, die einen liebevolleren Umgang mit sich selbst brauchen können, sein kann. Ebenso hilfreich kann sie in Geschwisterbeziehungen wirken."

Vielleicht sind die neun Blütenblätter von besonderer Bedeutung, denn in der Numerologie steht die 9 für Menschlichkeit.

Das Buch mit dem Titel *'How to Make Love to the Same Person for the Rest of Your Life'* (etwa: Wie man sein ganzes Leben lang in diesselbe Person verliebt bleibt) von Dagmar O' Connor hat dasselbe Thema wie Bush Gardenia. Bush Gardenia geht aber noch ein bißchen weiter und hilft nicht nur, die Beziehungen von Paaren zu verbessern, sondern auch die innerhalb von Familien und zwischen Geschwistern.

Von allen Blütendüften ist der der Gardenia sicherlich der sinnlichste, was mir anzeigt, daß diese Blüte einen starken Bezug zu Leidenschaft und Sexualität besitzt.

Ich schaffe mir stets neue Gelegenheiten, liebevoll, sensibel und voller Verständnis mit den meinen umzugehen.
Ich entdecke neue Möglichkeiten, meine Beziehungen zu Partner/Kind/Eltern zu festigen.

Negativer Zustan

•

Stagnation in Beziehungen

•

Selbstsucht

•

Unaufmerksamkei

Transformierter Zustand

•

Leidenschaft

•

neues Interesse an Partner und der Partnerschaft

•

verbesserte Kommunikation

Bush Iris

(Patersonia longifolia)

Sei still, und wisse, ich bin Gott. - Psalm 46,9

Die drei purpurnen Kelchblätter dieser attraktiven Blume verkünden vom Übermaß der Frühlingsblüten im Sandsteingebiet des östlichen Australiens. Tatsächlich sind es die Kelchblätter, die der Blume ihre Farbe verleihen, denn die eigentlichen Blütenblätter sind eher unscheinbar. Obwohl es den Anschein hat, als erschienen sie in großer Anzahl, sind die Blüten der Bush Iris sehr fein und blühen nur für wenige Stunden. Von den Hitze der Mittagssonne angegriffen, verwelken sie normalerweise bereits am späten Nachmittag und verschwinden dann. Allerdings können sie innerhalb kurzer Zeit zurückkehren. Der Grund dafür liegt darin, daß jede Blüte nur eine von mehreren ist, die dicht gepackt innerhalb desselben dicken Deckblattes liegen. So kann eine verwelkende Blüte rasch aus einer nachfolgend sich öffnende Knospe ersetzt werden. Dem oberflächlichen Betrachter dagegen mag es erscheinen, als habe sich die eben noch welk aussehende Blüte wieder erholt.

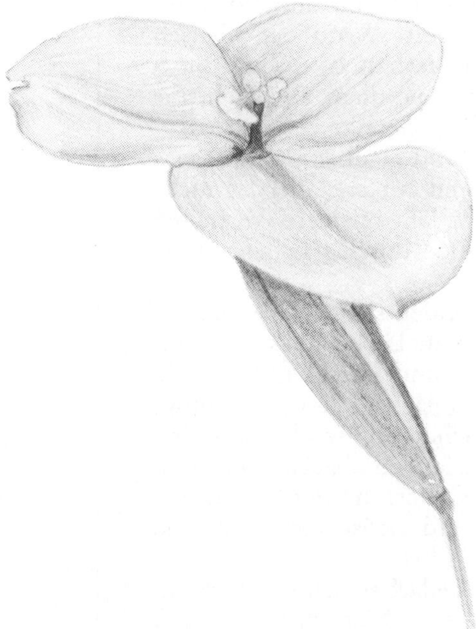

Die zur Iris Familie gehörende *Patersonia*art besteht aus annähernd 20 Unterarten. Alle wachsen ausschließlich in Australien bis auf drei, die den Weg nördlich bis hinauf zu den Philippinen gefunden haben. Die Patersonia wurden nach Captain William Paterson, einem leidenschaftlichen Pflanzensammler, der zwischen 1794 und 1795 Gouverneur von New South Wales war, benannt.

Bush Iris war die erste Essenz, die Kristin und ich überhaupt herstellten. Wir waren eines Tages in den Busch gegangen, um die Waratah Essenz zu bereiten, fanden sie aber nicht in voller Blüte vor. Dafür fanden wir Bush Iris. Es gibt keine Zufälle. In der darauffolgenden Nacht erfuhren Kristin und ich während der Meditation, daß es sehr wichtig war, diese als unsere erste Essenz zu machen, denn sie öffnet die Tür zu Höherer Wahrnehmung und Spiritualität und läßt die Trinität ein.

Das großartige Aufgebot der mauve- bis purpurfarbenen Blüten ermöglichte es Kristin, ein Verständnis für die Heilenergien der übrigen Pflanzen zu erlangen. Diese Essenz ermöglicht spirituelle Entwicklung und läßt einen eine neue Ebene der Wahrnehmung erreichen. Bush Iris wirkt ausgezeichnet, wenn sie vor der Meditation, vor einem Meditationskurs oder einem anderen Kurs, bei dem spirituelle oder religiöse Praktiken gelehrt werden, eingenommen wird. Sie verbessert die Selbstwahrnehmung und macht die Visualisierung während der Meditation effektiver.

Eine Reihe von Lehrern der Metaphysik in Australien gibt ihren Schülern die Bush Iris Essenz zu Steigerung der spirituellen Aufnahmefähigkeit. Sie hilft, Blockaden im Basis-, im Hals-, im Stirn- und Scheitelchakra auszuräumen.

Der negative Aspekt der Bush Iris ist eine materialistische, atheisitsche Weltanschauung - das 'Sex, Drogen und Rock-'n'-Roll-Syndrom' - die Spiritualität ablehnt. Wenn ein Mensch dem materialistischen Denken zu sehr verhaftet ist, kann Bush Iris sein Leben wieder ausbalancieren. Sie dient all jenen, die wach werden wollen für die spirituellen Gesetze des Lebens.

Es heißt, daß für diejenigen, die an Gott glauben, kein Beweis seiner Existenz notwendig ist, während für die, die das nicht tun, kein Beweis möglich ist. Dennoch läßt Bush Iris Vertrauen entstehen. Sie hilft Menschen, furchtlos durch's Leben zu gehen, wissend, daß Gott mit ihnen ist.

Hilfreich kann Bush Iris auch Sterbenden sein. Die Angst vor dem Tod läßt manche sich verbissen am Leben festklammern, was allerdings zu noch mehr Schmerz und Furcht führt. Viele Menschen fürchten sich sehr, sind unsicher und beunruhigt über das, was geschehen wird. Sicherlich wird Bush Iris niemanden töten, bevor seine Zeit tatsächlich abgelaufen ist und er bereit ist zu gehen. Dennoch erleichtert sie den Übergang, macht ihn weicher und friedlicher und erlöst von Qual und Schmerz.

In vielen Fällen kann Bush Iris den Bedarf an schmerzlindernden Mitteln bei Sterbenden verringern. Menschen, die mit

Negativer Zustand

- Angst vor dem Tod
- Materialismus
- Atheismus
- sexuelle Exzesse
- Habgier

Transformierter Zustand

- Erwachen der Spiritualität
- Erleichterung des Übergangs zum Tod
- Aufhebung der Block den im Basis-Chakra u Vertrauenszentrum

Sterbenden arbeiten, bemerken oft, daß diese ein oder zwei Tage, bevor es soweit ist, sehr ruhig werden. Viele sehen tatsächlich Verwandte und Geliebte, die vor ihn bereits gingen, als wiesen deren Geister ihnen den Weg durch das Licht. Dagegen können die Drogen, die Sterbenden zuweilen aufgrund ihrer Tumorschmerzen gegeben werden, diese Wahrnehmungen aufheben und den Menschen diese Erfahrungen vorenthalten.

Ich selbst habe sie ein paarmal dem Tode nahen Patienten gegeben. Einer von ihnen, ein Vietnamveteran, hatte soviel Angst vor dem Sterben, daß er niemandem, nicht einmal seinen Kindern gestattete, über seine Krankheit zu sprechen oder den Tod nur zu erwähnen. Jeder wußte, was vorging, aber niemand in seinem Haushalt traute sich, darüber zu sprechen, was die Anspannung täglich steigen ließ. Nachdem er schließlich Bush Iris genommen hatte, war es der Familie doch noch möglich, offen über ihre Gefühle zu sprechen, bevor er starb. Das war für alle eine große Erleichterung, und nach seinem Tod bedankte sich die Witwe bei mir für die Essenz, die ihrem Gatten ein so friedvolles Sterben ermöglicht hatte.

Ich beginne nun, meine erwachende Spiritualität zuzulassen.
Ich erkenne den Tod als einen Übergang zu einer neuen Natur.
Das Universum schützt mich, wo immer ich bin.

CROWEA

(Crowea saligna)

Ich bin jetzt ein alter Mann und habe eine ganze Menge Ärger in meinem Leben durchgemacht, der meiste davon allerdings hat sich niemals ereignet. - *Mark Twain*

Crowea ist ein kleiner Strauch, bis zu einen Meter hoch, der vor allem auf den Sandsteingebirgsketten der Küstenregionen von New South Wales und des südlichen Queensland vorkommt. Der Name Crowea erinnert an den englischen Chirurgen J. Crowe (1750-1807), der viel zur Erforschung von Moosen und Pilzen beigetragen hat. Während der Blütezeit von Herbst bis Frühling bilden Croweas aus fünf magenta- bis rosafarbenen Blütenblättern eine offene Blüte mit einem Durchmesser von drei bis vier Zentimetern. Die Verlängerungen der Stengelspitzen geben der Blüte ein herausragendes Zentrum. Die dunkelgrünen, lanzenförmigen Blätter bilden dazu einen auffälligen Kontrast. Es ist ein großartiges Erlebnis, im Busch einer Croweapflanze zu begegnen, denn sie besitzt etwas durchaus majestätisches.

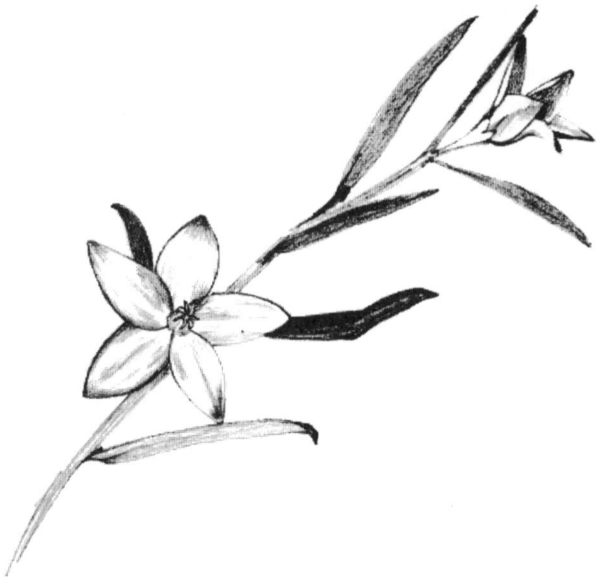

Die Crowea Essenz wird aufgrund ihrer bedeutenden Eigenschaften sehr häufig genommen. Sie stärkt, beruhigt und zentriert Körper und Gemüt und fördert in jedem Falle ein enorm starkes Wohlgefühl und eine ebensolche Lebendigkeit. Für Menschen, die sich irgendwie nicht wohl fühlen oder die meinen, aus der Bahn geraten zu sein, ist Crowea genau die richtige Essenz, denn sie bringt einen zurück in die eigene Mitte. Häufig können die Menschen, wenn sie Crowea benötigen, ihre Probleme nicht genau benennen. Kürzlich fuhr ich nach Brisbane, um dort ein Seminar über die Bush Essenzen durchzuführen. Dort angekommen, mußte ich allerdings feststellen, daß der Veranstaltungsort verschlossen und der Hausmeister über das Wochenende weggefahren war. Ich probierte, durch irgendein Fenster über den Balkon oder eine Hintertür hineinzukommen, vergebens. Endlich entdeckte ich ein unverschlossenes Oberlicht, durch das ich in's Haus gelangte. Von dort ließ ich mich zu einem Waschbecken herunter, und so war ich schließlich im Haus, ohne mir einen Knochen gebrochen zu haben, und konnte die Haupttüre öffnen, um meine Ausrüstung hereinzubringen, bevor schließlich die Teilnehmer ankamen. Kaum der bestmögliche Start für einen Seminartag! Eine einzelne Gabe Crowea half mir, mich zu entspannen, vertrieb den Anflug von Panik und ließ mich das Seminar genießen. Wirklich ein großartiges Mittel für Ärger und Streß.

Crowea ist eine ausgezeichnete Essenz bei Magengeschwüren und anderen Magenproblemen. Die fünf Blütenblätter der Crowea weisen numerologisch auf ihre Beziehung zu emotionalem Gleichgewicht und zum Magen hin. Ich habe eine sehr interessante Entdeckung über die Beziehung dieser Pflanze zur

Negativer Zustand

- ständiges Sich-Sorgen
- sich irgendwie unwohl fühlen

Transformierter Zustand

- Frieden und Ruhe
- Vitalität
- Ausgeglichenheit und Zentriertheit

Kinesiologie (weitere Details entnnehme man bitte dem Kinesiologie-Kapitel) gemacht, speziell zur Touch For Health genannten Form, bei der bestimmte Muskeln Auskunft über den Zustand korrespondierenden Organes geben, z. B. den Magen. Eine Touch For Health Sitzung, bei der alle 14 Hauptorgane und Nervensysteme ausbalanciert werden, dauert zwischen 20 und 30 Minuten. Eine einzelne Dosis von sieben Tropfen Crowea läßt einen diesselben Resultate erzielen und ist von ebenso lang anhaltender Wirkung wie die Körperarbeit.

Dieses Mittel bringt auch den ätherischen und Astralkörper wieder mit dem physischen zusammen, wenn diese aus dem Gleichgewicht geraten sind, was zum Beispiel geschehen kann, wenn jemand während einer Astralreise physikalische Störungen erlebt wie plötzliches unsanftes Gewecktwerden.

Hetze, Sorgen und Geld werden die Plagen der Menschheit genannt. Wenn dem tatsächlich so ist, besitzt Crowea die Kraft, mit zumindest einem Drittel dieser Plagen fertig zu werden, denn es ist ein wahres Sorgenmittel. Etwa 90 % dessen, was uns Kummer macht, tritt entweder niemals ein, oder wir haben keine Kontrolle darüber. Kein Grund also, überhaupt eine Sorge darauf zu verschwenden. Meine eigenen Fallstudien genau wie auch die von Kollegen zeigen, daß Crowea das passende Mittel für die unablässig Besorgten ist.

Ich gebe nun meine Sorgen auf und öffne mich neuer Lebenskraft und innerem Frieden.
Mein Sinn ist nun erfüllt von tiefem Frieden.

DAGGER HAKEA

(Hakea teretifolia)

Verzeihen ist die wunderbarste und höchste Form der Liebe. Dafür bekommst Du unsagbares Glück und Frieden.
- Robert Muller in „A Bag of Jewels"
(Hrsg. von Susan Hayward und Malcolm Cohan)

Benannt ist diese Pflanzenart nach einem der Väter der Botanik des 18. Jahrhunderts, Baron Von Hake. Es gibt über 100 Hakea-Arten in Australien, die zur gleichen Pflanzenfamilie gehören wie Banksia und Waratah, nämlich der Proteaceae-Familie. Obwohl es sich bei ihnen um Sträucher handelt, erreichen einige Hakeas doch die Größe von kleineren Bäumen. Alle Hakeas haben große, dicke, hölzerne Früchte, die zwei schwarzflügelige Samen umschließen, die erst mit dem Tod des Astes oder der ganzen Pflanze freigegeben werden. Dagger

Hakea ist ein wuchernder Strauch, der in vielfältiger Form vorkommt und kaum höher als drei Meter wird. Im späten Frühling erscheinen die weißen bis cremefarbenen Blüten mit ihrem vielleicht köstlichsten Duft unter den australischen Wildpflanzen, der ein wenig an eine Mischung aus Honig und Zimt erinnert. Die Frucht, die lange Zeit auf dem Baum bleibt, ist schmal und geformt wie ein Dolch (das englische Wort 'dagger' bedeutet Dolch). Wenn man die nadelartigen Blätter, die zwei bis fünf Zentimeter lang werden, und die Früchte sieht - und fühlt- ist es keine Frage mehr, woher der Name Dagger Hakea wohl kommen mag. Dagger Hakea ist in feuchten Heidegebieten weit verbreitet und wird auch oft entlang der Wege durch den Busch angetroffen. Die Begegnung mit ihr ist eine prekäre und schmerzliche Erfahrung. Was die Signatur über die Eigenschaften der Pflanze mitteilt, ist in diesem Fall sicher leicht einleuchtend.

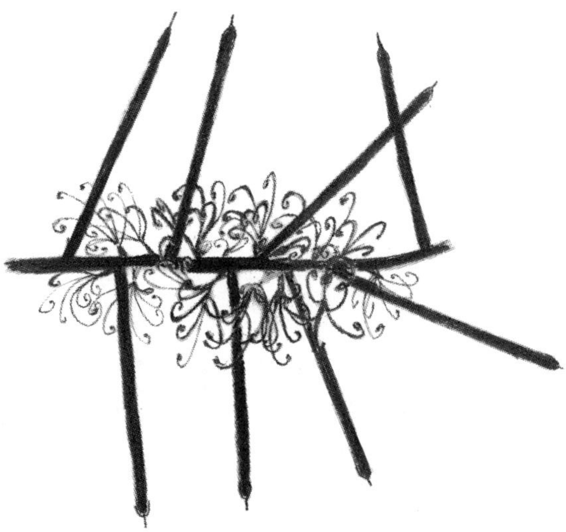

So ist es nicht überraschend, daß die Blütenessenz gerade für Menschen nützlich sein kann, die ein bißchen 'stachelig' sind und deren Worte oft schneidend scharf sind. Solche Menschen bewahren in sich oft einen alten Groll gegenüber denjenigen, die ihnen einmal sehr nahe standen, z. B. Familienmitglieder und frühere Geliebte. In erster Linie hilft diese Essenz, die Gefühle offen auszudrücken, besonders Gefühle der Vergebung. Sie hilft Menschen, intensive Gefühle des Grolls und der Bitterkeit aufzulösen, die in der Regel gegen ihnen sehr Nahestehende gerichtet sind. Ähnlich wirkt die Mountain Devil Essenz, allerdings sind da die negativen Gefühle gegen die Menschheit allgemein gerichtet. Bei Dagger Hakea sind solche Gefühle eher versteckt als offensichtlich. Manchmal werden sie so stark, daß sich die betreffenden davon überwältigt fühlen. Daher verschließen sie die Gefühle lieber fest in sich. Zuweilen wirken solche Menschen sehr freundlich und liebevoll, im Inneren jedoch befindet sich eine Menge alter Ärger. Es ist wirklich ein wunderbares Mittel, wenn eine Partnerbeziehung endet oder sich ein Familienzwist entwickelt. Im ersten Falle fällt es viel leichter, einen früheren Geliebten gehen zu lassen, nachdem man die eigenen Gefühle tatsächlich verarbeitet hat. Das gilt besonders, wenn der andere die Beziehung beendete. Viel Groll und Bitterkeit kann sich aufbauen, wenn man sich in einem solchen Trennungsprozeß unfair behandelt fühlt.

Im Folgenden beschreibe ich eine wohltuende Übung für Menschen, die ihren Groll und ihre Bitterkeit endlich verarbeiten und loslassen wollen. Sie wird „Vergebungs-Prozeß" genannt und wird sogar noch besser wirken, wenn die entsprechende Person eine Woche vorher mit der Einnahme von Dagger Hakea beginnt und sie anschließend noch eine Woche lang fortsetzt.

Der Verzeihungssprozeß

Es ist sinnvoll, für diese Übung einen ruhigen Ort aufzusuchen, wo man laut sprechen kann, ohne befürchten zu müssen, daß jemand lauschen oder stören kann. Um es gleich zu sagen: dieser Prozeß kann in einer einmaligen Übung durchlaufen werden oder eine Zeitlang täglich. Die einmalige Durchführung dauert jedoch mehrere Stunden, es ist besser, sich gleich darauf einzustellen. Zu Beginn setzt oder legt man sich bequem hin, atmet ein paarmal tief durch und schließt die Augen. Man erlaube sich, wirklich tief zu entspannen. Dann bitte man das Unbewußte, das Bild von Menschen, denen man grollt, vor dem inneren Auge erscheinen zu lassen. Es wird dann jeweils eine Person als inneres Bild erscheinen und zwar immer diejenige, der gegenüber man die intensivsten Gefühle der Verbitterung hat. Das wird unweigerlich ein Elternteil sein. Wenn man eine bestimmte Person erkennt oder zumindest eine deutliche Ahnung hat, wer sie sein mag, visualisiere man ein Band vom Nabel der Person zum eigenen Nabel. Dieses Band stellt eine feste Beziehung zwischen beiden her. Dann spricht man den Namen dieser Person laut aus und sagt anschließend:"Du, Person X, ich bin böse auf dich, weil ..." Man nennt jeden Grund, aus dem man dieser Person grollt. Wenn man dann wirklich alles erwähnt hat, spricht man den Namen der Person erneut aus und sagt: „Du, Person X, ich lasse jetzt den Groll, den ich dir gegenüber hegte, los. Ich vergebe Dir und liebe Dich." Während man sagt „ich vergebe Dir", schneidet man mit einer imaginären Schere das verbindende Band zwischen einem selbst und der anderen Person durch. Der ganze Vorgang sollte dann noch zweimal wiederholt werden, denn es kann sein, daß einem noch weitere Gründe einfallen, die man beim erstenmal vergaß. Nachdem dies beendet wurde, werden die Rollen vertauscht. Wieder stellt man sich ein Band zwischen einem selbst und der anderen Person vor, aber diesmal sagt man: „Du, Person X, Du grollst mir wegen..." Dann nennt man jeden Grund, aus dem der andere böse auf einen selbst sein könnte. Schließlich spricht man den anderen Namen wieder aus und sagt: „Du, Person X, all die Dinge, aus denen Du mir böse bist, vergebe ich Dir nun. Ich liebe Dich und lasse Dich frei." Dann kappt man wiederum die Verbindung zwischen beiden und wiederholt das Ganze noch zweimal. Nun ist man bereit, unerledigte Geschäfte mit weiteren Menschen zu verarbeiten. Also bitte man das Unbewußte, die nächste Person vor dem inneren Auge auftreten zu lassen, der man noch grollt. Als ich selbst diese Übung zum erstenmal ausführte, kamen eine Menge ganz alter Dinge, die ich ziemlich tief in mir versteckt hatte, zum Vorschein. Zum Beispiel tauchte plötzlich ein Mitschüler auf, der mich vor mehr als 20 Jahren in der Schule tyrannisiert hatte. Ich hatte schon jahrelang nicht mehr an ihn gedacht, aber dennoch gab es in mir noch diese Wut auf ihn, was zu verdrängen, eine Menge Energie gekostet hatte. Wenn man den ganzen Vergebungs--Prozeß durchlaufen hat, fühlt man sich wirklich erleichtert.

Da war zum Beispiel Betty, die meine Praxis wegen ihrer Gallensteine und Koliken aufsuchte. Sie war zum zweitenmal verheiratet und gab zu, ihrer achtjährigen Stieftochter, mit der sie nun lebte, böse zu sein, da diese so große Anforderungen an sie stellte. Auch war sie eifersüchtig auf die viele Zeit, die ihr zweiter Ehemann mit seiner Tochter verbrachte, denn gleichzeitig kümmerte er sich viel weniger intensiv um ihre eigene 17-jährige Tochter, die ebenfalls bei ihnen lebte. Die Situation spitzte sich zu, als der Ehemann sein Testament machte und viele Dinge des Haushalts seiner Tochter überlassen wollte. Betty hatte viele dieser Sachen selber gekauft und sie ärgerte sich darüber. Ihr Gatte war jedoch nicht gewillt, sein Testament zu ändern. Die daraus resultierende Bitterkeit und Wut manifestierte sich schließlich in den Gallensteinen. Während unserer Sitzung stimmte Betty zu, daß Dagger Hakea die ihr angemessene Blüte sei. Nach 14 Tagen berichtete sie, daß seitdem keine Koliken mehr aufgetreten waren.

In der chinesischen Medizin besteht eine Beziehung zwischen Wut, Leber und Gallenblase. Betty stellte weiter fest, daß sie sich weniger ärgerlich fühlte und begonnen hatte, ihrem Ehemann offen ihre Gefühle mitzuteilen. Das Ergebnis davon war, daß ihr Gatte sein Testament änderte. Außerdem bemerkte sie, ihrer Stieftochter gegenüber toleranter geworden zu sein, was sie auf deren große Veränderung zurückführte, denn sie sei jetzt wesentlich weniger selbstsüchtig als vorher. Es ist eine interessante Spekulation, einmal zu überlegen, ob sich die Stieftochter vielleicht überhaupt nicht verändert hatte, Betty dagegen möglicherweise eine vollkommen andere Perspektive eingenommen hat.

Negativer Zustand

•

Voreingenommenheit

•

Groll, Verbitterung gegenüber der eigenen Familie, den Freunden und Geliebten

Transformierter Zustand

•

Vergebung

•

Fähigkeit, die eigenen Gefühle ehrlich zu äußern.

Es gibt wunderbare naturheilkundliche Mittel bei Gallensteinen, die ich in meiner Praxis regelmäßig verwende. Gleichzeitig empfehle ich Dagger Hakea, um die Emotionen aufzulösen, die erst zur Bildung der Gallensteine führten. Diese zweigleisige Behandlung ist meiner Ansicht nach die Erfolgversprechendste.

Ich kann nun meine Gefühle offen und ehrlich ausdrücken.
Ich lasse nun alle Verbitterung und allen Zorn los und lerne zu vergeben.

DOG ROSE

(Bauera rubioides)

Man kann neue Welten erst entdecken, nachdem man den Mut faßte, auf die Sicht des Ufers zu verzichten. - Anon

Der Name *Bauera* ehrt das Gedächtnis Ferdinand Bauers (1760-1826), des botanischen Künstlers, der auf Joseph Banks Anweisung mit Matthew Flinders die aufsehenerregende Umsegelung des australischen Kontinents 1803 unternahm. Bezüglich der Botanik war diese Reise die erfolgreichste, die bis dahin unternommen worden war. Bauer wurde als einer der vorzüglichsten Künstler in der Geschichte der botanischen Kunst gepriesen. Sein Vermächtnis besteht in einer herausragenden Sammlung von Zeichnungen australischer Pflanzen (mehr als 1 500 hat er zeichnerisch festgehalten) und Tiere.

Dog Rose ist ein drahtiger Strauch, der bis zu zwei Meter groß wird und mit Ausnahme von Western Australia und dem Northern Territory in allen Bundesstaaten Australiens anzutreffen ist. Dog Rose gehört zu den einheimischen Pflanzen.

Bauera rubioides besitzt schmale Blätter, die aus sechs Blütenblättern bestehenden Blüten variieren farblich zwischen einem intensiven rosa und weiß. Blütezeit ist der späte Frühling und Sommer.

Dog Rose wächst bevorzugt in großer Zahl in feuchten Wäldern der Küstenregionen, entlang Wasserläufen und Rändern feuchter Heidegebiete und sogar auf feuchten Felsen, immer jedoch in der Nähe von Wasser. Manchmal bildet Dog Rose ein richtiges Dickicht.

Interessanterweise repräsentiert in der chinesischen Medizin der Nierenmeridian das Element Wasser. Das Gefühl, das mit der Niere assoziiert ist, ist das der Furcht, das wiederum der hauptsächlich von Dog Rose beeinflußte emotionale Zustand ist. Die leuchtend rosa Blüten haben ein etwas schlaffes, herab-

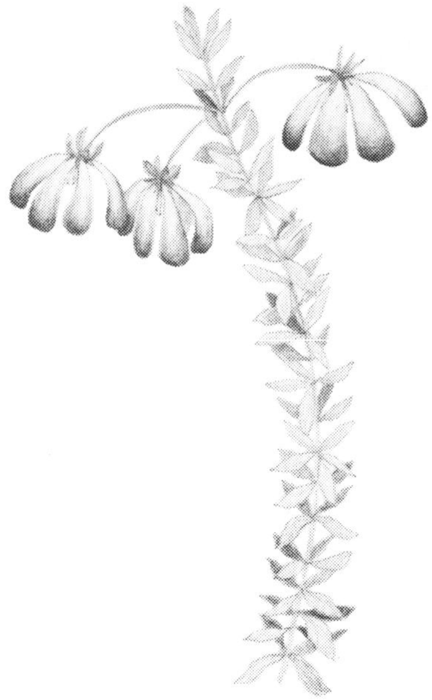

hängendes Aussehen und erinnern an die hängenden, gerundeten Schultern einer vom Schicksal geschlagenen oder auf sehr niedrigem energetischen Niveau lebenden Person. Dog Rose eignet sich für die allgemeinen Ängste, nicht etwa die Panik, sondern eher die zwar kleineren, aber bohrenden Ängste und Befürchtungen. Gemeint sind die Angst, bestohlen zu werden, die Angst vor Wasser oder vor Höhen.

Dennoch hat diese Angst etwas damit zu tun, zu sehr mit sich selbst beschäftigt zu sein. Die Energie wird in einer krankhaften Weise nach innen gelenkt. Ängstlich sein heißt, die Kräfte der Lebensenergie zu blockieren und zu unterdrücken. Ängstliche Menschen nutzen ihre Energien nicht und leiden so an mangelnder Vitalität.

Angst hält auch die Liebe davon ab, hereinzuströmen, und doch ist es gerade die Liebe, die Angst zerstreuen kann. Das Rosa der Dog Rose Blüten ist von besonderer Bedeutung, denn rosa ist die Farbe, die die jedermann innewohnende Liebe strömen läßt und die Menschen der Liebe öffnet. Das Geben und Empfangen von Liebe hilft, die eigene Angst loszulassen. Wer unter der Leserschaft besonders an diesem Thema interessiert ist, mag sich mit Gerald Jampolskys Buch *„Lieben heißt, die Angst verlieren"* auseinandersetzen.

Natürlich führt das Überwinden der eigenen Angst dazu, daß die Lebenskraft in uns kräftiger fließen kann. Es erhöht ebenfalls die Lebensqualität, wenn man den eigenen Selbstwert erkennt. Demnach kann Dog Rose auch von schüchternen Menschen benutzt werden, wenn die Schüchternheit aus mangelndem Selbstvertrauen im Umgang mit anderen entstammt.

Resultiert sie dagegen aus niedriger Selbstachtung, wäre eher an Five Corners zu denken. Dog Rose gibt solchen Menschen mehr Selbstsicherheit, sie fühlen sich wohler in ihrer Haut, es fällt ihnen leicht, sich offen auszudrücken. Sie können sich am Zusammensein mit anderen erfreuen und brauchen sich nicht länger vor ihnen zu fürchten.

Auf der körperlichen Ebene sind die Folgen von Angst bei vielen Menschen Magenprobleme. Es kann sein, daß sie aufgrund übergroßer Magensäureproduktion Geschwüre entwikkeln. Ständige Furcht schwächt zudem die Nebennieren, was den Adrenalinspiegel senkt und erniedrigt schließlich den Sauerstoffgehalt im Körper. In der Augendiagnose sind weißliche Verfärbungen der Iris und Erweiterung der Pupillen Hinweise auf Angst.

Wie bereits erwähnt, betrachten die Chinesen Angst als nierenschädigend, wobei natürlich dann auch eine Beziehung zur Harnblase besteht. Vielen Kindern, die Bettnässer sind, kann geholfen werden, wenn man ihre Ängste, unter denen sie ausnahmslos leiden, mildert. Es kann sein, daß sie sich vor einem Elternteil, meistens dem Vater, fürchten. Ein Kind, das sich im Dunkeln fürchtet, zeigt damit seine Nierenprobleme an. Auch wenn die Füße des Kindes wie die einer Ballerina nach außen gedreht sind, lohnt es sich, auf deren Nierentätigkeit zu achten. Vermutlich wird ein solches Kind auch an Ängsten leiden.

Je mehr wir uns auf die Angst konzentrieren, sei es eine vage, eine allgemeine oder auch eine ganz spezifische Angst, desto größer wird die Wahrscheinlichkeit, daß wir mit unserem Verstand genau die Situationen erschaffen, vor denen wir uns fürchten. Es gibt da z. B. ein Sprichwort bei uns, das lautet: „Ein Mensch mit 40 Schlössern an der Tür lockt 40 Diebe an". Es ist eine Sache, auf das eigene Eigentum achtzugeben, und eine ganz andere, paranoid über es zu wachen, in ständiger Furcht, bestohlen zu werden. Menschen, die einmal bestohlen wurden, können soviel Aufmerksamkeit darauf verwenden, dies in Zukunft zu vermeiden, daß genau das Befürchtete eintritt. Nichts geschieht ohne Grund und wenn wir unsere Lektion wirklich lernen, müssen wir sie nicht ein um's andere Mal wiederholen, bis wir sie letztendlich begriffen haben. Die Strafe für Langsamkeit im Lernen besteht in jeweils leichter Intensivierung der Lektion, bis wir endlich begreifen, was uns das Schicksal hier mitteilen will.

Wenn Du selbst denkst, daß Du zu intensiv an Deiner Angst festhältst, kann Dir folgende Technik helfen: Visualisiere Deine negativen Gedanken mit einem großen schwarzen, durchgestrichenen Kreuz, und stelle Dir anschließend die positive Version des Gedankens vor. Damit zeigst Du Deinem Geist, was Du nicht mehr willst, ersetzt es durch das, was Du stattdessen anstrebst.

Negativer Zustand

- Furchtsamkeit
- Schüchternheit
- Unsicherheit
- ängstlich mit anderen Menschen
- bohrende Ängste

Transformierter Zustand

- Vertrauen
- Selbstvertrauen
- Mut
- Liebe zum Leben

Die Dog Rose Essenz hilft auch Menschen, die von Alpträumen geplagt werden, und solchen, die übernervös auf Horrorfilme und Kriminalromane reagieren. Man kann Angst auch aus der Umgebung aufnehmen oder von anderen. Möglicherweise kann aber auch ein äußeres Ereignis lang verborgene Ängste zu neuem Leben erwecken.

Dieses Mittel hilft uns, wertvolle Lektionen zu begreifen. Wir können uns in unserem Leben sogar weiterentwickeln, wenn wir Angst haben. Wir schauen unserer Angst ins Gesicht und nutzen das zusätzlich ausgeschüttete Adrenalin, die damit verbundenen Erfahrungen durchzuarbeiten. In Seminaren, die dem persönlichen Wachstum dienen, heißt es „Reite den wilden Tiger", was nichts anderes bedeutet als „Konfrontiere Dich mit Deiner Angst". Angst existiert nur in unserem Kopf. Betrachten wir sie aber wirklich, stellt sie sich oft als Papiertiger heraus.

Im Abschnitt über Kinesiologie wird die Wirkung der Muskeltests auf Phobien besprochen. Leidet jemand an einer Phobie, kann die dort beschriebene Technik in Kombination mit Dog Rose verwandt werden.

Eine andere Eigenschaft der Angst ist ihre Anziehungskraft auf Negativität und dunkle Mächte. Dunkle Mächte sind durchaus real und greifen bevorzugt Menschen an, die sehr furchtsam sind. Unter diesen Umständen lassen Dog Rose und Grey Spider Flower die Furcht überwinden und schaffen Vertrauen in sich selbst, in Gott und den Schutz durch das Licht. Manchen Leuten fällt es schwer, zuzugeben, daß kleine bohrende Ängste in ihnen am Werke sind, weil sie diese für dumm oder peinlich halten. Solche Menschen sind oft schüchtern und unsicher, doch Dog Rose kann ihnen helfen, ihre Probleme zu lösen.

Dog Rose kann auch für Menschen angemessen sein, an denen der Kummer und Trauer nagt, denn ungelöster Kummer bewirkt oft, daß Menschen furchtsam werden. Boronia und Sturt Desert Pea helfen, den Kummer zu verarbeiten, während Dog Rose das Angst-Problem löst. Schlaflosigkeit ist für furchtsame Menschen ein bekanntes Phänomen. Vielleicht überessen sie sich auch, denn das viele Essen kann unerwünschte Gefühle blockieren. Wenn sie Schwierigkeiten haben, unter die Leute zu gehen, sitzen sie oft zuhause vor dem Fernsehapparat und essen.

Als nützlich hat sich Dog Rose auch für wilde Tiere erwiesen, die verletzt sind und gepflegt werden müssen, aber eine natürliche Furcht vor Menschen haben.

Auch bei Krankheitsängsten hat sich Dog Rose als nützlich erwiesen, z. B. bei Angst vor Krebs oder Aids. Wenn man in Gedanken nur intensiv genug mit solchen Erkrankungen beschäftigt ist, erhöht man die Wahrscheinlichkeit, sie tatsächlich zu bekommen. Solche Ängste werden oft durch die Medien oder auch durch medizinische Autoritäten hervorgerufen oder verstärkt. Da werden dann Statistiken über die Häufigkeit bestimmter Krankheiten erhoben und gefordert, was nur dazu führt, daß das Vertrauen der Menschen in die Selbstheilungskräfte abnimmt. Kinder erspüren sehr deutlich, wenn ihre Eltern im Umgang mit Krankheiten in der Familie sehr unsicher sind.

Noch vor ein paar Generationen waren es die Frauen, die sich um die Gesundheit der Familie kümmerten. Heute dagegen haben die Frauen der westlichen Welt ihr heilerisches Wissen weitgehend verloren, denn die medizinischen Autoritäten haben sie überzeugt, häufig unter Zuhilfenahme von Angstszenarien, daß die Gesundheit der Familie ausschließlich jahrelang studierten Ärzten anvertraut werden dürfe.

Der positive Aspekt dieser Bush Essenz besteht darin, daß man auch in gefährlichen Zeiten die Verantwortung für sich selbst zu übernehmen bereit wird. Wir lernen, uns wieder um uns selbst zu kümmern und fürchten uns nicht vor neuen Herausforderungen. Das Leben wird eine einzige Freude, wenn man nur bereit ist, auf andere Menschen zuzugehen und sich ihrer Gegenwart zu erfreuen und schließlich das zu tun, was man schon immer tun wollte, ohne daß man sich von Angst bremsen läßt.

Ich erkenne meine eigene Großartigkeit und fühle mich in jeder Lebenslage völlig sicher.
Ich erfreue mich der Bekanntschaft anderer und dem Beisammensein.

FIVE CORNERS

(Styphelia triflora)

Leben heißt erkennen, daß man es verdient hat.
- *Gita Bellin,* Amazing Grace

Die insgesamt 15 *Styphelia*-Arten trifft man in allen Staaten Australiens an. Five Corners ist ein aufrechter Strauch, der bis zu zwei Meter groß wird. Um den Stamm herum hat er glatte, aber sehr stachelige Blätter. Die röhrenförmigen Blüten sind von einem prächtigen Rosa, deren gelbe Spitzen sich später nach außen einrollen und den Blick auf die Staubgefäße freigeben. Die Frucht ist eine fünfkantige Beere, die diesem hübschen Strauch ihren Namen gab. Für mich ist sie die entscheidendste unter den Blütenessenzen, da sie sich an das Thema Selbstachtung und Selbstannahme richtet. Diese Blütenessenz läßt einen das körperliche Dasein feiern. Sie lehrt uns, unsere innere und äußere Schönheit zu erkennen.

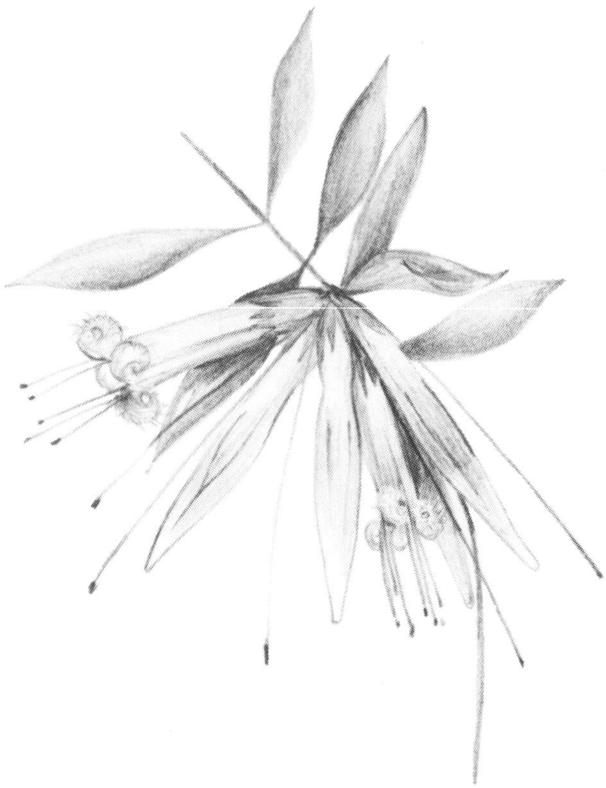

Während meiner Seminare frage ich die Leute oft, ob sie in ihrem Leben jemals eine Phase niedriger Selbstachtung oder mangelnden Vertrauens durchmachten. Die einzige Person, die das mit Nein beantwortete, gab später zu, ein notorischer Lügner zu sein.

Five Corners kann als fünfstrahliger Stern interpretiert werden, der die Anatomie eines Menschen darstellt mit Kopf, ausgestreckten Armen und Beinen. Im positiven Zustand fließt die Energie zwischen dem Zentrum und den Strahlen hin und her, lädt den Menschen wieder energetisch auf und vitalisiert. Bei mangelnder Selbstachtung ist dieser Energiefluß jedoch gestört, dann scheint diese fünfpolige Figur eher einer zerschlagenen Person zu ähneln, deren Extremitäten zu einer Art wirrem Knoten verknäuelt sind.

Menschen, denen es an Selbstwertgefühl fehlt, versuchen häufig, sich selbst unsichtbar zu machen, sie wollen möglichst unscheinbar wirken. Das zeigt sich beispielsweise in der Wahl ihrer Kleidung, bei der sie matte, neutrale Farben bevorzugen. Solche Farben vermischen sich mit dem Hintergrund, so daß diese Menschen sich kaum von ihm unterscheiden und somit natürlich leicht übersehen werden. Und sie kleiden sich nicht nur so unauffällig wie möglich, sondern bedecken auch noch so viel ihres Körpers mit der Kleidung, als wollten sie ihre körperliche Erscheinung schlicht verleugnen.

In der Farbtherapie steht rot für Kreislaufstimulation. Wenn man rote Kleidung trägt, wird man leicht von anderen wahrgenommen. Niedrige Selbstachtung geht dagegen oft einher mit niedrigem Blutdruck. Daher ist es möglich, den eigenen Blutdruck und das Selbstvertrauen durch das Tragen roter Kleidung zu steigern.

Five Corners hilft zuerst einmal, sich selbst annehmen zu können, um anschließend die Schönheit des Selbst auf allen Ebenen erkennen zu können.

Ich fand Five Corners blühend und fühlte mich sofort zu dieser Pflanze hingezogen, denn ihre starken Eigenschaften beeindruckten mich sofort. Als ich einige Wochen später ein Seminar abhielt, begann eine Teilnehmerin bei einer Einzelarbeit plötzlich heftig zu schluchzen. Sie hatte mit einem Mal bemerkt, wie stark sie über Jahre hinweg ihre Weiblichkeit unterdrückt hatte.

Sie war in enger Beziehung zu ihrem Vater aufgewachsen, ihre Rolle war die eines Wildfanges gewesen. Sie bevorzugte männliche Kleidung, ihre Freunde hatten sie niemals in einem Kleid gesehen. Sie hatte niemals ihre eigene Schönheit gefeiert.

Als sie zusammenbrach, legte ich ihr meine Hand auf die Stirn, dorthin wo die Stresslösungspunkte sind, und noch während ich meine Hand dort hielt, tauchte das Bild der Five Corners vor meinem inneren Auge auf. Ich wußte da bereits, daß Five Corners eine Blüte für Selbstachtung und Erkenntnis der eigenen Schönheit ist.

Diese Frau reagierte sehr erregt, als ich ihr die Pflanze beschrieb. Nachdem sie sie genommen hatte, machte sie mit Kristin noch ein paar Sitzungen zur Auswahl angemessener, heilender Kleidung. Sie gingen gemeinsam ihren Kleiderschrank durch, eine Methode, die von Kristin als 'Glad Bag' (austral. Mülltüte) oder 'Papiertaschentuch'-Methode bezeichnet wird. Jedes Kleidungsstück, das einen Menschen sich nicht schön vorkommen läßt, wird aussortiert, auch diejenigen Dinge, die darauf warten, wieder in Mode zu kommen. Diese Taschentücher werden nur noch für die Tränen gebraucht, die vom Hergeben alten Besitzes herrühren.

Zur Überraschung ihrer Freunde kleidete sie sich neu ein und ließ sich sogar eine neue Frisur machen. Als sie endlich begann, sich selbst anzunehmen, dauerte es nicht mehr lange, bis sie eine neue Beziehung beginnen konnte - etwas, womit sie seit eh und je Schwierigkeiten gehabt hatte - und einen Mann gefunden hatte, der sich wirklich liebevoll um sie kümmerte. Es ist nicht möglich, die Liebe anderer zuzulassen, wenn man sich selbst nicht liebt.

Ist es Dir jemals so ergangen, daß Du eine Beziehung zu jemandem hattest, der eine negative Einstellung zu sich selbst hatte? Solche Leute lieben sich selbst nicht und können auch die Liebe anderer nicht annehmen. So läuft das einfach ab.

Five Corners erhöht die Selbstliebe und Vitalität. Eine Frau sagte mir sogar einmal: „Am liebsten würde ich Five Corners

Negativer Zustand

- niedrige Selbstachtung, besonders in Bezug auf den Körper
- sich selbst nicht mögen
- unterentwickelte Persönlichkeit
- eintönige, langweilige Kleidung

Transformierter Zustand

- Liebe und Selbstakzeptanz
- die eigene Schönheit feiern
- Fröhlichkeit

intravenös nehmen, so gut fühle ich mich damit." Mit dieser Blütenessenz kann man wirklich zusehen, wie die Dinge sich verändern. Wenn sich die Menschen in ihrer Haut wohl fühlen, beginnen sie aufzublühen, das kann man sehen. Keine andere Essenz ermöglicht das Loslassen so vieler negativer Überzeugungen.

Jetzt kann ich meine einzigartige Stärke und Schönheit genießen.
Ich werde mir gegenüber täglich liebevoller und akzeptiere mich immer mehr.

FLANNEL FLOWER

(Actinotus helianthi)

Der schnellste Weg zur Freiheit führt über die Wahrnehmung deiner eigenen Gefühle. - *Gita Bellin,* Amazing Grace

Actinotus helianthi wächst in felsigen und sandigen Gegenden entlang der Küste von New South Wales bis hinauf nach Queensland. Die gesamte Pflanze - also Blüten, Knospen, Stengel und Blattwerk - ist bedeckt von weichen, seidigen Härchen und fühlt sich an wie Flanell, daher auch der Name. Der Artname *'helianthi'* bedeutet 'aus dem Zentrum strahlend' und weist auf die Form der Blütenblätter hin, die samtig weiß sind und an den Enden grüne Tupfen haben. In Wirklichkeit handelt es sich um Deckblätter, die büschelweise winzige Blüten einschließen, die das grau-grüne Zentrum bilden. Die hübschen grau-grünen, geteilten Blätter sind ebenfalls samtig. Die Pflanze blüht im Frühling und Sommer.

Flannel Flower gehört zu der großen Apiaceae Familie, die auch Karotten und Petersilie zu ihren Mitgliedern zählt. Mit Ausnahme einer einzigen Art, die auf Neuseeland zu finden ist, gibt es die Flannel Flowers nur in Australien.

Die ganze sanfte, weiche Erscheinung dieser Pflanze, die geradezu zur Berührung einlädt, zeigt bereits an, wie ihre Essenz auf Menschen wirkt, denn Flannel Flower ist eine Blüte für Menschen, die körperlichen Kontakt vermeiden.

Diese Blütenessenz ist für all jene, die sich unbehaglich fühlen, wenn andere ihnen zu nahe kommen oder sie gar berühren. Jeder Mensch hat das Bedürfnis nach einer persönlichen Zone. Die kann beim einen etwas größer, beim anderen wieder etwas kleiner sein. Die hier gemeinten Menschen, die nicht berührt werden wollen, sehnen sich jedoch insgeheim nach Nähe. Sie finden nicht leicht die Nähe zu anderen Menschen, und wenn

Negativer Zustan[d]

- nicht berührt werde[n] wollen
- Platzangst
- mangelnde männlich[e] Sensibilität

Transformierter Zustand

- Sanftheit und Sensibili[tät] bei Berührung
- Offenheit
- Fähigkeit, die Gefüh[le] auszudrücken
- Vertrauen
- Freude an körperlich[er] Aktivitä[t]

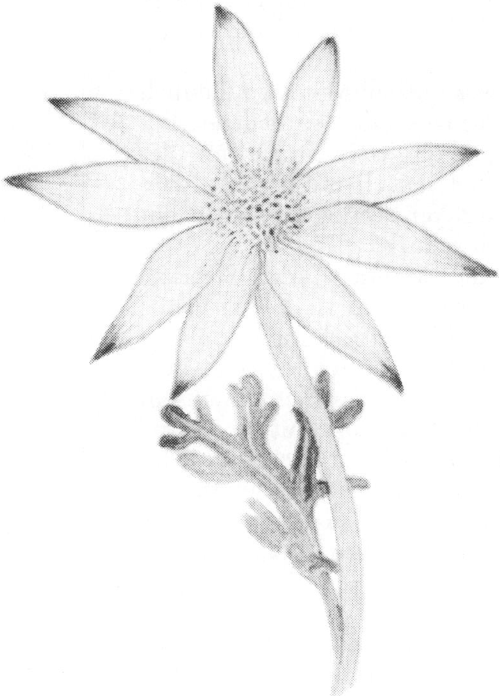

sie sie doch erreichen, wissen sie nicht, wie sie damit umgehen sollen. Sie fühlen sich, als seien Feinde dabei, in ihre Schutzzone einzudringen. Sie wollen nicht umarmt oder berührt werden und fühlen sich bei sozialen Kontakten oder in Menschenmengen schnell sehr unwohl.

Flannel Flower hilft diesen Menschen, sich des körperlichen Kontaktes zu erfreuen. Es ist ein Blütenmittel, das den körperlichen Ausdruck fördert, sei es durch Berührung oder durch Bewegung wie beim Tanzen oder Sport. Die bei uns bekannte Karikaturfigur Norm, die eine wichtige Rolle bei einer Werbekampagne spielt, wäre wohl ein geeigneter Kandidat für Flannel Flower. Norm ist übergewichtig und sitzt mit einer Büchse Bier in der Hand vor dem Fernseher, während seine Frau neben ihm auf der Stelle joggt und ihn auffordert: „Na los, Norm, laß uns ein bißchen laufen!" Norms Antwort lautet: „Vielleicht ein bißchen später."

Flannel Flower erhöht die körperliche Energie. Sie hilft Leuten, ihre Gefühle verbal ausdrücken zu können und ihre Sensibilität zu entwickeln. Sie lernen die Sanftheit der Berührung kennen und schätzen, sei es als Liebkosung, sei es als sexueller Reiz.

Die australischen Männer werden oft als rauh und unsensibel beschrieben. Flannel Flower hilft solchen Männern, auch ihre sanftere, weiche Seite zu zeigen. Sei es als Freund oder als Geliebter, sie lernen sich anderen zu nähern und ihre Gefühle zu teilen. Oft wurde Flannel Flower als Männermittel bezeichnet, sie wirkt allerdings auch bei Frauen, die solche Muster aufweisen.

Ein Bereich, in dem Flannel Flower speziell Männern dienlich sein kann, ist der sexueller Traumata oder sexuellen Mißbrauchs. Neue Erkenntnisse besagen, daß etwa ein Drittel aller Männer irgendwann in ihrem Leben sexuell mißbraucht wurden, vielleicht handelte es sich um Vergewaltigung, vielleicht auch um eine andere Form des Mißbrauchs.

Flannel Flower ermöglicht diesen Männern, das Berührtwerden als angenehm zu empfinden, so daß sie körperlichen Kontakt neu lernen können. Es geht hier wirklich um körperliche Mißhandlung. Aus eigener Erfahrung weiß ich, daß man nach einem solchen schrecklichen Erlebnis das Beisammensein mit anderen schlecht aushalten kann. Man mißtraut ihnen und fühlt sich höchst verletzlich und irgendwie zur Schau gestellt. In solchen Situationen bringt Flannel Flower kombiniert mit Fringed Violet schnelle, langanhaltende Ergebnisse. (Für sexuell mißbrauchte Frauen empfehle ich die Kombination aus Wisteria und Fringed Violet.)

Es macht mir Freude, meine Gefühle offen auszudrücken.
Ich öffne mich jetzt der Sanftheit und Sensibilität.

FRINGED VIOLET

(Thysanotus tuberosus)

Lebe in Frieden und sieh, daß Dein Leben nach einem klaren Plan verläuft; nichts geschieht aus Zufall.
- *Eileen Caddy,* Footprints on the Path

Diese Pflanze ist eine von 20 unterschiedlichen *Thysanotus*arten, die man in allen Staaten Australiens außer in Tasmanien finden kann. In den südlichen Staaten wird sie als Common Fringed Lily bezeichnet, während man sie in New South Wales und Queensland als Fringed Violet kennt. Sie gehört im weitesten Sinne zur Lilienfamilie, obwohl die Botanik eigentlich keine Lilien in Australien kennt.

Fringed Violet ist eine aufrechte, schlanke Pflanze, die etwa 14 Zentimeter groß wird. Ihre Blätter erinnern an Gras. Lange weiche Stengel tragen die hübschen mauve- bis purpurfarbenen Blüten, die aus drei Blütenblättern bestehen, von denen jedes etwa 7 mm lang ist und einen fransenartigen Besatz aus feinen Zilien aufweist. Die Pflanze blüht im Frühling und Sommer. Fringed Violet bevorzugt offene, der Sonne gut zugängliche

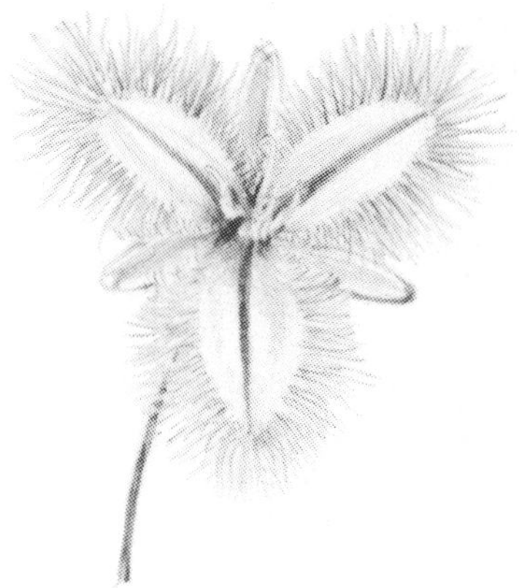

Gebiete wie die Heidegebiete in Sandsteingegenden. Ihre Schönheit ist aber eine flüchtige, denn die eleganten purpurnen Blüten öffnen sich nur für einen einzigen Morgen.

Ich kann mich noch gut der übergroßen Freude entsinnen, als ich diese Pflanze zum erstenmal sah. Oft war sie mir schon beim Blättern in Pflanzenbüchern aufgefallen und jedesmal hatte mich ihre außergewöhnliche Schönheit beeindruckt. So war ich alles andere als enttäuscht, als ich sie im Heidegebiet fand.

Wie bei so vielen anderen Pflanzen, weist auch bei Fringed Violet die Signatur bereits deutlich auf ihre Eigenschaften hin. Die haarähnlichen Zilien erinnern an die Aura und verdeutlichen eine der Haupteigenschaften der Pflanze: sie hilft, die Aura nach Schock und Beschädigung wieder aufzubauen. Der Schock mag verursacht worden sein durch den Verlust einer geliebten Person, durch eine schlechte Nachricht oder einen unvorhergesehenen Vorfall. Fringed Violet hilft, den Schock zu verarbeiten, so daß er den inneren Frieden nicht zerstören kann. Sie schützt davor, durch äußere Ereignisse aus dem Gleichgewicht zu geraten.

Mit ein wenig Übung ist es recht einfach, eine Bruchstelle in der Aura eines Menschen herauszufinden. Fahre dazu nur mit den Händen den Körper der Person entlang, ohne sie zu berühren. Überall wo Du Kälte spüren kannst, ist die Aura geschwächt oder beschädigt. Die Aura kann ebenso durch elektromagnetische Strahlung in der Nähe von Kraftwerken und Stromleitungen beschädigt werden. Es hat sich gezeigt, daß die Zellen eines gesunden Körpers im Uhrzeigersinn rotieren, unter einem negativen Einfluß jedoch diese Richtung umdrehen, was auf eine niedrige Energieschwelle und schlechte Gesundheit hinweist. Um die Effekte elektro-magnetischer Strahlung aufzuheben, empfehle ich eine Mischung aus Fringed Violet, Crowea, Waratah, Paw Paw und Bush Fuchsia.

Auch zu anderen Zwecken sind Fringed Violet-Mischungen empfehlenswert. Zum Beispiel ist bei körperlicher oder sexueller Verletzung eine Kombination mit Flannel Flower für Männer und mit Wisteria für Frauen anzuraten. Kombiniert mit Grey Spider Flower bietet sie psychischen Schutz, denn eine gestörte Aura kann uns diesen Schutz nicht mehr bieten, so daß Negativenergien in uns eindringen können. Zum Ende unseres Jahrhunderts hin nehmen die Negativenergien mehr und mehr zu, so daß Fringed Violet ebenso wie Waratah immer wichtiger werden wird.

Noch einige Zeit nach der Geburt ist die Aura eines Babies offen wie seine Fontanelle. Ein paar Tropfen Fringed Violet auf diesen Punkt und das Kreuzzeichen darüber helfen der Aura, sich zu schließen. Es gibt einige Hebammen, die empfehlen, die Kinder bis sechs Wochen nach der Geburt nicht aus dem Haus zu nehmen. Diese Vorsicht erübrigt sich dagegen, wenn man Fringed Violet zur Hilfe nimmt, denn ihr Schutz wirkt sofort. Die Essenz sollte ein paar Tage lang einmal täglich gegeben werden.

Sehr nützlich ist Fringed Violet Menschen, die sich seit einem bestimmten Ereignis nie wieder richtig wohl gefühlt haben, wie z. B. nach einer Operation oder einer schlechten Nachricht, denn dieses Blütenmittel kann von langandauernden Traumafolgen befreien. Nach einer Amputation machen manche Menschen die sonderbare Erfahrung eines Phänomens, das als Phantomschmerz bezeichnet wird. Dabei empfinden sie Schmerzen in genau jenem Körperteil, das ihnen zuvor amputiert wurde. Die Kirlianfotographie kann das erhellen. Mit dieser besonderen Fototechnik kann man z. B. ein entzwei geschnittenes Laubblatt aufnehmen, wobei die auf diese Art sichtbar gemachte Aura noch vollständig ist, d. h. auch die fortgenommene Hälfte zeigt.

Wir alle kennen den Ausdruck, etwas sei „zum aus der Haut fahren". Das ist genau das, was bei plötzlichem Erschrecken geschieht - innerer und äußerer Körper geraten aus dem Gleichgewicht. Fringed Violet bringt beide nach Trauma oder Schock wieder zueinander.

Die Erholungsphase nach einem Schock verkürzt sich dank der Einnahe von Fringed Violet wesentlich. Somit ist es ratsam, in Unfälle verwickelten Menschen Fringed Violet oder Emergency Essence zu geben, welche Fringed Violet enthält. Denn auch wenn jemand offensichtlich keinen Schock erlitten hat, kann es doch noch zu verzögerten Reaktionen kommen. Manchmal wird der durch schlechte Nachrichten ausgelöste Schock noch wochenlang im Körper gespeichert, Ekzeme und Hautausschläge sind keine ungewöhnlichen Folgeerscheinungen.

Bei wirklich schwerwiegenden Erkrankungen kann es sein, daß sich die Ursache in einer tiefen emotionalen Wunde oder einem bis zu 18 Monate alten Trauma finden läßt. Manchmal dauert die körperliche Manifestation derart lange. Krebs z. B. folgt diesem Muster, beginnt in den äußeren Körpern, bevor er sich nach innen durchfrißt. Unverarbeitete Schocks können sich auch in Nervenzusammenbrüchen äußern. Fringed Violet wirkt zurück bis in die Zeit des Schocks und wirkt so neutralisierend.

Viele Fringed-Violet-Indikationen erkennt man in den Augen: Ungleiche Pupillengröße, stark geweitete Pupillen, ein zersprungener Nervenring und auch eine verwischte Grenzlinie zwischen der Iris und dem Weißen des Auges weisen darauf hin, daß die Person zu leicht durch Andere oder äußere Einflüsse beeinflußt werden kann. Fringed Violet hält die Schutzhülle um den Menschen intakt und blockt unerwünschte äußere Energien ab. Eine exzellente Essenz für Menschen, die sich energetisch aussaugen lassen, oder solche, die die gefühlsmäßigen Ungleichgewichte anderer zu leicht in sich aufnehmen.

Bei der Altersregression und besonders der Reinkarnationsarbeit holt Fringed Violet die Klienten nach der Sitzung schnell und leicht ins Hier und Jetzt zurück. Nach Rebirthing-Sitzungen oder anderer tiefreinigender Arbeit kann ich sie ebenfalls empfehlen.

Zuletzt soll noch ihre Wirkung auf das Geburtstrauma erwähnt sein, denn das ist die Zeit, in der wir am empfindlichsten und verletzlichsten sind.

Meine Lebenskraft strahlt voller Gesundheit und Vitalität. Ich bin vollkommen mit mir im Gleichgewicht und besitze allgegenwärtigen Schutz.

Negativer Zustand

- Beschädigung der Aura
- Schock, Trauma
- Mangel an psychischem Schutz
- verzögerte Erholung nach Trauma oder Schock
- Angst vor Körperkontakt aufgrund Verletzung oder Vergewaltigung

Transformierter Zustand

- Reinigung von den Auswirkungen lang vergangener Traumen
- Reintegration des physischen und ätherischen Körpers
- psychischer Schutz

GREY SPIDER FLOWER

(Grevillea buxifolia)

„Kommt näher an den Abgrund", sagte er.
Sie sagten: „wir haben Angst".
„Kommt an den Abgrund", sagte er.
Sie kamen.
Er stieß sie ... und sie flogen.

- Guillaume Apollinaire

Es gibt mehr als 250 *Grevillea*arten in Australien, sie variieren zwischen am Boden kriechenden Arten und hohen Bäumen wie der Silky Oak. Alle gehören sie zur großen Proteaceae Fa-

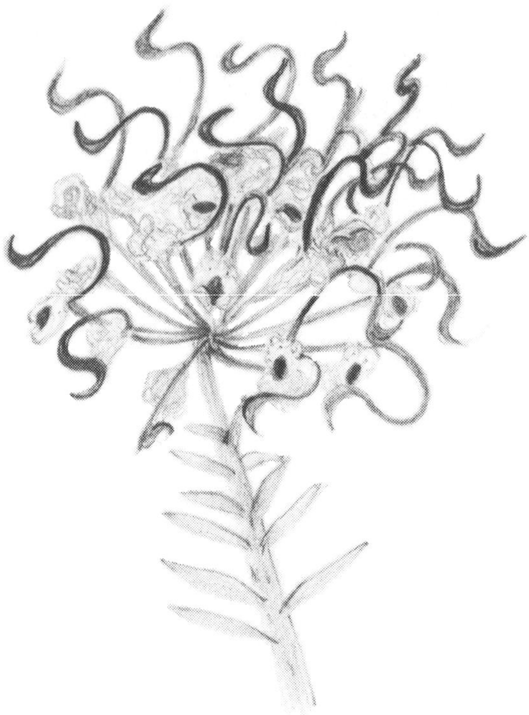

milie. *Grevillea* bezieht sich auf C. Greville, einen englischen Botaniker, während *buxifolia* auf die Form der Blätter anspielt.

Grey Spider Flower ist ein gewöhnlicher Strauch, der ein bis zwei Meter groß wird. Man findet ihn in der Umgebung Sydneys und in den Blue Mountains. Der rostbraune Blütenkopf ist über und über bedeckt mit grau-weißen Härchen. Diese bestehen aus Unmengen kleinster Blüten, die an den Enden der Zweige runde Büschel bilden. Dies ganze Gebilde erinnert an eine Art schlecht koordinierte Spinne. Die langen, gekrümmten Teile, die aussehen wie Spinnenbeine, sind die Stempel der Blüte. Die Blüten besitzen reichlich Nektar, der ganze Strauch blüht beinahe das ganze Jahr hindurch.

Wenn man die Blüte näher betrachtet, erkennt man ziemlich deutlich ein Gesicht mit zwei tief eingesunkenen Augen und einem weit geöffneten Mund. Das Ganze erinnert stark an ein berühmtes, expressionistisches Gemälde von Edward Munch: „Der Schrei", aus den dreißger Jahren. Dies gibt eine Vorahnung der Qualitäten der Essenz, denn sie löst Entsetzen auf und ersetzt es durch Mut, Ruhe und Vertrauen.

Als ich die Essenz herstellte, kam es mir vor, als pflücke ich mit jeder Blüte eine Spinne. Gemäß Rudolf Steiner ist die allen Spinnen gemeinsame Aura so eindrucksvoll, daß nur wenige Menschen mit medialen Fähigkeiten sie betrachten können. Es scheint, als wären manche Aspekte der Natur für uns so schwer zu erfassen, daß es uns kaum möglich ist, ihre Schönheit zu würdigen, was auf unsere Furcht zurückzuführen ist. Aus einem psychologischen Blickwinkel betrachtet sind Spinnen Symbole für unsere Urängste. Als ich ein Kind war, gehörte eine Szene eines Abenteuerfilmes, die riesige Spinnen im tropischen Dschungel zeigte, zu meinen entsetzlichsten Erlebnissen. Zudem hegen wir Ängste, da es ja auch Spinnen gibt, deren Gift uns durchaus körperlich gefährlich werden kann. Sicherlich kennt jeder, der einmal mit dem Gesicht durch ein Spinnennetz gelaufen ist, dieses aufkommende Gefühl von Furcht.

Die Grey-Spider-Flower-Essenz ist für extremes Entsetzen, eines, das viel intensiver ist als die kleineren, tückischen Ängste, die mit Dog Rose assoziiert sind. Hier geht es um absolutes lähmendes Entsetzen und Panik. Vielleicht ist es die Angst vor dem Sterben oder davor, unser Selbst zu verlieren, oder vor anderem, was so schockierend, so grauenerregend ist, daß wir glauben, es nicht überleben zu können.

Für manche Leute besteht die größte Angst ihres Lebens darin, vor der Öffentlichkeit sprechen zu müssen. Sie werden extrem unruhig, beginnen zu zittern und bekommen zuguterletzt keinen Ton mehr heraus. In diesem Extremzustand unterscheidet sich diese Angst stark von der Dog Rose Angst, die viel allgemeiner ist.

Entsetzen hat ganz offensichtliche Auswirkungen auf den Körper. Die betreffende Person hat stark geweitete Pupillen, einen trockenen Hals und einen dröhnenden Herzschlag. Die Entsetzen erregende Situation erhöht die Adrenalinausschüttung was zu einem Gefühl des Ausgetrocknetseins führt, wenn sie vorüber ist. In der Iris befindet sich die Zone der Bewegungskoordination direkt neben der Angstzone. Wenn diese mit Angst und Schrecken überladen wird, wirkt es sich direkt auf die benachbarte Zone aus, nämlich die Bewegungszone, und so wird der entsprechende Mensch tatsächlich paralysiert, er wird unfähig zur kleinsten Bewegung.

Ein Mann, den ich behandelte, konnte es in geschlossenen Räumen nicht aushalten. Er arbeitete für die Gaswerke und mußte aus beruflichen Gründen alle möglichen Orte aufsuchen, z. B. Keller. Seine Angst war eindeutig eine vom Grey-Spider-Flower-Typ.

Diese Essenz erweist sich auch als besonders wertvoll, wenn allgemein eine große Menge Angst in der Atmosphäre vorhanden ist, beispielsweise in Kriegszeiten. Buttoning wird eine besondere Technik genannt, die den Horror drosseln kann, wenn man grausame Vorfälle in den Nachrichten verfolgt oder schlimme Unfälle. Dazu wird die Zunge direkt hinter die oberen Schneidezähne gegen den Gaumen gepreßt. Dies wird das Energieniveau weniger stark absinken lassen.

Ich erinnere mich noch gut, wie mein Onkel einen schrecklichen Unfall mit ansehen mußte, bei dem drei Menschen getötet wurden. Als er nach Hause kam, zitterte er am ganzen Leib vor Schreck und Entsetzen, er war sich seiner eigenen Sterblichkeit nur zu deutlich bewußt geworden. Mit Grey Spi-

Negativer Zustand

- Entsetzen
- Angst vor übernatürlichen und psychischen Angriffen

Transformierter Zustand

- Vertrauen
- innere Ruhe
- Mut

der Flower kombiniert mit Fringed Violet konnte ich ihm über den größten Schrecken hinweg helfen.

Wie gerade bereits erwähnt, kann die Kombination Grey Spider Flower - Fringed Violet gegen psychische Attacken schützen. Auch in Zeiten, in denen das eigene Leben auf dem Spiel steht, ist diese Mischung hilfreich. Diese Blütenmittel helfen, Vertrauen zu entwickeln und das Wissen, daß das Licht jederzeit zum eigenen Schutz herbeigerufen werden kann.

Ähnlich wie Dog Rose kann Grey Spider Flower auch bei Alpträumen eingesetzt werden, besonders bei Kindern, deren Angst noch lange nach dem Aufwachen anhält. Viele Kinder erfahren Entsetzen als Resultat ihrer Alpträume, während Erwachsene innerlich leichter abschalten können. Recht häufig unterschätzen Erwachsene daher die Auswirkungen von Alpträumen auf Kinder.

Erst kürzlich gab ich einem fünfjährigen Kind diese Essenz, denn es fürchtete sich entsetzlich im Regen und war draußen wie gelähmt, wenn es regnete. Grey Spider Flower vertrieb diese Angst in kürzester Zeit.

Diese Blütenessenz ist für die Art Entsetzen, die als plötzliche Reaktion auf äußere Ereignisse eintritt. Sie wirkt sehr schnell beruhigend und läßt einen sich wieder erholen. Sie kann bei schlimmem Asthma verwendet werden, um die Angst, ersticken zu müssen, zu nehmen, ebenso wie bei anderen ernsthaften Phobien. Bei milderen Formen solcher Störungen ist dagegen eher Dog Rose angebracht.

Grey Spider Flower hilft Vertrauen, Ruhe und Mut zu entwickeln. Diese Qualitäten kann man beispielsweise bei Menschen beobachten, deren Arbeit gefährliche Situationen mit sich bringen kann, z. B. beim Entschärfen von Bomben oder Rettungseinsätzen der Polizei. Dort ist großer Mut gefordert, denn oft setzen solche Menschen ihr eigenes Leben für das anderer auf's Spiel.

Göttliche Macht beschützt mich jetzt.
Vertrauen, Ruhe und Mut sind nun in mir.

HIBBERTIA

(Hibbertia pendunculata)

*Dies ist Dein Leben, und niemand wird Dich lehren,
weder Buch noch Guru.
Du kannst nur von Dir selber lernen, nicht aus Büchern.
Lernen endet nie und wenn Du über Dich von Dir lernst, dann
wird Dir aus diesem Lernen Weisheit erwachsen.*
- *Krishnamurti in 'A Bag of Jewels'* (hrsg. von Susan Hayward und Malcolm Cohan)

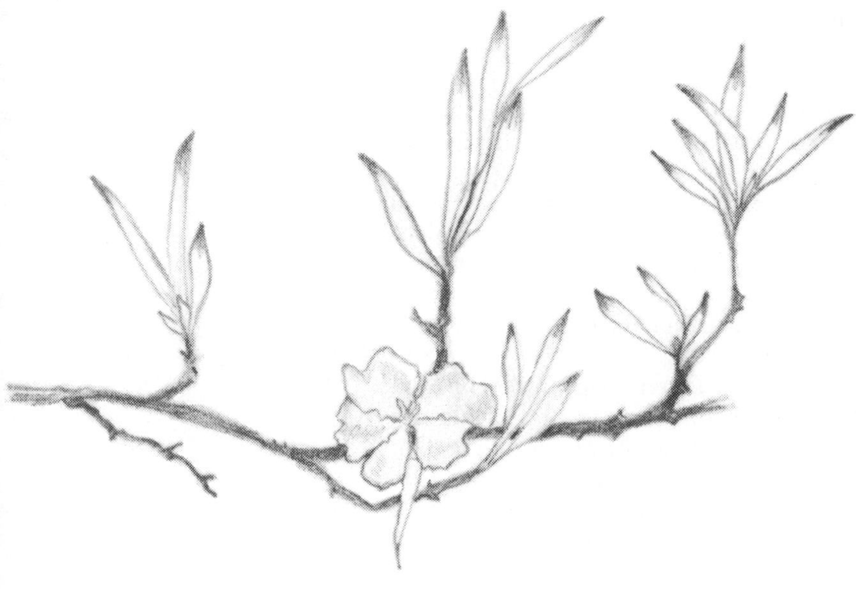

Zu den Hibbertias gehören mehr als 115 Arten, von denen bis auf wenige Ausnahmen alle ausschließlich in Australien vorkommen. Alle besitzen gelbe Blüten, so daß sie einander sehr stark ähneln. Das Gelb bedingt ihren gemeinsamen Namen Guinea Flower (Guinea ist ein Geldstück), denn die Blüten glänzen wie goldene Guineas.

Hibbertia pendunculata ist ein üppiger, niedriger, kriechender Strauch. Er ist in offenen Wäldern weit verbreitet, in flurbereinigten Gebieten in den Bergen und an der Küste von New South Wales sowie dem östlichen Teil Victorias. Die Blüten haben einen Durchmesser von 12 mm, sie erscheinen auf langen Stengeln im Frühling. Wenn die fünf Blütenblätter zu Boden fallen, bilden sie dort eine Herzform. Die leuchtend dunkelgrünen Blätter bieten einen starken Kontrast gegen die hellen gelben Blüten.

Wie die meisten gelben Blüten hat auch diese mit dem Intellekt zu tun. Hibbertia ist für Menschen, die Informationen und Philosophien in Mengen in sich aufnehmen. Sie werden vom Bedürfnis, zu lernen beherrscht, verschlingen geradezu die Bücher und belegen einen Kurs nach dem anderen. Sie sind sehr streng mit sich selbst, besonders wenn es um ihr Streben nach Wissen geht. Das kann sogar bis zum Fanatismus gehen.

Der Grund für ihr unablässiges Lernen liegt in Ihrem Willen, sich anderen überlegen zu fühlen. Obwohl sie tatsächlich all die Gedanken und Informationen förmlich in sich aufsaugen, bleibt das doch eine intellektuelle Übung. Diese Menschen sind 'verkopft'. Es geht ihnen nicht darum, die erworbene Information anzuwenden, sie wollen sich nur für die besseren Menschen aufgrund des erworbenen Wissens halten. Sie sammeln Informationen von überallher, nehmen hier ein paar Lektionen Philosophie mit, dort ein Seminar mit dem Guru, aber all das bleibt außerhalb ihres wirklichen Erlebens. Schließlich werden sie von all den Informationen eher niedergedrückt, anstatt daß sie sie verarbeiten und wirklich begreifen.

Albert Einstein bemerkte dazu: „Logisches Denken bringt uns kein wirkliches Wissen der empirischen Welt; alle Kenntnis der Realität beginnt und endet mit der eigenen Erfahrung."

Diese Menschen konzentrieren all ihre Energie in ihren Köpfen, nicht aber in anderen Körperteilen und schon gar nicht im Herzen. Männer, die in diese Kategorie Mensch gehören, sind oft lang und dünn und verlieren früh ihr Haar, so daß die Stirn größer und größer wird. Bei manchen von ihnen scheint sogar die Nase länger zu werden.

Der positive Aspekt der Hibbertia Essenz liegt in der Integration von Informationen und Ideen mit der eigenen Erfahrung und Intuition, so daß hier ein Gleichgewicht erlangt wird. Das Resultat besteht darin, daß man sich selbst akzeptiert und vertraut, daß man ebenso dem erworbenen Wissen vertraut und beides miteinander vereint, ohne irgendeine Überlegenheit anstreben zu müssen.

Hibbertia ist für unbewegliche und dogmatische Menschen, was besonders den Bereich ihrer Ideale betrifft. Sie wollen sich selbst unter Kontrolle halten, was eine Menge Selbstverleugnung und Selbstunterdrückung offenbart. Die Starre ihres Geistes spiegelt sich oft in der Starre ihres Körpers, und beide sind Manifestationen eines Mangels an Beweglichkeit und verhärteter Ansichten.

Eines Abends, nachdem ich bereits seit sieben oder acht Jahren strenger Vegetarier war, war ich zu einer Dinnerparty eingeladen. Zwischen dem Gemüse fand ich ein paar winzige Stückchen Fisch, die ich sorgfältig und pedantisch herauspickte, bevor ich zu essen begann. Im Nachhinein denke ich, daß ich mich ziemlich fanatisch aufführte.

Wenn die Hibbertiablüten verblühen, fallen ihre fünf Blütenblätter zu Boden und hinterlassen dort im Matsch ein herzförmiges Muster. Es scheint, als bitte uns die Pflanze ein letztes

Negativer Zustand

- fanatische Selbstverbesserungsversuche
- Sucht nach Informationaufnahme
- extreme Selbstdisziplin
- Gefühl der Überlegenhe

Transformierter Zustand

- Zufriedenheit mit dem eigenen Wissen
- Annahme und Gebrauc des eigenen Wissens

Mal, doch mehr auf unsere Herzen achtzugeben. Und in der Tat ist eine der wunderbaren Wirkungen dieser Blüte, daß sie Kopf und Herz wieder zusammenbringt. Gita Bellin schreibt dazu in 'Amazing Grace': „Wenn das Herz fühlt und der Geist versteht, dann sind wir ein ganzes menschliches Wesen." Die Zahl 5 der Blütenblätter repräsentiert numerologisch gefühlsmäßige Zentriertheit. Hibbertia Essenz hilft, auf der geistigen Ebene verschwendete Energie sinnvoller auf der gefühlsmäßigen zu verwerten. Das bringt die Ausgeglichenheit. So lehrt uns diese Blüte, daß Lernen nicht sinnentleertes Nachplappern ist, sondern Erkenntnis der Wahrheit aus höchsten inneren Quellen.

Ich nehme nun meine innere Weisheit an und integriere sie. Jetzt kann ich mich auf jede Lebenssituation neu einstellen.

ILLAWARA FLAME TREE

(Brachychiton acerifolius)

Du wirst niemals beurteilt, solange du das Urteil derer um Dich nicht akzeptierst. Doch wenn Du ihr Urteil akzeptierst, dann nur weil Du es willst.

- *Ramtha*, Ramtha

Dieser große, aufsehenerregende Baum kommt in Regenwaldgebieten entlang der Küste von Illawara südlich von Sydney bis nach Queensland vor. In seiner natürlichen Umgebung kann er bis zu 30 Meter groß werden. Ein voll entwickelter Flame Tree besitzt eine dicke, runzlige, graue äußere Rinde und eine wie mit Borten besetzte innere.

Wenn der Baum zu blühen beginnt, fallen die Blätter und geben den Blick auf Myriaden wächserner, scharlachroter, glockenförmiger Blüten frei, die in großer Zahl an ähnlich gefärbten, verzweigten Stengeln hängen. Wenn im frühen Frühling die volle Blüte erreicht ist, hat es den Anschein, als stünde der ganze Baum in Flammen. Erst wenn die Blüten welken, erscheinen die neuen, bis zu 25 Zentimeter langen Blätter. Die älteren Bäume bringen ovale Blätter hervor, während die jüngeren an Hände erinnernde fünffingrige Blätter besitzen.

Dies deutet auch auf die Eigenschaften der Essenz hin, denn diese ausgestreckte Hand will nur angenommen werden. Die Flame Tree Essenz ist für Menschen, die sich oft zurückgestossen fühlen. Häufig fühlen sie sich übergangen. Wenn sie zurückgewiesen werden, sind sie zutiefst verletzt, egal, ob das wirklich der Fall war, oder sie es sich nur einbilden. Wenn andere viel-

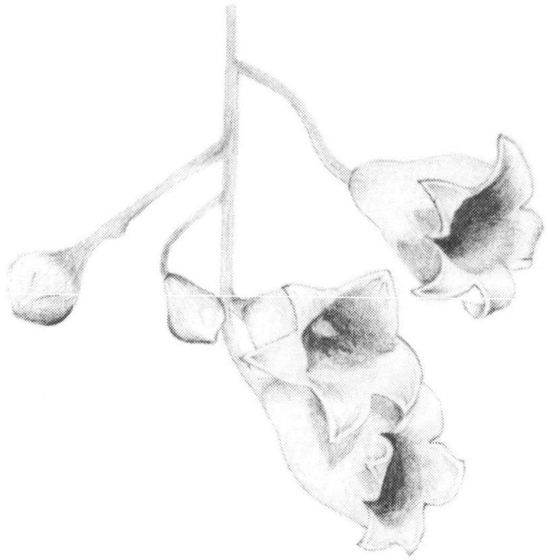

leicht denken „Gott sei Dank habe ich endlich einmal ein paar Augenblicke für mich", glaubt der Flame Tree Mensch gleich, daß niemand ihn liebt, wenn er einmal nicht einbezogen ist. Konsequenterweise unternimmt er oft Dinge, die er besser unterließe, nur um das Zurückgewiesenwerden zu vermeiden. Solche Aktionen deuten auf tiefgehende Verleugnung des Selbst und führen zur Schwächung der Thymusdrüse, einer Schaltzentrale des Immunsystems. Flame Tree dagegen stärkt und harmonisiert den Thymus. Zudem weisen solche Menschen die Tendenz auf, sich selbst abzulehnen, was natürlich zu tiefer Niedergeschlagenheit führt.

Es wurde auch einmal gesagt, daß wenn nach einer verheerenden Katastrophe ein Flame- Tree-Mensch allein übrig bliebe, sich dieser enorm zurückgewiesen fühlen würde, weil alle anderen ihn im Stich gelassen hätten.

Diese Menschen wissen, daß sie bestimmte Fähigkeiten besitzen, jedoch sie entwickeln und benutzen sie nie. Sie ignorieren das ihnen innewohnende Potential, weil sie die Verantwortung dafür zu überwältigend finden. Sie verschieben das Ganze auf morgen - und natürlich wird es niemals morgen.

Flame Tree Essenz hilft diesen Menschen, endlich den ersten Schritt auf die Erschließung ihres Potentials hin zu machen. Sie lernen Vertrauen und Stärke, die ihnen im Umgang mit dem, was sie im Leben benötigen, helfen, so daß sie sich nicht mehr davon überwältigt fühlen müssen. Ein Mann, mit dem ich zu tun hatte, fühlte sich stets ausgestoßen, bevor er dieses Blütenmittel probierte. Er sträubte sich gegenüber allem, was neu war. Jetzt aber hat er seine Identität so sehr gestärkt, daß es ihm möglich ist, neue Unternehmungen anzugehen, ohne sich gleich zurückgewiesen zu fühlen.

Red Grevillea Menschen dagegen wissen genau, was sie wollen, sie wissen nur nicht, wie sie es erreichen können. Flame Tree Menschen wissen, was sie brauchen, sie fühlen sich aber von der Verantwortung überwältigt.

Solche Leute schieben auch mögliche Kinderwünsche immer vor sich her. Sie wollen zwar Kinder, fürchten sich jedoch vor der damit verbundenen Verantwortung. Solches läßt sich leicht herausfinden, wenn man sie einfach fragt, wie sie wohl auf Zwillinge oder gar Drillinge reagieren würden, und dann ihre Körpersprache beobachtet. Vielleicht behaupten sie, damit schon fertig werden zu können, und sehen dabei doch sehr unruhig und unbehaglich aus.

Viele von den Menschen, denen ich Illawara Flame Tree gegeben habe, wuchsen mit einem solchen Baum im Hinterhof auf. Flame Tree ist auch eine gute Essenz für Schulkinder. Sie hilft ihnen, mit Situationen zurechtzukommen wie dem Übersehenwerden bei der Auswahl zur Schulfußballmannschaft oder dem plötzlichen Nichtdazugehören bei einer Insiderclique.

Sie kann auch nützlich sein nach einem Schulwechsel, wenn einem die neuen Mitschüler nur wenig Beachtung schenken. Das Flame Tree Kind wird sich eher zurückgewiesen fühlen und traurig werden, als daß es sich aktiv bemüht, neue Freunde zu finden.

Ich werde nun in allen Bereichen des Lebens akzeptiert und geliebt.
Ich nehme nun freudig meine Verantwortung wahr.

Negativer Zustand

•

Angst vor Verantwortung

•

überwältigendes Gefühl, zurückgewiesen zu werden

Transformierter Zustand

•

Vertrauen

•

Verbindung zu anderen

•

Stärke

•

Selbstsicherheit

•

Anerkennung des Selbst

ISOPOGON

(Isopogon anethifolius)

Wir erreichen Weisheit viel leichter durch unsere Fehlschläge als durch unsere Erfolge. - Samuel Smiles

Isopogon gehört zur weitverbreiteten Proteaceae Familie. Zu dieser Gattung gehören etwa 330 Arten, die Mehrheit davon findet sich in Western Australia. Sie wachsen in allen Staaten, außer in Tasmanien, in offenen Sklerophyllwäldern und Heideland.

Die Blüten dieser Art winden sich dicht gedrängt zylindrisch um die wolligen Stengel und die domähnlichen Samenköpfe. Der umgangssprachliche Name Drumstick (Trommelschlegel) bezieht sich auf die Samenzapfen am Ende der Stengel. *Isopogon anethifolius* ist ein aufrechter Strauch mit gelben, im Durchmesser 12 bis 25 mm messenden Blüten, der bis zu drei Meter hoch wird. Wenn die Blüten schließlich abfallen, enthüllen sie graue Samenzapfen, die noch über Jahre auf der Pflanze verbleiben. Unsere Isopogonart besitzt ein feineres und dichteres Blattwerk als die übrigen Arten, die Blätter sind starr und 4 bis 6 Zentimeter lang.

In der Metaphysik steht Gelb für Weisheit und Wissen. Isopogon hat genau, wie Hibbertia, mit dem Intellekt zu tun. Viele ihrer Eigenschaften beziehen sich auf den Geist. Hibbertia öffnet das Unbewußte und ermöglicht das Wiederauffinden lang vergessener Lektionen.

Waratah hat ähnliche Aspekte, doch sie wird in Krisensituationen oder in Notfällen angewandt, wenn die alten Überlebensprogramme dringend benötigt werden, während Isopogon angemessen ist, wenn sich jemand an eine Lernaufgabe erinnern will, die bereits Jahre zurück liegt, z. B. eine vor Jahren erlernte Fremdsprache.

Isopogon hilft dann, diese Informationen aus der Vergangenheit auszugraben. Aus meiner Arbeit mit der Altersregression weiß ich, daß alle einmal erlebten Ereignisse irgendwo im Unbewußten abgespeichert sind. Wenn wir nur den richtigen Schlüssel verwenden, können wir jede davon wieder zurück ins Gedächtnis rufen. Diese Blütenessenz hilft auch Menschen, die

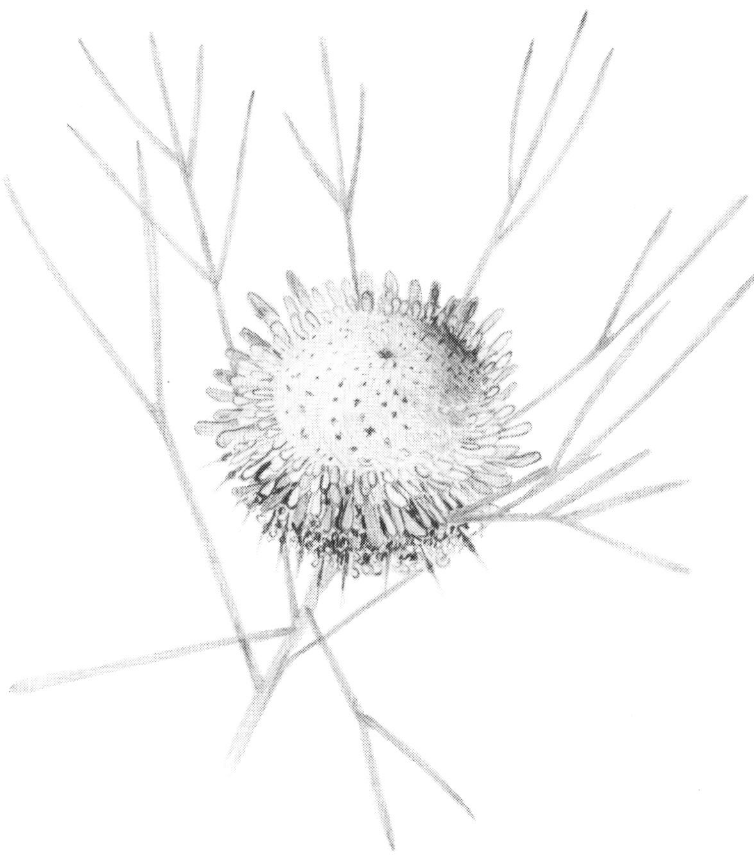

dabei sind, senil zu werden, an der Alzheimer'schen Krankheit leiden oder an Gedächtnisverlust - dann allerdings sollte sie monatelang genommen werden. Empfehlenswert ist Isopogon auch für Menschen, die von ihren Erfahrungen nichts lernen. Unsere Erfahrungen sind nicht blos Zufall. Wenn wir aus diesen Ereignissen nicht lernen, werden uns die damit verbundenen Lektion wiederholt und wiederholt, solange bis wir sie endlich begriffen haben.

Leute, die aus ihren Fehlern nicht lernen, bemühen sich oft, ihr Leben willentlich zu kontrollieren, ohne Pausen zu machen, um erlebtes zu überdenken. Die einfachste Art zu lernen, besteht darin, möglichst viele Fehler zu machen, aber jeden stets sogleich zu korrigieren.

Armstrong's Flug zum Mond war nur zu 3 % der Zeit auf Kurs. Die Landung klappte nur deshalb so gut, weil alles ständig von Monitoren überwacht und jede Abweichung sofort korrigiert wurde. So ähnlich sollte auch das Leben funktionieren: Wir überdenken unsere Handlungsweisen sowie ihre Konsequenzen und korrigieren die Richtung. Jedesmal wenn wir einen neuen Gesichtspunkt entdeckt haben, haben wir daraus gelernt.

Eine Fallgeschichte soll das verdeutlichen: „Ich nahm diese Essenz, da ich das Gefühl hatte, als arbeiteten mein Kopf und mein Herz nicht zusammen. Ich konnte mich nicht einmal erinnern, ob ich aus meinen Erfahrungen lernte. Drei Monate später hatte ich den Durchbruch. Plötzlich erkannte ich die Bedeutung meiner Zeichnungen und von Träumen, die ich vor Jahren geträumt hatte. Es war, als sei ein schwerer Vorhang vor meinen Augen gewesen, der nun einfach heruntergefallen war. Seitdem bin ich mir sehr darüber bewußt, daß das alltägliche Leben ein einziger Lernprozeß ist. Das Gefühl der Trennung von Kopf und Herz habe ich nur noch selten."

Diese Blütenessenz kann auch Menschen hilfreich sein, die andere dominieren und kontrollieren wollen. Sie wollen jederzeit alles in der Hand haben, denn es ist für sie unvorstellbar, daß jemand in der Lage sein könnte, einen Job genauso gut oder gar noch besser als sie selbst auszuführen. Sie denken stets, es besser zu wissen. Ein charakteristischer Ausspruch könnte „Mach's mir nicht nach, sondern mach, was ich Dir sage" sein.

So etwas kann man bei strengen Eltern beobachten. Sie haben eine ziemlich arrogante, bestimmende Vorgesetztenhaltung gegenüber anderen.

Solche Leute sind oft selbst von ihrem Intellekt dominiert und gleichzeitig vom Gefühl abgeschnitten. Sie können sehr mächtig sein, ambitioniert, fordernd, tyrannisch und intolerant gegenüber Schwächeren. Darüber hinaus können sie über längere Zeiträume sehr hartnäckig in ihren Versuchen sein, Kontrolle über andere auszuüben.

Der positive Aspekt dieser Essenz weist auf eine natürliche Führungsperson hin, die andere inspiriert, die weise, tolerant und flexibel ist und andere ermutigt, ihre eigenen Talente zu

Negativer Zustand

- schwaches Gedächtnis
- Unfähigkeit, aus vergangenen Ereignissen zu lernen
- Senilität
- Kontrollzwang
- Hang zur Manipulation

Transformierter Zustand

- Fähigkeit, aus Vergangenem zu lernen
- Zugang zu scheinbar vergessenen Informationen
- freier Umgang mit anderen, ohne zu manipulieren oder zu kontrollieren

entwickeln. Eine solche Person hat aus ihren Erfahrungen gelernt und wird dies auch weiter tun.

Ich lerne jetzt aus meinen Erfahrungen.
Ich gehe mit anderen verständnisvoll und anpassungsfähig um.
Ich habe Zugang zu meinen Fähigkeitne, wann immer ich es benötige.

JACARANDA

(Jacaranda mimosaefolia)

Die schnellste Art, viele Dinge zu erledigen, besteht darin, eins nach dem anderen zu tun. - Samuel Smiles

Jacaranda stammt ursprünglich aus Brasilien, wo es trockene Höhenlagen bevorzugt, und Westindien. Nicht nur die farbenfrohen Blüten machen diese Pflanze so attraktiv, sondern auch das an Farn erinnernde feine Blattwerk. An der Ostküste Australiens wurde dieser Baum kultiviert, und seine lavendelblaue Blüten beleben die Landschaft im späten Frühling. Jacaranda wird bis zu 30 Meter hoch, einmal im Jahr wechselt er das Laubwerk. Die glockenförmigen Jacarandablüten bilden 20 Zentimeter große Büschel, die, wenn sie abfallen, einen mauve-farbenen Teppich rund um den Baum bilden. Die hellgrünen Blätter sind 30 Zentimeter lang und wachsen in jeweils 16 oder noch mehr Paaren kleinerer Blättchen, die wiederum aus etwa 20 Paaren ganz winziger Blättchen bestehen.

Jacaranda ist das Blütenmittel für Zauderer, für Menschen, die andauernd neue Projekte starten, sie aber selten zuende führen, weil sie sich zu leicht verunsichern lassen. Sie haben Schwierigkeiten, Entscheidungen zu treffen, denn sie ändern andauernd ihre Meinung. Der Jacaranda-Typ ist ein wenig zerstreut. Er möchte gern überall sein und rennt so beständig von hier nach dort. Interessanterweise gibt es eine Stadt an der Nordküste von New South Wales, in der das Jacaranda Festival stattfindet. Dieser Ort namens Grafton wird als Wohnort von den Ureinwohnern verschmäht, da die Lebensenergien hier zu zerstreut seien. Die vielen Jacarandas an diesem Ort haben ihnen vielleicht dabei geholfen, die Energie wieder zu fokussieren.

Jacaranda ähnelt ein wenig der Black-eyed Susan, denn beide Typen unternehmen jede Menge unterschiedlicher Dinge. Black-eyed Susan ist dabei voller Energie und beeilt sich, die Dinge erledigt zu bekommen, auch wenn sie dabei mehrere Unternehmungen gleichzeitig zu bearbeiten hat, während der Jacarandatyp ebensoviel beginnt, dann aber mangels Konzentration nicht durchhält. Seine Projekte verlaufen im Sande. Das Zuhause eines Jacaranda-Menschen besitzt vielleicht zur Hälfte renovierte Räume oder nur teilweise aufgebaute Regale. Dennoch ist so ein Mensch begeistert, inspiriert und voller Enthusiasmus bei der Sache. Wenigstens eine Zeitlang. Es kann ziemlich anstrengend sein, mit Jacaranda-Menschen zu tun zu haben, denn sie sind so zerstreut. Sie haben sehr viele Bekannte, die eine Rolle in ihrem Leben spielen und plötzlich wieder fort sind. Andere wollen den ursprünglichen Jacaranda-Enthusiasmus aufnehmen, müssen dann aber feststellen, daß der Jacaranda Typ mittlerweile seine sozialen Zusammenhänge vollkommen geändert hat oder seinen Freundeskreis und nun durch sie hindurchsieht und sie fallen läßt. Solche Leute wechseln auch ihre Wohnorte recht häufig. Sie sind sich nicht sicher, ob ihre Entscheidungen die richtigen sind, was sie wankelmütig werden läßt. Ein andermal geraten sie über eine getroffene Entscheidung in Panik und werfen sie blitzschnell wieder um. Sie wechseln ihre Ärzte und Heilpraktiker regelmäßig und brechen häufig Seminare ab. In der Iris des Jacaranda-Typus sind die Fasern nicht straff, sondern verknäuelt, was anzeigt, daß ihre

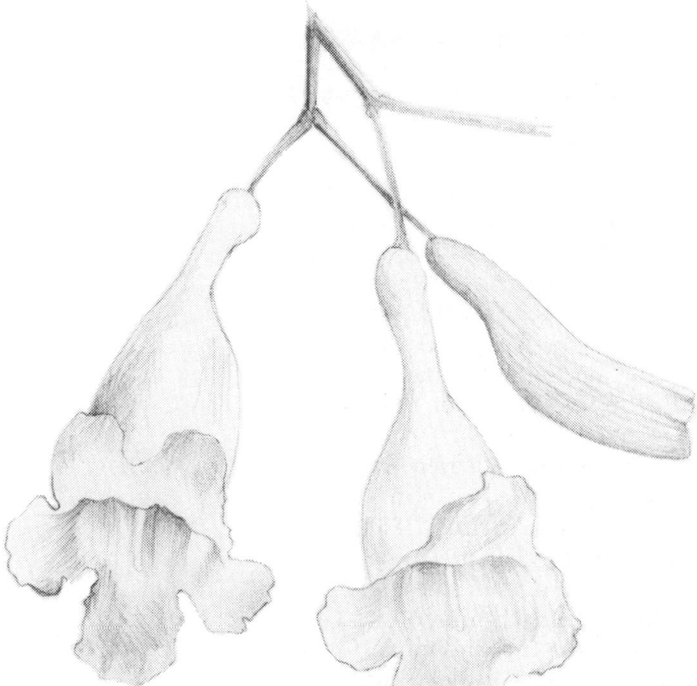

Energie nicht ungehindert fließt. Diese Menschen fließen nicht durch's Leben, sondern sind auf Zickzackkurs. Wenn sie krank werden, bekommen sie Krankheiten, deren Symptome schnell wechseln. Sie leiden beispielsweise an wandernden Schmerzen. Sie neigen zu Unfällen, da sie unaufmerksam und ungeschickt sind.

Dieser Aspekt Jacarandas erinnert an Sundew, doch die Sundew Essenz ist für Menschen, die unsicher und verträumt sind, nicht für solche, die hin und her rasen. Die positive Seite Jacarandas zeigt einen ausgeglichenen, entschlußkräftigen Menschen mit klarem Kopf und schneller Auffassungsgabe. Diese Menschen holen sich Rat von anderen ein und beachten ihn auch, dann aber treffen sie doch ihre eigenen Entscheidungen unter Berücksichtigung aller Fakten. Sie sind flexibel und können entscheiden, ob ein einmal eingeschlagener Kurs auch tatsächlich zum erwünschten Resultat führt. Sie entwikkeln Strategien, die sie in die Tat umsetzen und die schließlich erfolgreich enden.

Ich treffe meine Entscheidungen schnell und leicht.
Ich überblicke die Situation und treffe klare Entscheidungen.

Negativer Zustand

- zerstreut
- wankelmütig
- zaudernd
- getrieben

Transformierter Zustand

- entschlossen
- klarer Kopf
- schnelle Auffassungsga[be]
- zentriert

KANGAROO PAW

(Anigozanthos manglesii)

Ignoranz ist nicht Seligkeit, sondern Verschwinden im Nichts.
- *Philip Wylie,* Generation of Vipers.

Zur Gattung *Anigozanthus,* die zum erstenmal 1800 von französischen Botanikern beschrieben wurde, gehören 10 Arten. Alle kommen in der südwestlichen Ecke von Western-Australia vor. Die ursprüngliche Beschreibung der Pflanze lautete „eine Blumenkrone in Form einer Röhre, die sich zum Ende hin in sechs ungleich große Teile verzweigt."

Der Name *manglesii* ehrt Robert Mangles, einen englischen Gartenbaukünstler, dem es gelang, aus den von Western Australia erstem Gouverneur Sir James Stirling 1833 mitgebrachten Samen in England Pflanzen zu ziehen.

Die grünen Blütenknospen der grünen und roten Kangaroo Paw öffnen sich, die Spitzen falten sich nach hinten und geben den Blick auf sechs goldene Staubgefäße frei und einen Griffel, der sogar noch über diese hinausragt. Tief in der Blüte findet sich Nektar. Jede Blüte kann als Abbild eines Känguruhvorderfußes angesehen werden, sie scheint sogar eine Art Fell um die Blütenblätter herum zu besitzen.

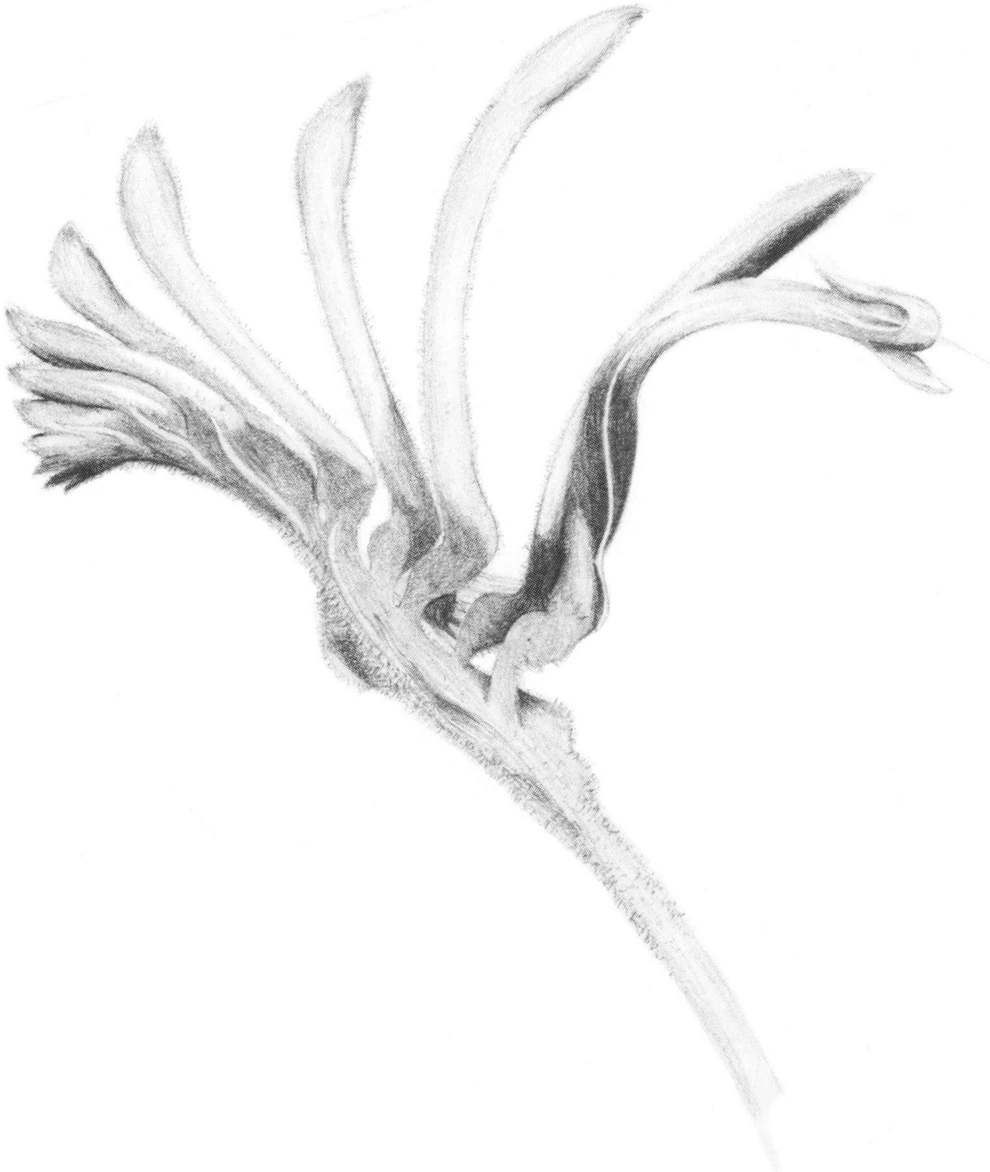

Kangaroo Paw ist ein recht kurzlebiges, winterhartes Kraut. Der Blütenstengel kann bis zu einem Meter lang werden, die Blüte findet zwischen August und Oktober statt. Anzutreffen ist diese Pflanze vom Murchison River rund um Kalbarri bis Manjimup im Süden. Die Form mit den auffallend grün-roten Blütenblättern findet man am häufigsten.

Kangaroo Paw gedeiht nach Buschfeuern und Rodungen. Nach einiger Zeit dann verdrängen die langlebigeren Pflanzen die Kangaroo Paw, die sich nicht mehr zeigt bis zum nächsten Feuer.

Im Jahr 1960 wurde Kangaroo Paw unter mehr als 8 000 Pflanzen, die in Western Australia heimisch sind, zur Wappenpflanze gekürt. Diese Wahl wäre für Joseph Furphy sicher keine Überraschung gewesen, der unter dem Pseudonym Tom Collins die Blume in seinem Buch *'Such is Life'* wie folgt beschrieb:

„Diese Pflanze ist wie Australien. Sie hat nichts von der Geschäftigkeit der Mountain Daisy, macht nicht ein solches Spektakel wie Primrose oder Snow-drop. Dennoch verweist ihre großartige, kühne, verwegene Pracht sogar die schwarze und scharlachrote Desert Pea auf den zweiten Platz. Sogar die Westaustralier (die für ihre Art bekannt sind) haben diese Pflanze zu ihrem Nationalembleme gemacht".

Wir sehen das als Beispiel dafür, daß eine Pflanze von ganz allein zum nationalen Symbol wird. Die offizielle Wahl bestätigt dies schließlich nur noch.

Meine Reise nach Western Australia werde ich wohl nie vergessen. Das lag sicher nicht nur an den großartigsten Wildblumen der Welt, sondern im großen Maße auch an der Freundlichkeit und Gastfreundschaft, die mir die Menschen dort überall entgegenbrachten. Die Kangaroo Paw Essenz scheint diese Qualitäten einzuschließen. Sie steht für Sensibilität für die Bedürfnisse anderer - für Freundlichkeit. Sie befähigt, sich auch im Umgang mit fremden Menschen wohlzufühlen, egal woher sie stammen mögen und wie fremd ihr kultureller Hintergrund sein mag. Beispiel dafür könnte ein freundlicher Gastgeber sein, dem es gelingt, daß man sich bei ihm wie zuhause fühlt, oder ein Fremdenführer, der einen einfühlsam in die lokalen Bräuche einführt.

Die negative Seite der Kangaroo Paw zeigt einen taktlosen Menschen mit sozialen Problemen, weil er aus Naivität, Engstirnigkeit oder einem anderen Grund, im Umgang mit anderen ungeschickt ist. Die Blüte hat sich als äußerst wirksam bei unsensiblen Menschen erwiesen, die enorme Ansprüche an andere stellen oder deren Bedürfnisse einfach ignorieren und übergehen. Solche Leute wissen oft gar nicht, wie man eine angenehme Atmosphäre mit anderen herstellt, so kommt in ihrem Beisein immer wieder große Spannung auf. Eine der Wirkungen der Kangaroo Paw ist dann auch Entspannung. Die Menschen hören auf, gemein zu sein und genießen stattdessen die Gemeinsamkeit mit anderen. Dadurch fühlen sie sich gleich entspannter und leichter.

Kangaroo-Paw-Menschen können eine ganze Menge Spott hervorrufen und auf sich ziehen. Es ist für sie nicht außergewöhnlich, daß ihnen nicht auffällt, wenn über sie gelacht wird oder wenn man sie herabsetzt aufgrund ihrer egoistischen Voreingenommenheit. Es kann auch sein, daß sie ihre Schwierigkeiten im Umgang mit anderen bemerken, aber daraus den Schluß ziehen, Kontakt überhaupt zu vermeiden. Wenn sie sich dann in Gesellschaft nicht wohl fühlen und mit Menschen zusammen

Negativer Zustand

- Taktlosigkeit
- Unaufmerksamkeit
- mangelnde Sensibilität
- Albernheit
- Unbeholfenheit

Transformierter Zustand

- Freundlichkeit
- Sensibilität
- Taktgefühl
- Kontaktfreude
- Entspannung

sind, die sich mit ihnen unbehaglich fühlen, nehmen sie leicht Abwehrstellung ein.

Empfehlenswert ist Kangaroo Paw auch für Menschen, denen die passende Antwort immer erst dann einfällt, wenn die Gelegenheit vorbei ist. Es ist eine Blütenessenz, die hilft, in jeder Situation angemessen reagieren zu können.

Ich bin jetzt im Umgang mit anderen gelassen und aufmerksam.
Ich fühle mich wohl in der Gemeinschaft mit Anderen.

KAPOK BUSH

(Cochlospermum fraseri)

Gib niemals auf. Gib niemals auf. Gib niemals auf.
- Winston Churchill

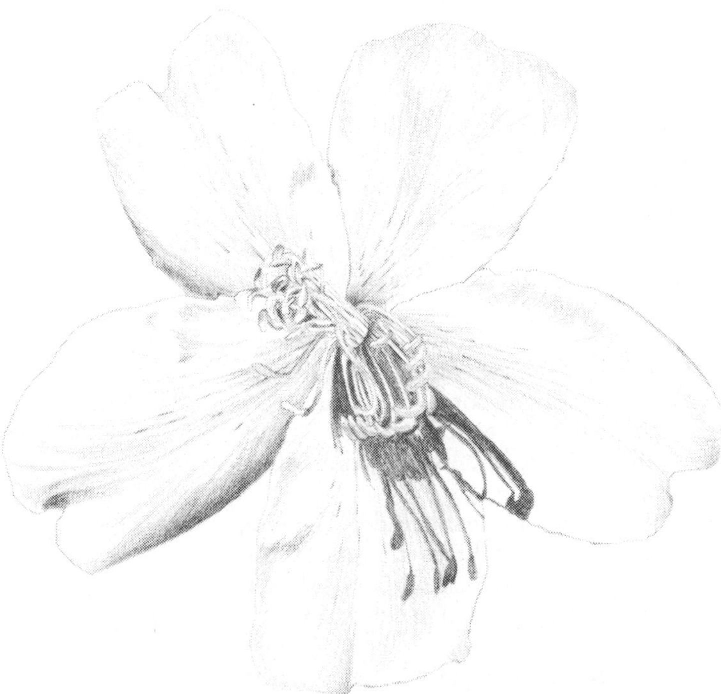

Dieser kleine, schlanke Baum wird normalerweise bis zu drei Meter groß. Er wächst bevorzugt auf Felsboden in den tropischen Teilen Queenslands, des Northern Territory und Western

Australias. Sein Name bezieht sich auf die großen, zerbrechlichen Samenkapseln, die im Reifezustand mit einem dichten, weichen, baumwollartigen Material gefüllt sind. Die Aborigi-nes benutzten dies gerne als Körperschmuck. Später verwand-ten die Siedler das Material als Füllung für Satteltaschen und Kissen.

Der Name *Cochlospermum* ist von den griechischen Begriffen *'kocklo'*, was Wind bedeutet, und *'spermum'*, also Samen, abgeleitet. Damit wird auf die kleinen 'Fallschirmchen' angespielt, mit denen die Samen ausgestattet sind, um möglichst weit mit dem Wind fliegen zu können.

Kapok Bush ist während der Trockenzeit an den Straßen ein üblicher Anblick, er verliert dann seine Blätter und zeigt dadurch seine großen gelben Blüten um so deutlicher. Die Blüten haben fünf Blütenblätter, behaarte Kelchblätter und viele Staubgefäße. Sie sind sehr aromatisch und eßbar. Blütezeit ist von Mai bis September.

Unsere Kapok Bush Essenz wurde am Mount Barker in den Kimberleys im für ihr Vieh genutzten Weideland der Ureinwohner hergestellt. Sie ist eine Essenz für Verbindlichkeit und Durchhalten, sie läßt Niederlagen nicht akzeptieren und somit nicht aufgeben. Die positive Seite könnte jemanden darstellen, der ein technisches Problem meistert oder an einem besonders komplizierten maschinellen Ablauf arbeitet. Er muß den Überblick haben und sein Problem Stück für Stück lösen.

Selbst im dritten Jahr der Dürre blühte der Kapok Bush noch in der trockenen Hitze. Die Blüten schmecken hervorragend, sind aber ein bißchen klebrig. Sie dienten mir auf vielen Gängen durch den Busch als Nahrung.

Diese Blütenessenz ist für solche Menschen geschaffen, die schnell aufgeben, wenig Durchhaltevermögen haben. Gerade wenn besondere Mühe erforderlich wird, sind sie entmutigt oder verzweifelt und werfen die Brocken hin. Mit Kapok entwickeln diese Menschen einen viel stärkeren Willen, Dinge zu Ende zu führen.

Das Gelb der Blüten weist wieder einmal auf den Intellekt hin, auf intellektuelles Verstehen. Die Essenz hilft aushalten, um ein Problem auf der logischen Ebene lösen zu können. Z. B. wenn etwas Wertvolles zerbricht, wird es nicht sofort weggeworfen, sondern untersucht, ob nicht doch Möglichkeiten einer Reparatur bestehen.

Die negative Seite von Kapok liegt in mangelnder Energie, alles ist zu anstrengend. Solche Menschen können auch fröhliche und ausgelassene Stimmungen in Gemeinschaften schnell dämpfen. Nun zieht man sich aber an, was man von sich gibt, und so findet sich Kapok Bush schnell in Gemeinschaft ebenso Niedergeschlagener. Das kann die Lebensqualität ganz schön beeinträchtigen.

Die Ich-geb's-auf-Haltung zeigt sich dann in bestimmten Erkrankungen wie Anämie, Krebs und Hypotonie, in beständigem Erschöpftsein oder Immunschwäche. Wenn Menschen erfahren, daß sie an Krebs erkrankt sind, können sie entweder kämpfen oder sie sterben recht schnell, weil sie aufgeben und resignierend ihr Schicksal annehmen. Solche Menschen benötigen auch für die Erholung von minder schweren Krankheiten viel länger als andere.

Die beste Art, gesund zu werden, besteht darin, es absolut zu wollen und sich vorzustellen, all die Dinge tun zu können, von denen einen die Krankheit abhält.

Auch in der Schule hat sich diese Essenz als wirksam erwiesen. Eltern haben ihren Kindern Kapok Bush mit gutem Erfolg gegeben, wenn diese aufgrund der Überzeugung, Mathematik sei einfach zu schwer für sie, gar nicht versuchten zu lernen.

Die positive Qualität dieser Blütenessenz wird am Mount Barker in der Gemeinschaft der Ureinwohner sichtbar. Diese lernen alle möglichen technischen und technologischen Fertigkeiten und die Gemeinschaft macht damit guten Gewinn. Diese Leute analysieren ihr Probleme und reparieren ihre Werkzeuge selbst. Sie lassen sich nicht von neuer Technologie überwältigen, sondern benutzen sie.

Wenn Menschen in Berufen arbeiten, die sie wirklich nicht mögen oder an lang andauernden Krankheiten leiden, schwächt dies ihre Lebenskraft und ihren Kampfesmut. Sie wollen oder können dann die Verantwortung für ihr Leben nicht mehr aufrecht erhalten. Sie werden apathisch oder erledigen ihre Lebensaufgaben nur noch halbherzig. Da es aber so ist, daß wir alles, was uns geschieht, selbst erschaffen, können wir in der Tat unser Leben wirklich neu gestalten.

Die Kapok Essenz läßt Menschen die Herausforderungen des Lebens annehmen. Sie 'erdet' und hilft, mit beiden Beinen auf dem Boden stehend durchs Leben zu gehen, praktischen Verstand zu entwickeln, und läßt uns hartnäckiger nach der Lösung unserer Probleme suchen.

Während unseres Aufenthaltes am Mount Barker besuchten wir eine fantastische Wasserstelle. Es dauerte allerdings mehrere Stunden, bis wir dort ankamen. Eines Nachts fragten wir Leute, ob schon jemand dort gewesen sei, und die Antwort lautete: „Nein, niemals, das ist doch viel zu weit entfernt."

Ich nehme an, es war die Belohnung für unser Durchhalten, daß wir schließlich diese Wasserstelle ganz für uns allein hatten. Das war sicherlich der schönste Fleck in den gesamten Kimberleys.

Nun bin ich gewillt, die Herausforderungen des Lebens positiv anzunehmen.
Ich übernehme selbst die Kontrolle über mein Leben.

Negativer Zustand

- apathisch
- resigniert
- entmutigt
- halbherzig

Transformierter Zustand

- Bereitschaft
- Eifer
- sich einen Stoß geben, den Versuch wagen
- Beharrlichkeit
- Erkenntnis

Little Flannel Flower

(Actinotus minor)

Wenn ich mein Leben noch einmal leben könnte, dann würde ich morgens früher aufstehen und abends später zu Bett gehen. Ich würde öfter tanzen gehen. Ich würde häufiger Karussell fahren. Ich würde mehr Blumen pflücken.

- Nadine Stair „If I Had My Life to Live Over"
in „Chop Wood, Carry Water" *(New Age Journal)*

Diese Pflanze ist eine viel kleinere Ausgabe der Flannel Flower *(Actinotus helianthi)*, ihre Blüten besitzen ebenfalls diese samtige Beschaffenheit. Little Flannel Flower hat dichte, wollige, weiße Blüten, die von großen Tragblättern umgeben sind. Die Blüten kommen büschelweise auf kleinen, drahtigen Stengeln vor und sind im Durchmesser kleiner als 12 mm, das ist nur ein Sechstel der Größe der Flannel Flower. Dieses feine, winterfeste Kraut blüht beinahe das ganze Jahr über.

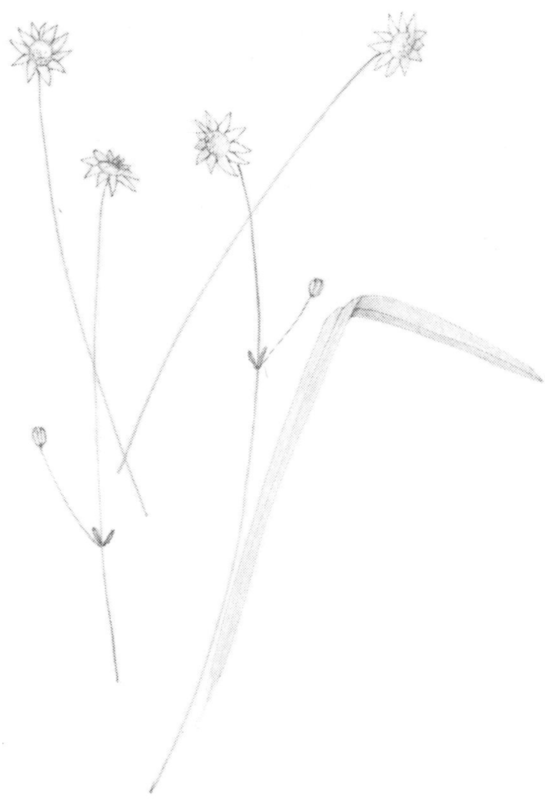

Im allgemeinen findet man Little Flannel Flower in Heidegebieten und offenen Wäldern auf felsigen Hügeln, vom Hawkesbury Sandsteingebiet bis zu den Blue Mountains in New South Wales. Da sie oft von größeren Pflanzen überwuchert wird, kann sie leicht übersehen werden. Ein ganzes Feld dieser Blumen gibt einem das Gefühl einer außergewöhnlichen Leichtigkeit.

Diese Blütenessenz richtet sich an das Kind in uns allen, egal, ob wir bereits erwachsen oder tatsächlich noch Kinder sind. Sie besitzt diese Freude am Spielen und Sorglosigkeit, diese Fähigkeit zu spontaner Freude. So kann sie beispielsweise Kindern gegeben werden, die zu schnell erwachsen werden und sich zu früh mit all den Sorgen in der Welt belasten. Es ist ein angemessenes Mittel für Kinder, die zuviel fernsehen und Nachrichten hören. Was sie da aufnehmen, bezieht sich doch meist auf negative Ereignisse, von Erdbeben über Hungersnöte und Krieg bis zu Gewaltdramen. So wird ihr Weltbild genau so eingefärbt, wie die Medien die Welt präsentieren. Sie könnten sie wirklich für einen düsteren Ort voller Kummer, Zerstörung und Negativität halten.

Viele solcher Kinder altern vor der Zeit und verpassen so die Gelegenheit, sich ihrer Kindheit wirklich zu erfreuen. Little Flannel Flower hilft ihnen, ihre Unschuld und kindliche Verspieltheit zurück zu gewinnen. Die wirkungsvollste Art, wie Kinder lernen, besteht nun einmal im Spiel.

Heutzutage befassen sich sogar Management- und Businessseminare mit Spielen, denn die Trainer haben erkannt, daß sich spielerisch am leichtesten lernen läßt. Manchmal machen Spiele nur Spaß, manchmal sind sie wertvolle Lernhilfen. Es ist eine Schande, daß unsere Kultur das Spielerische auf die Kindheit beschränkt und Erwachsenen nicht gestatten will. Jeder Mensch hat in sich ein Kind, und diese Blütenessenz hilft ihm, zum Leben zu kommen.

Little Flannel Flower ist auch ein gutes Mittel für Erwachsene, besonders Eltern, denn sie ermöglicht ihnen, ein paar ihrer inneren Begrenzungen aufzugeben und mehr Spaß und Freude im Leben zu haben, mit Kindern genau wie mit anderen Erwachsenen. Wenn die Menschen erst einmal in Übereinstimmung mit ihren inneren Gefühlen sind, stellen sie fest, daß Spaß und Lebensfreude sehr wohl möglich sind, das Leben eben doch kein Schlachtfeld darstellt. Diese Blütenessenz hilft Menschen, sich dem Tanz des Lebens anzuvertrauen und dadurch neue Freude zu lernen. Jeder Erwachsene mit einem starren Geist wird letztendlich auch einen starren Körper bekommen. Leuten mit Arthritis, Übergewicht oder anderen Formen körperlicher Steifheit fehlt oft die Spontanität und Leichtigkeit. Little Flannel Flower hat schon viele Leute sich jünger fühlen lassen und tatsächlich auch so aussehen lassen.

Nadine Stair schreibt in ihrem „If I Had My Life to Live Over": „Das nächste Mal möchte ich mehr Fehler machen, ich würde mich mehr entspannen und lockerer sein. Ich wäre viel verrückter als diesmal und nähme viel weniger Dinge ernst. Ich würde mehr Chancen wahrnehmen. Ich würde auf mehr Berge klettern und in mehr Flüssen schwimmen. Ich würde mehr Eiscreme essen und weniger Bohnen. Wahrscheinlich hätte ich mehr wirkliche Probleme, aber dafür viel weniger eingebildete.

Du merkst, ich gehöre zu den Leuten, die immer verständnisvoll und vernünftig sind, Stunde um Stunde, Tag für Tag. Oh, natürlich hatte ich meine großen Augenblicke, und wenn ich nochmal von vorne anfangen könnte, dann hätte ich bestimmt mehr davon. Einfach nur Augenblicke, einer nach dem anderen, statt immer Jahre im voraus zu leben und denken.

Ich gehöre zu den Leuten, die niemals irgendwo hingehen ohne Thermometer, Wärmflasche, Regenmantel und Regenschirm. Könnte ich noch einmal leben, würde ich bestimmt mit weniger Ballast reisen, als ich es tat."

Diese Blütenessenz ist sehr wichtig, Verbindung zwischen kleinen Kindern und ihren Geistführern herzustellen, in ihnen Wachheit für die spirituellen Anteile des Lebens zu erwecken. In frühem Alter sind die meisten Kinder hellseherisch veranlagt, dann aber müssen sie lernen, daß es nicht akzeptabel ist, Dinge wahrzunehmen, die 'nicht da' sind. Doch wenn solche Fähigkeiten nicht gefördert und trainiert werden, gehen sie schnell verloren. Oft berichten Kinder ihren Eltern, mit einem Freund oder lieben Menschen der Verwandtschaft gesprochen zu haben, kurz nachdem diese starben. Oder sie sehen ihre Geistführer (Schutzengel) und sprechen und spielen mit ihnen. Wenn die Kinder dies aber ihren Eltern erzählen, werden sie oft nicht ernstgenommen oder sogar der Lüge bezichtigt. Kein Wunder, wenn die Kinder meinen, etwas falsch zu machen und diese Gabe aufgeben.

Geistführer zeigen uns die Richtung in unserem Leben. Viele unserer inneren Gefühle oder Instinkte stammen in Wirklichkeit von unseren Geistführern. Jedes Individuum muß bestimmte Erfahrungen im Leben machen und daraus lernen, das Leben aber wäre viel einfacher, wenn man diese Stimme des Herzens beachtete. Führer stehen bereit, uns die Lektionen leichter zu machen und das Leben mit so wenig Schmerz und Pein wie möglich erleben zu lassen. Hielten mehr Kinder Kontakt zu ihren Führern, die menschlichen Gemeinschaften würden unendlich gewinnen und die Lebensqualität überall auf der Welt könnte steigen. Zudem würden die Kinder glücklicher aufwachsen, wenn auch die Erwachsenen glücklicher und verspielter wären.

Ich bin frei, meine Freude und Verspieltheit ausdrücken.
Ich gehe spontan dorthin, wohin mich das Universum leitet.

Negativer Zustand

- Verleugnen des Kindes in sich
- große Ernsthaftigkeit bei Kindern
- Grimmigkeit bei Erwachsenen

Transformierter Zustand

- Sorglosigkeit
- Verspieltheit
- Lebensfreude

MACROCARPA

(Eucalyptus macrocarpa)

Beginne mit dem Möglichen;
Beginne mit einem einzigen Schritt.
Es gibt immer eine Grenze,
Du kannst nicht mehr tun,
als Du kannst.
Wenn Du versuchst, zuviel zu tun,
wirst Du gar nichts tun.

- P. S. Ouspensky und G. I. Gurdjieff in
'Begin It Now' *(Hrsg. Susan Hayward)*

Dieser Eukalyptusbaum, der in verschiedenen Gegenden auch Mottlecah oder Rose des Westens genannt wird, wird bis zu fünfeinhalb Meter hoch. Natürliche Vorkommen gibt es nur noch wenige im Weizengürtel Western Australias, aber auch diese werden seltener. Kürzlich gelang es dagegen, ihn in Europa und Kalifornien anzupflanzen.

Dieser Mallee (Begriff der Ureinwohner, der einen strauchartigen Eukalyptusbaum bezeichnet, der mit mehreren schlanken Stämmen aus der Basis herauswächst) wurde 1842 zum erstenmal beschrieben.

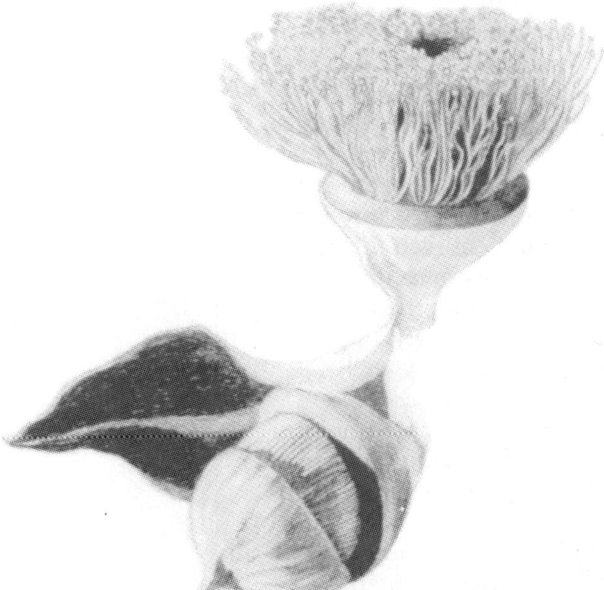

Der Artname setzt sich aus den griechischen Worten 'makros', was groß bedeutet, und 'karpos', was Frucht heißt, zusammen, denn Macrocarpa besitzt von allen Eukalyptusarten sowohl die größten Früchte wie auch die größten Blüten. Eine einzelne tiefrote Blüte mißt bis zu 75 mm im Durchmesser. Blütezeit ist von August bis November. Dann bietet das Rot der Blüten einen großartigen Kontrast zu den silbrig-grauen Blättern.

Wenn man sieht, wie die Kappe der Samenkapsel von der Energie der Staubgefäße fortgeschleudert wird, bekommt man bereits einen Eindruck von den Eigenschaften der Blütenessenz. Es ist ein Mittel für Energie, Vitalität und Ausdauer - die Qualitäten, die bereits durch die Farbe rot angedeutet werden.

Dieses Blütenmittel scheint eine Affinität zu den Nebennieren, den Adrenalin produzierenden Hormondrüsen, zu besitzen, also das Kampf-oder-Flucht-System des Körpers. Wenn zuviel Streß auf uns einstürzt, werden diese Drüsen geschwächt und das Ergebnis ist Müdigkeit, mangelnde Energie und schwache Immunabwehr. Sicher gibt es viele Gründe für ein niedriges Energieniveau, aber auf der körperlichen Ebene kann Macrocarpa wie ein Akku wirken. Günstige Kombinationen sind die mit Old Man Banksia, Bansia Robur (Swamp Banksia) und Crowea, abhängig von der tatsächlichen aktuellen Situation des betreffenden Menschen.

Zum Beispiel bei Ausgebranntsein kann Black-eyed Susan angezeigt sein, wenn der Betreffende immer in Eile ist und sämtliche Vorzeichen des drohenden Kollapses ignoriert, bis schließlich sein eigener Körper ihn stoppt. In einem solchen Fall muß natürlich das auslösende Muster bei der Auswahl der Essenz mitbedacht werden.

Macrocarpa ist eine angemessene Essenz für Menschen, die Aufmunterung brauchen, wenn die Nebennieren oder andere Hormondrüsen nicht voll funktionstüchtig arbeiten. Meistens ist dann das gesamte Hormonsystem in Mitleidenschaft gezogen.

Ein Mitstudent damals an der Universität nahm jede Menge Drogen, was seine Lebenskraft nicht zu beeinträchtigen schien und arbeitete in zwei Jobs gleichzeitig. Er hatte bestimmte manische Tendenzen und hatte schließlich drei Tage hintereinander nicht geschlafen, als er endlich zusammenbrach. Er verlor vollkommen die Kontrolle und konnte nicht mehr aufhören, zu arbeiten. Der Streß forderte seinen Tribut. In genau solcher Situation kann Macrocarpa große Dienste leisten. Macrocarpa macht uns klar, wenn Pausen nötig sind, kann aber auch neue Energie bringen. In städtischer Umgebung ist es eine der meistgebrauchten Essenzen, ihre Wirkungen werden ausnahmslos sehr schnell wahrgenommen. Nach der Einnahme fühlt man sich schnell lebendiger, energiereicher und mehr unter Kontrolle.

Macrocarpa kann auch in Zeiten großen körperlichen Stresses genommen werden, wenn es notwendig ist durchzuhalten. Wäh-

Negativer Zustand

- krank
- müde
- erschöpft
- ausgebrannt
- geschwächte Abwehr

Transformierter Zustand

- Energie
- Vitalität
- Ausdauer

Swamp Banksia

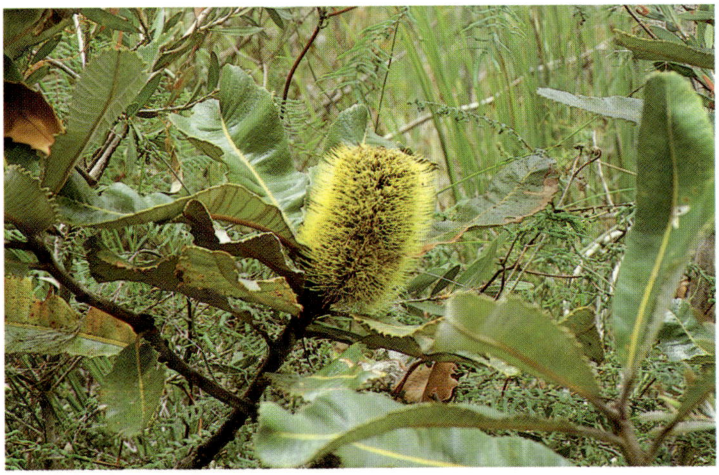

Bauhinia

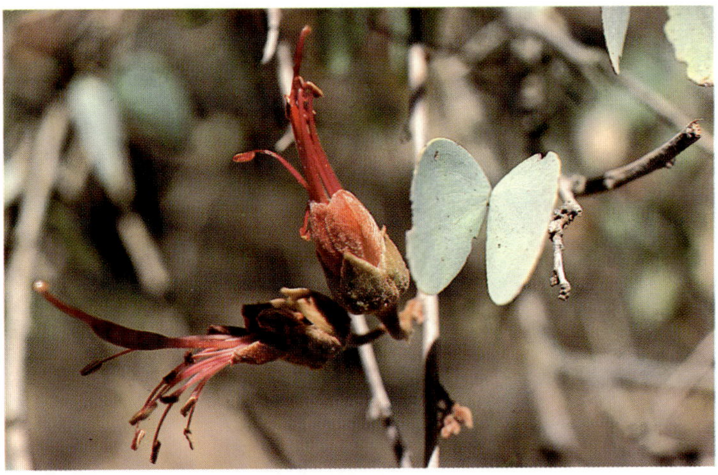

Billy Goat Plum

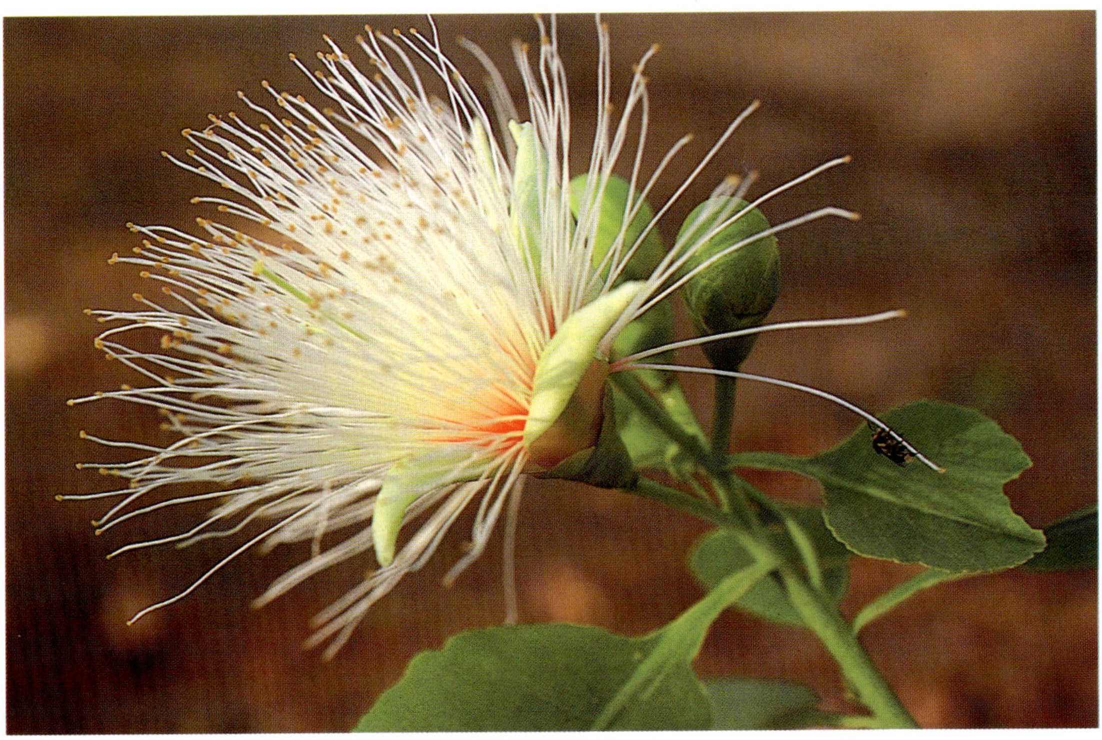

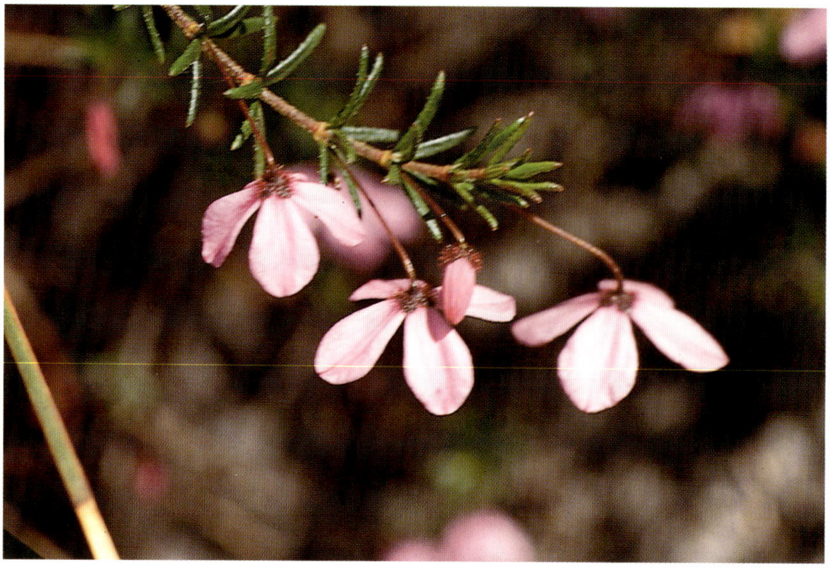
Black-eyed Susan

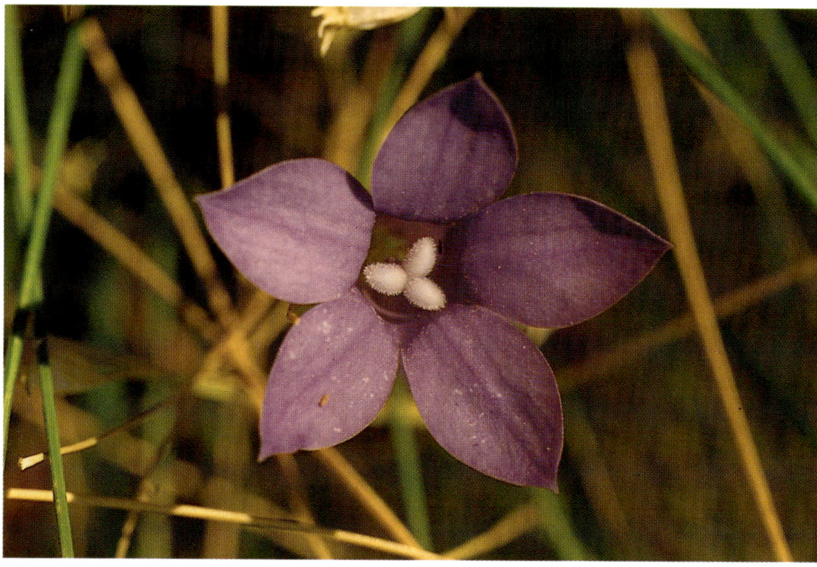
Bluebell

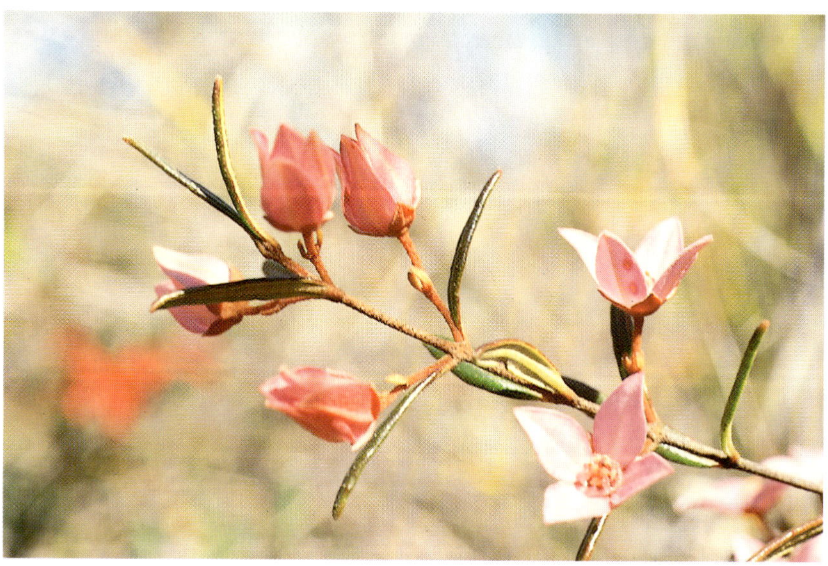
Boronia

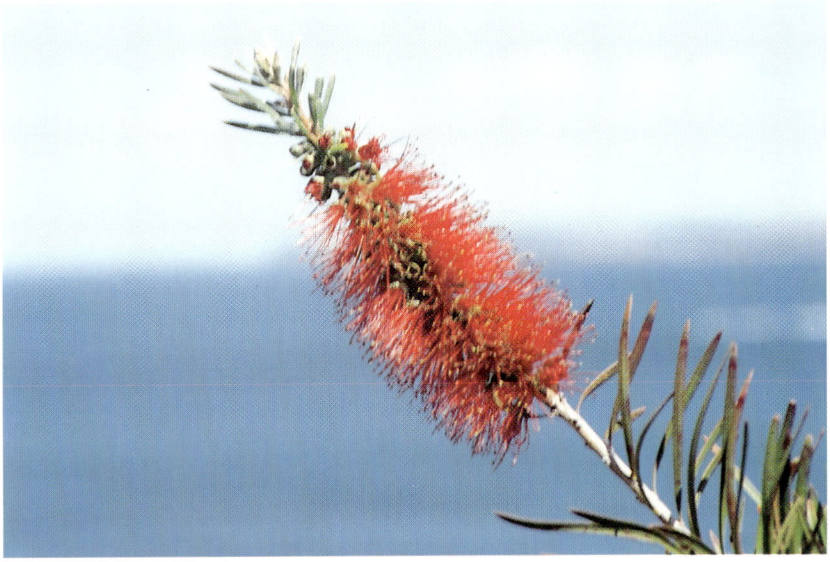

Bottlebrush

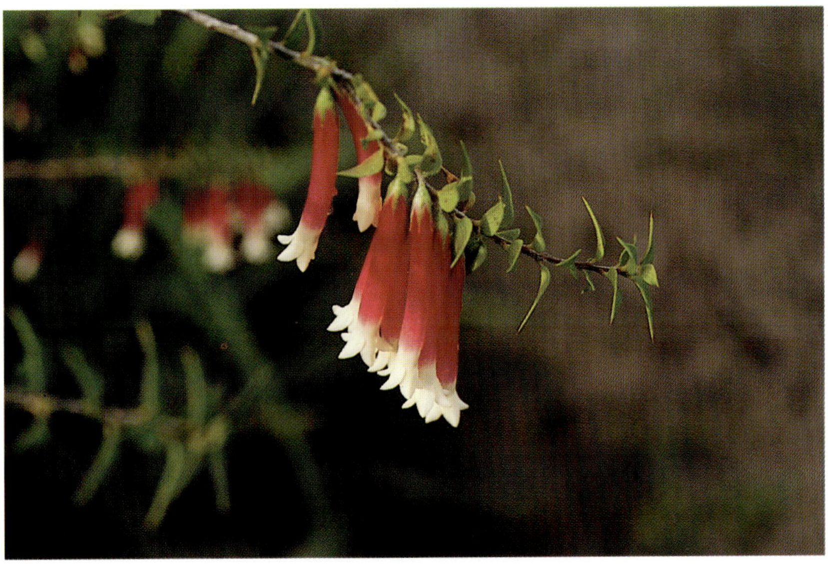

Bush Fuchsia

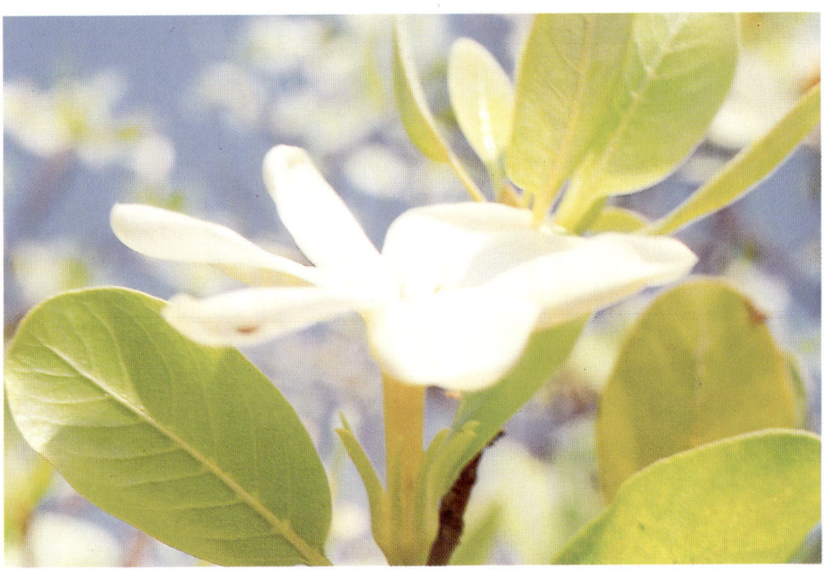

Bush Gardenia

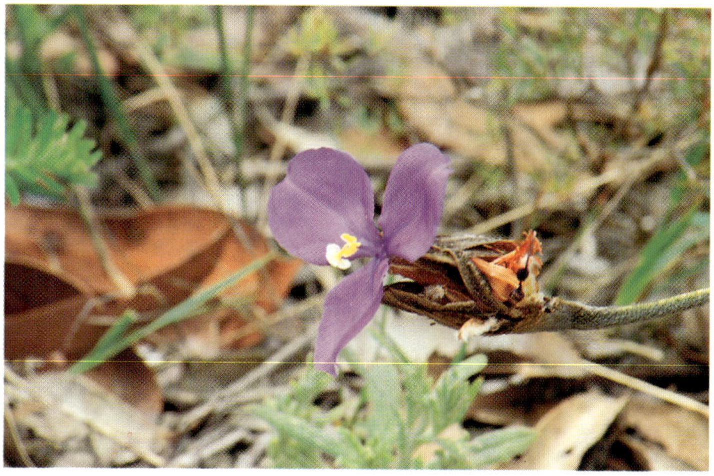

Bush Iris

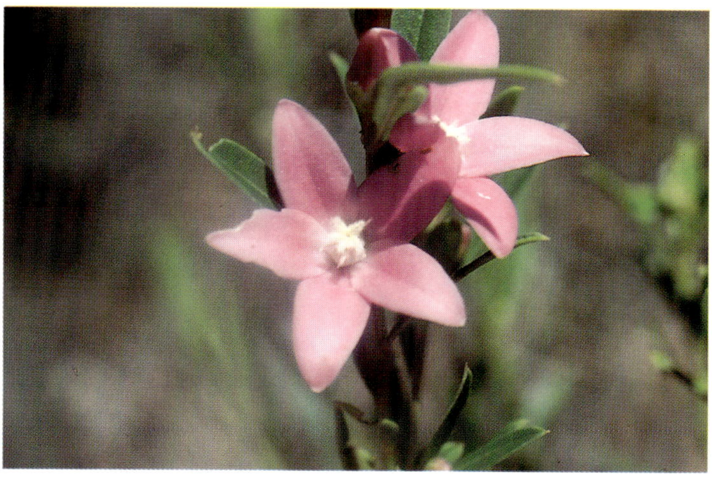

Crowea

Dagger Hakea

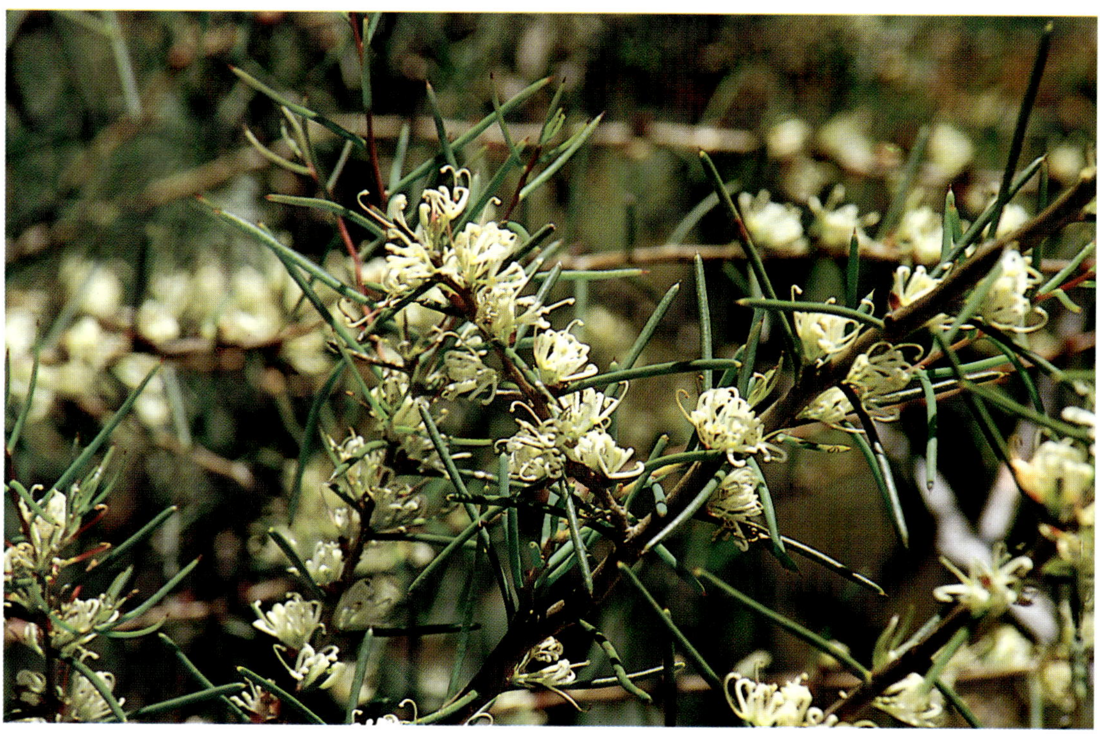

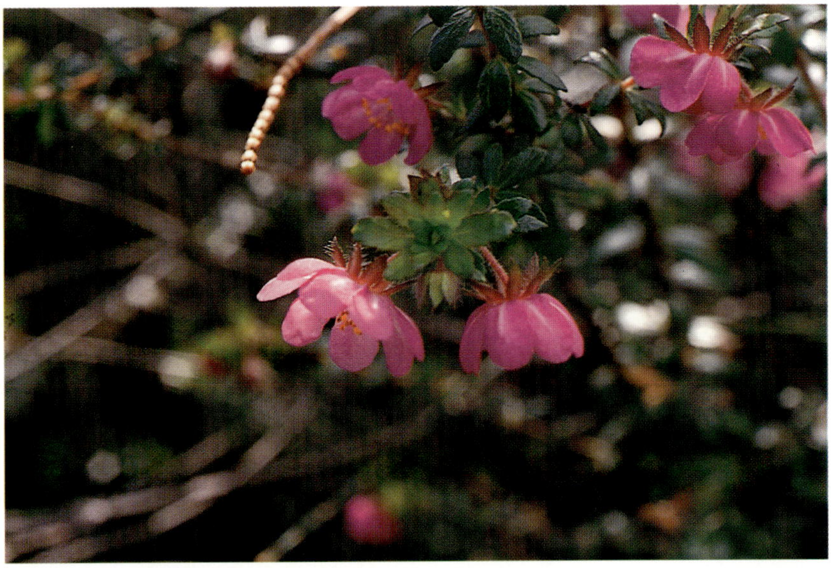

Dog Rose

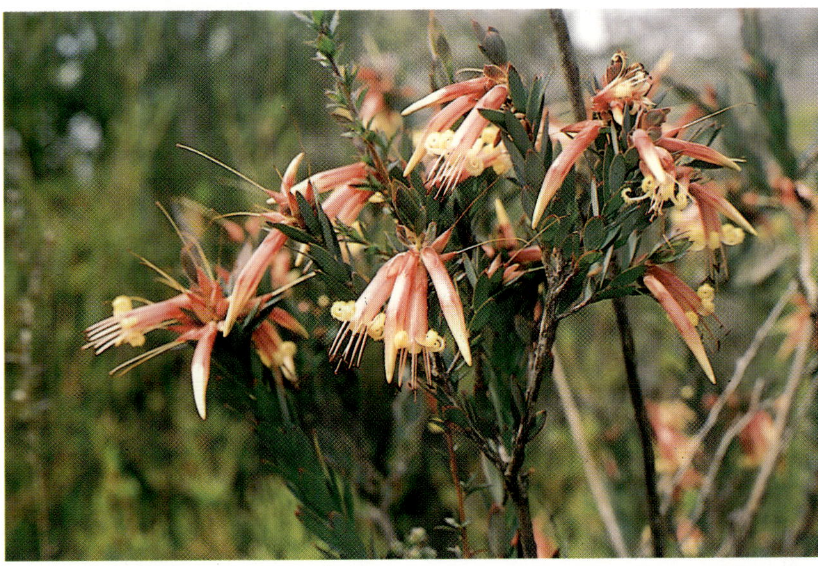

Five Corners

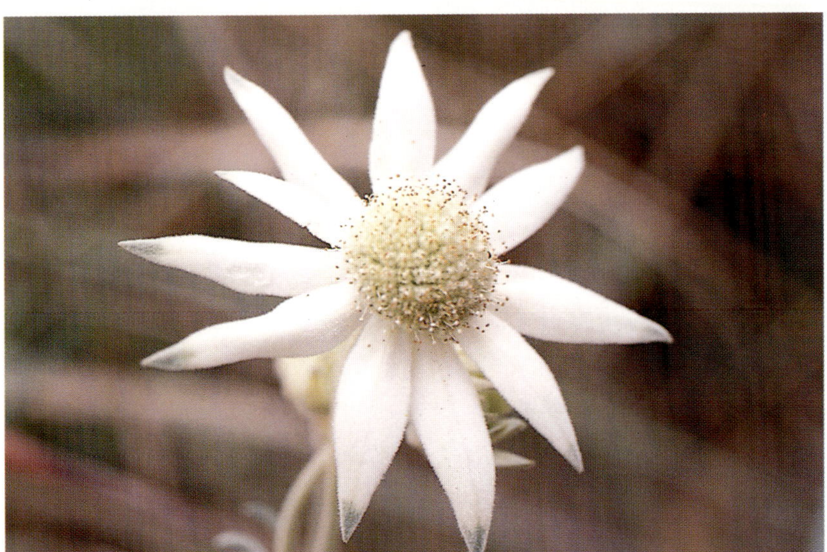

Flannel Flower

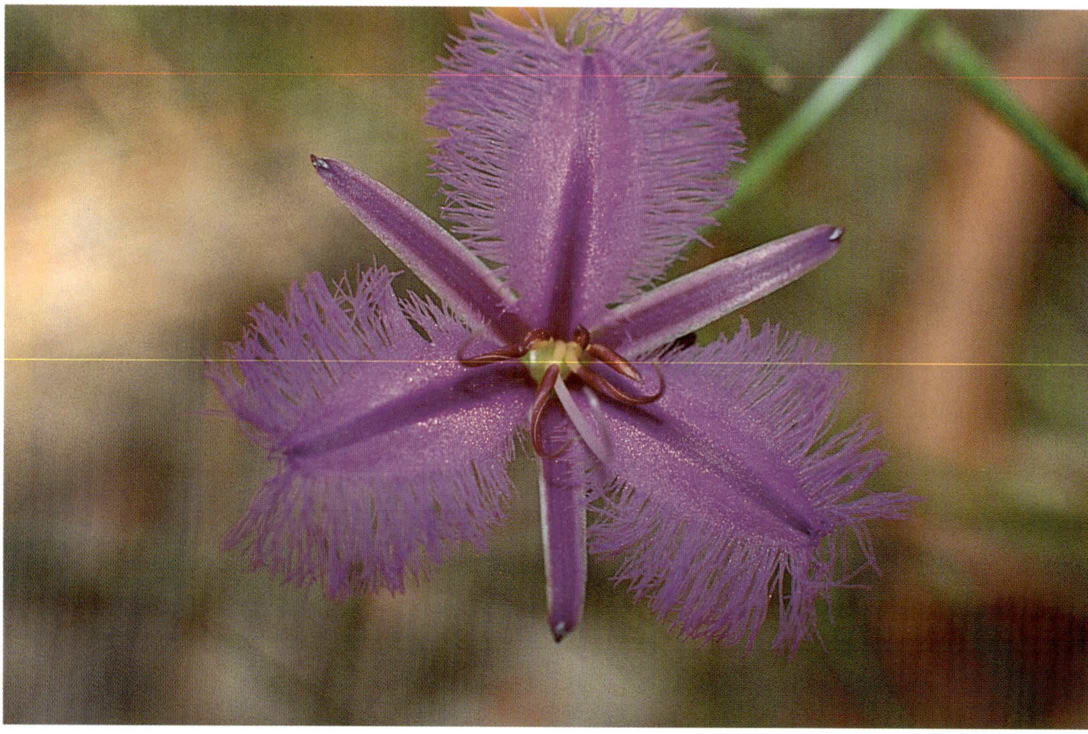

Fringed Violet

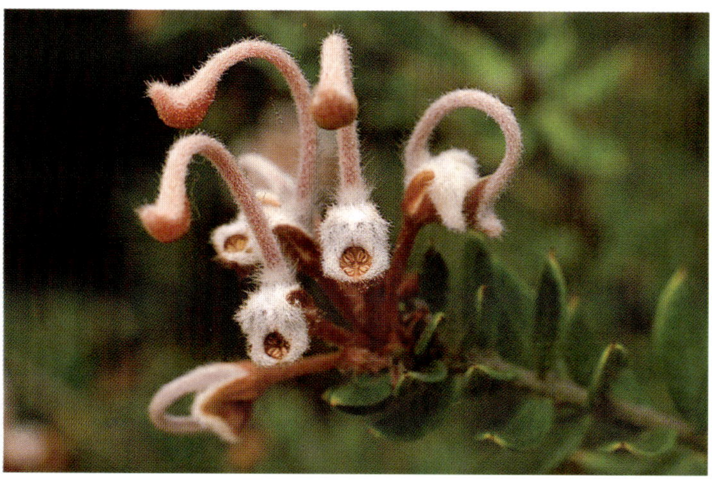

Grey Spider Flower

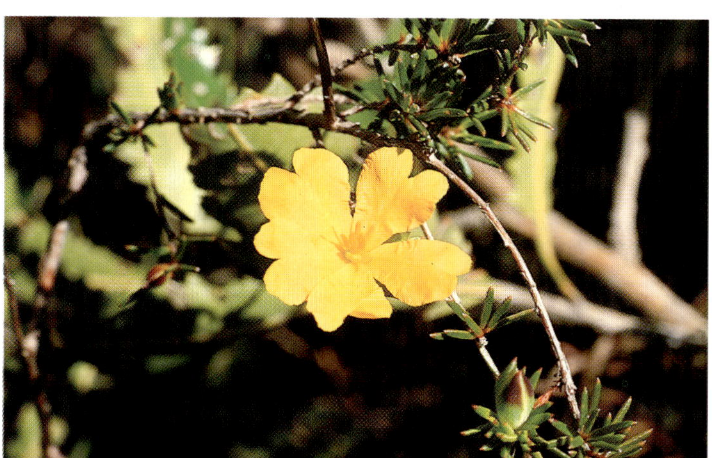

Hibbertia

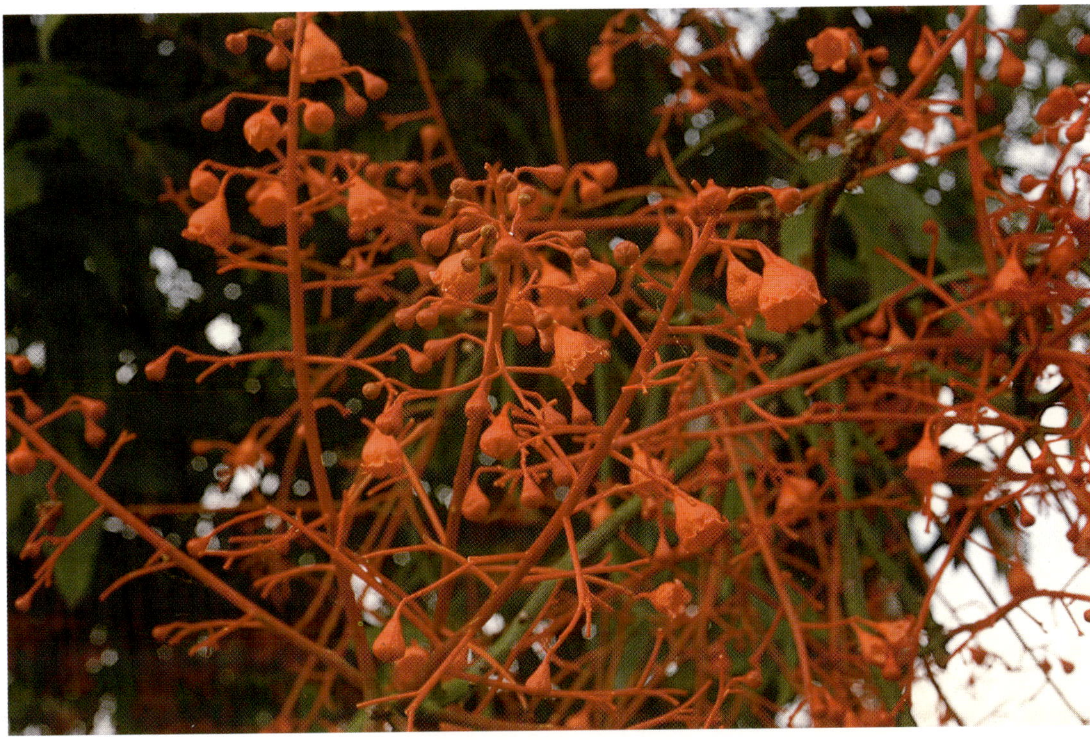

Illawarra Flame Tree

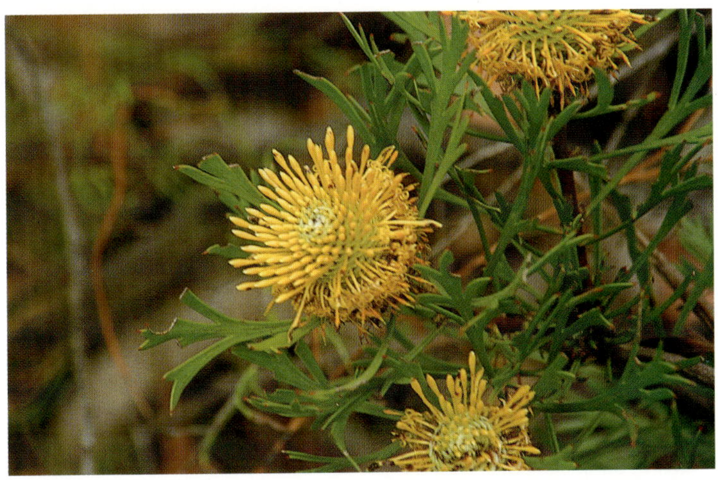

Isopogon

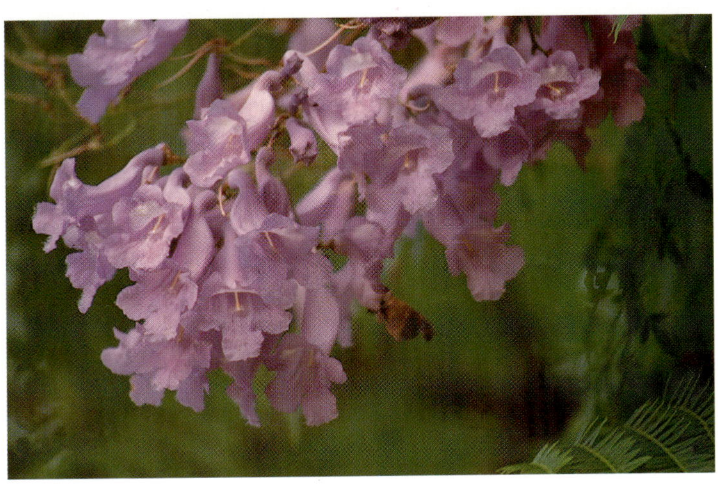

Jacaranda

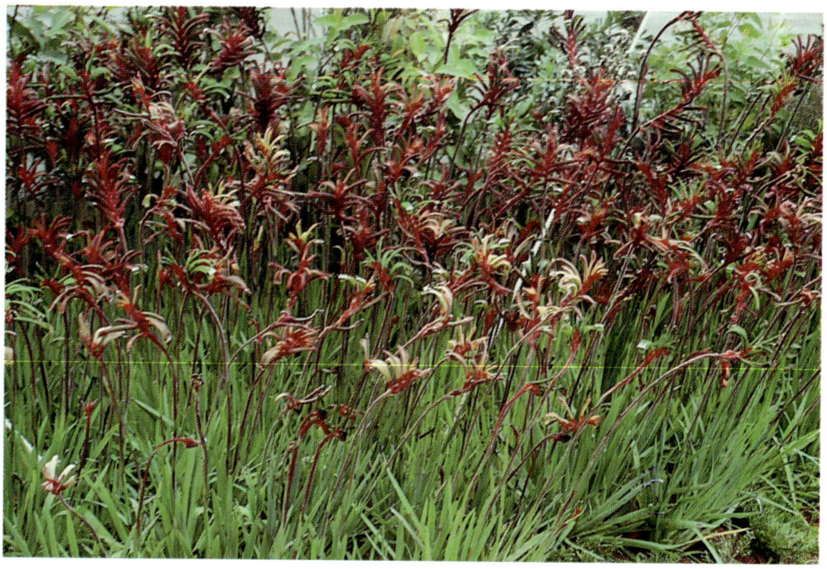

Kangaroo Paw

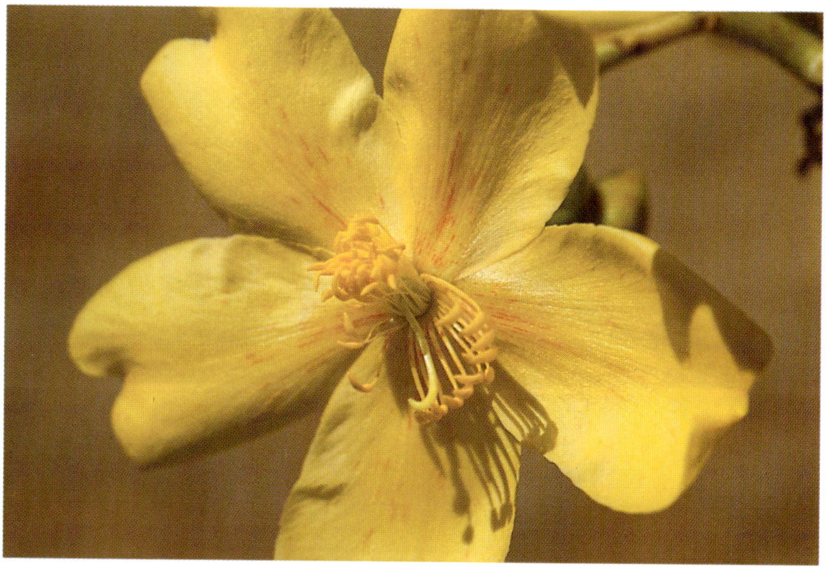

Kapok Bush

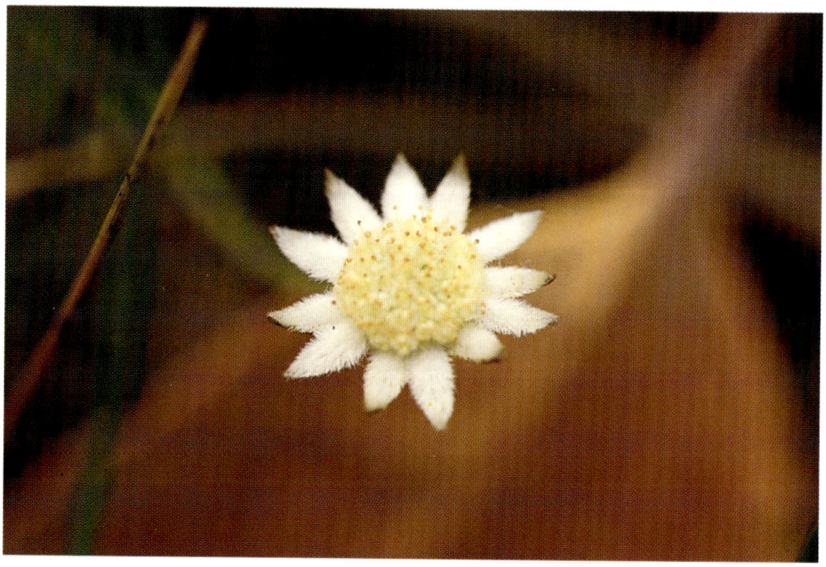

Little Flannel Flower

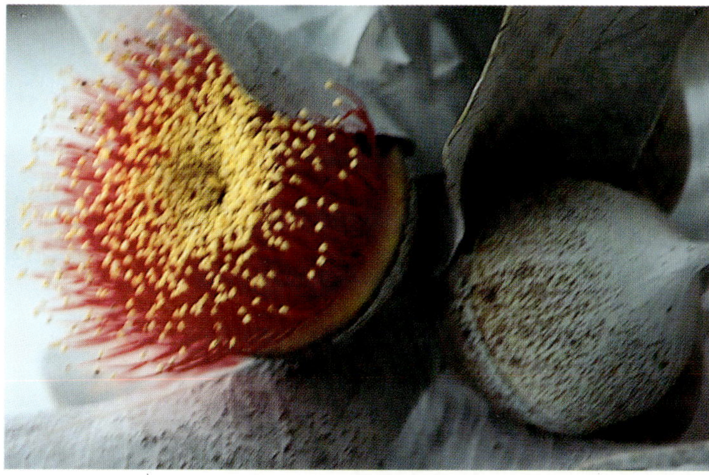
Macrocarpa

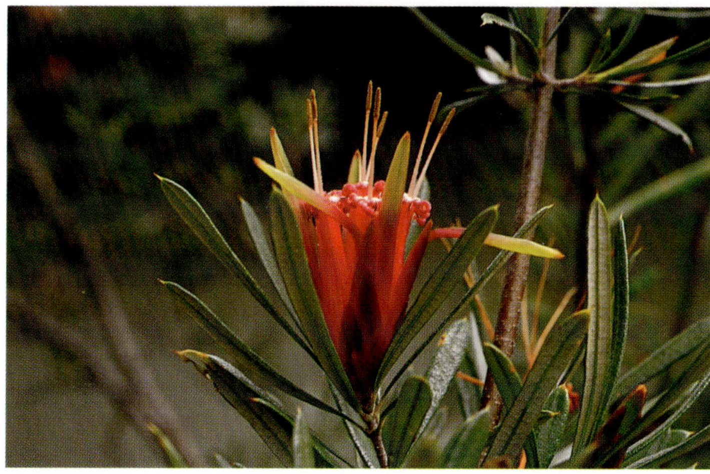
Mountain Devil

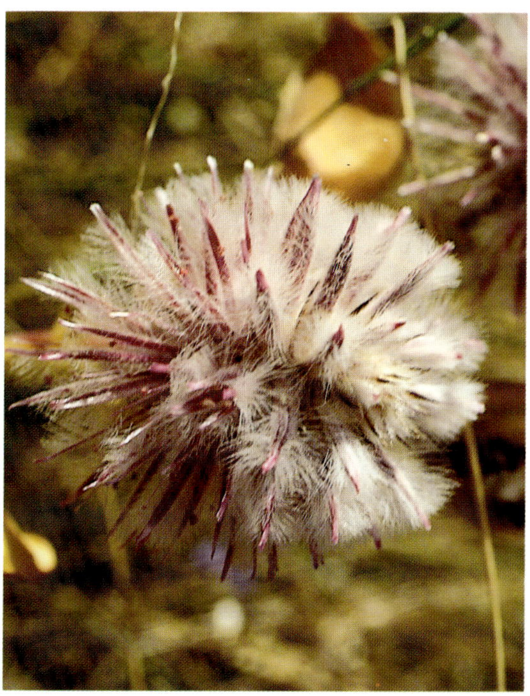
Mulla Mulla

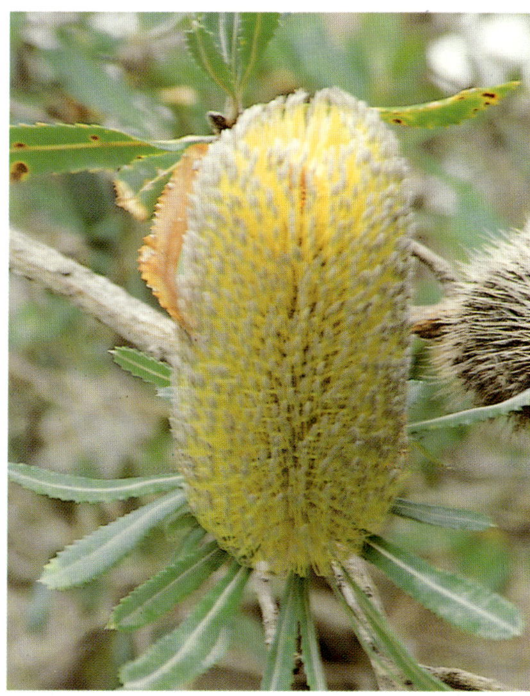
Old Man Banksia

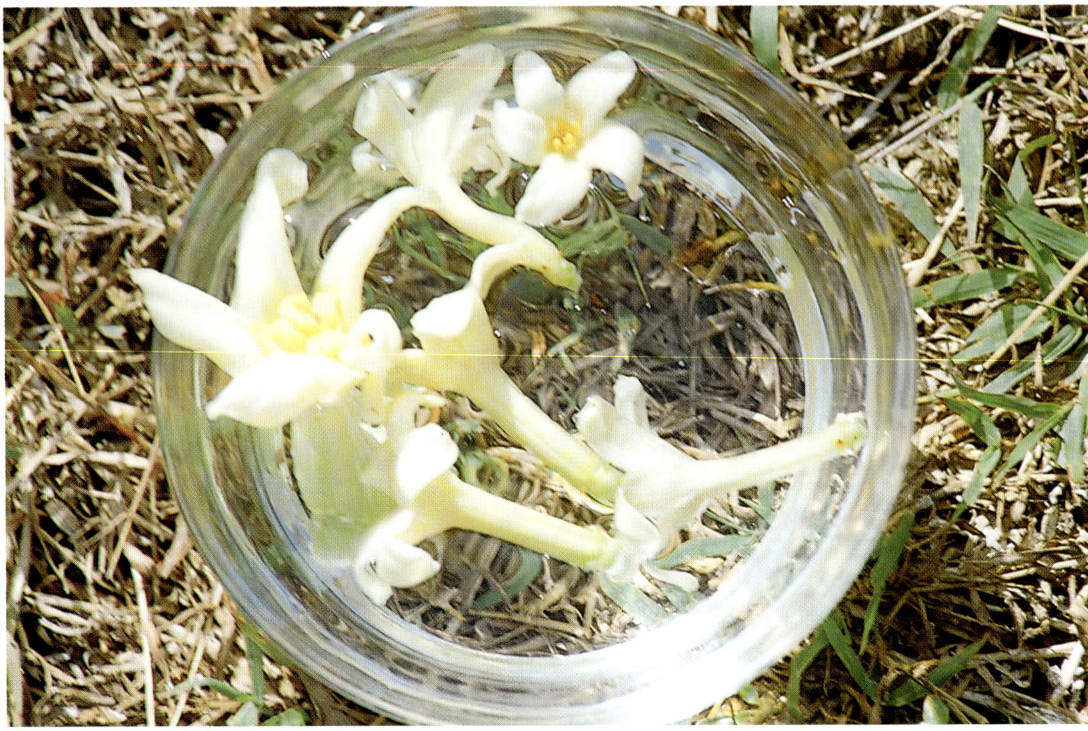

Paw Paw

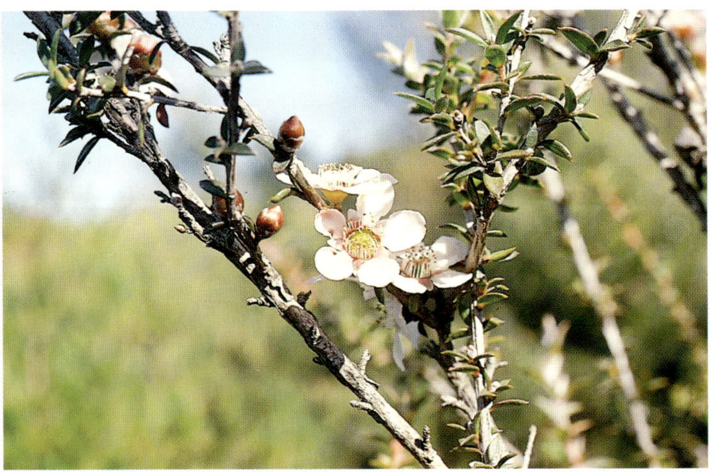

Peach-flowered Tea-tree

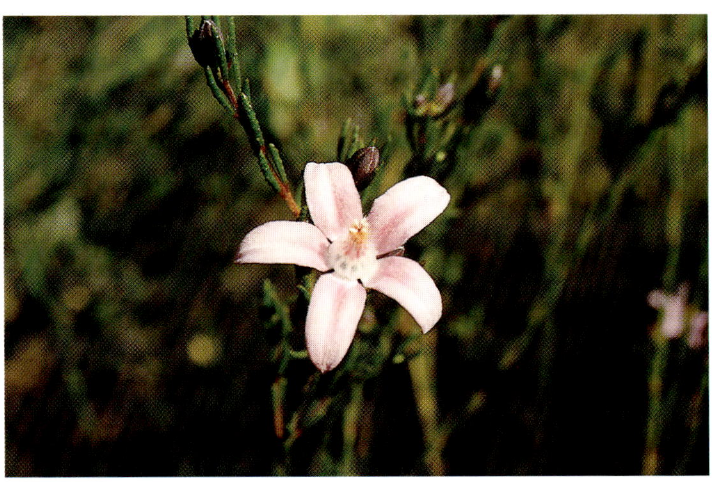

Philotheca

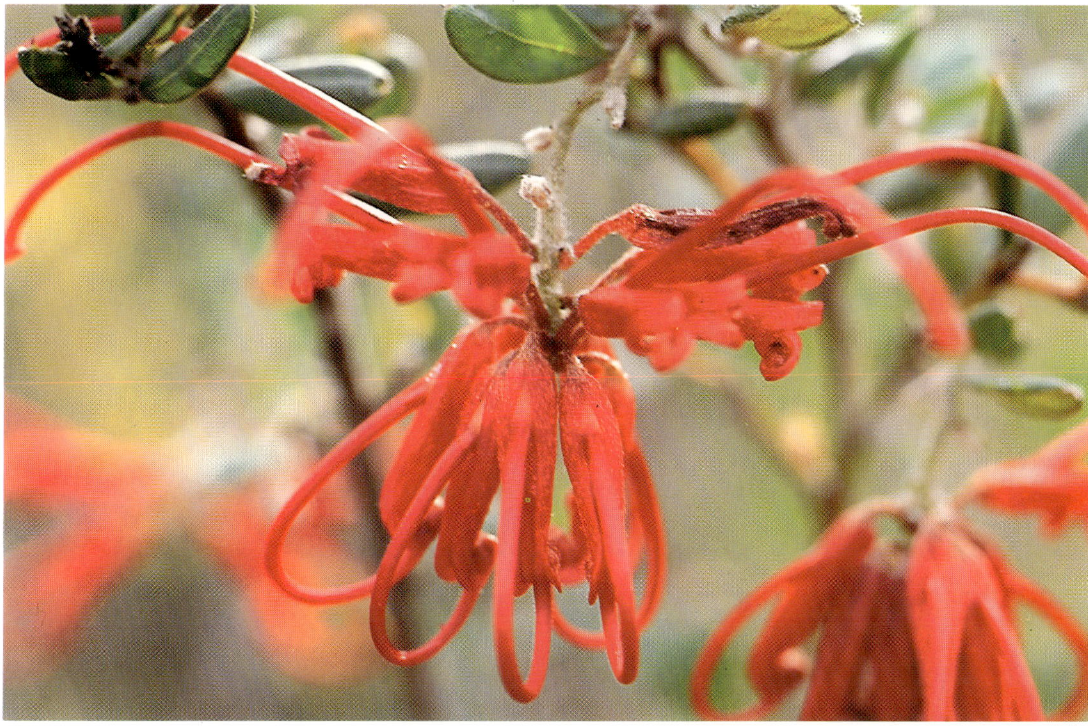

Red Grevillea

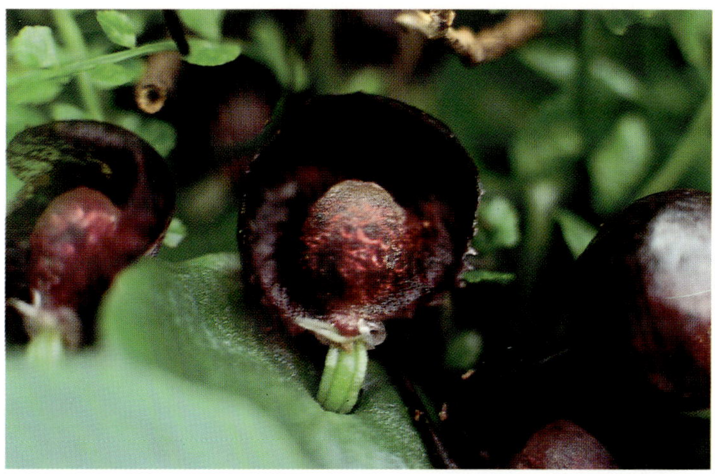

Red Helmet Orchid

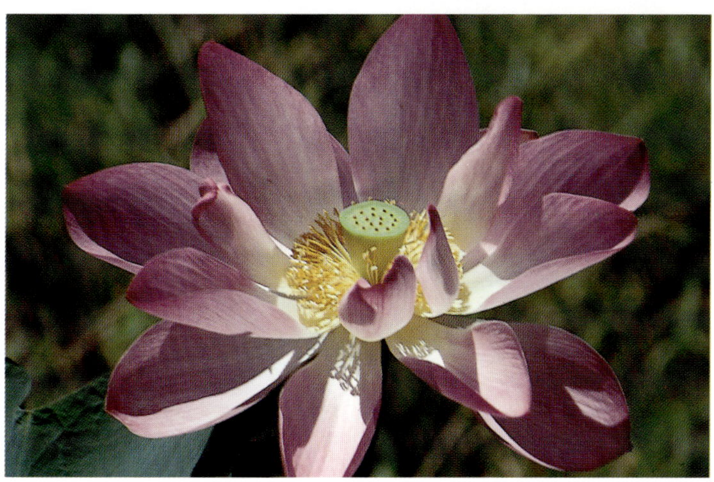

Red Lily

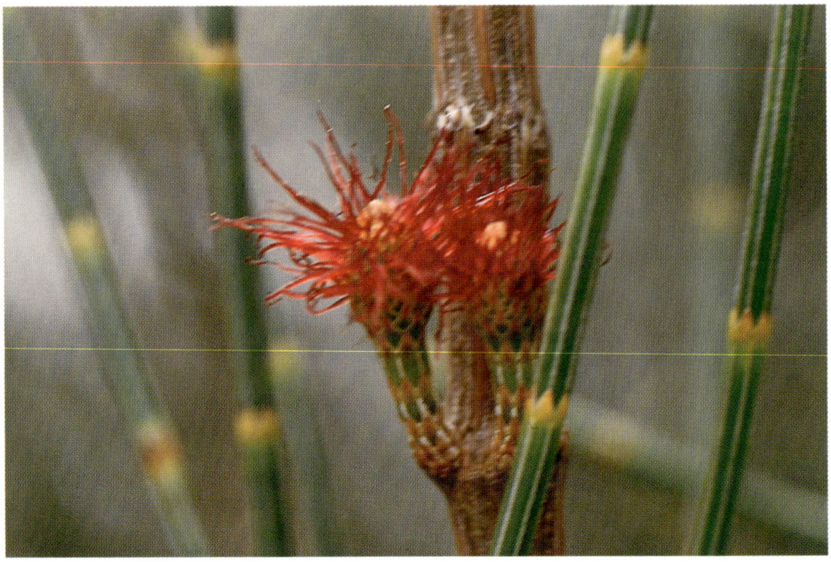

She Oak

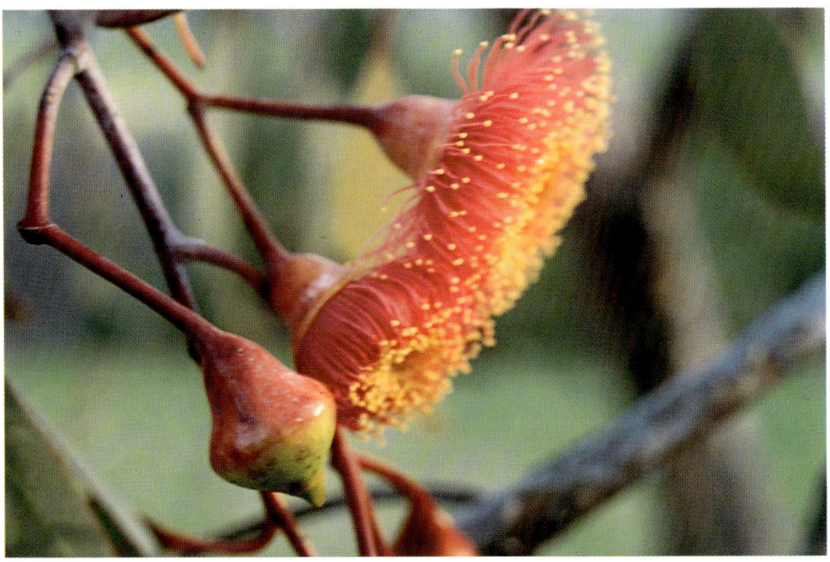

Silver Princess

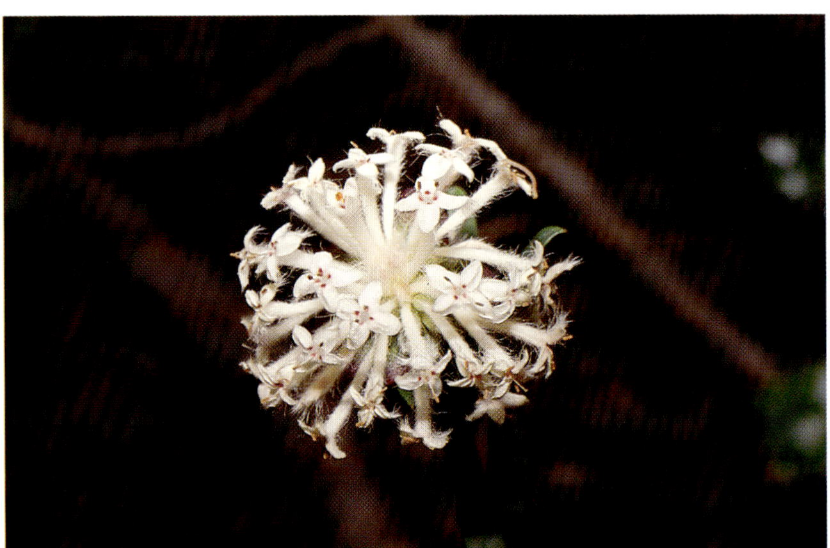

Slender Rice Flower

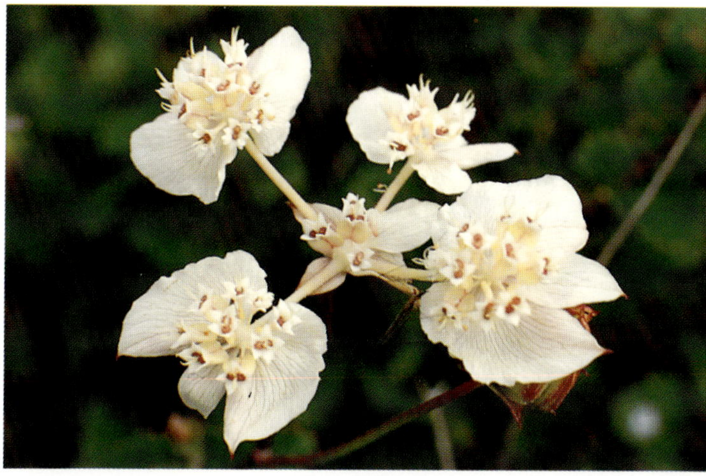

Southern Cross

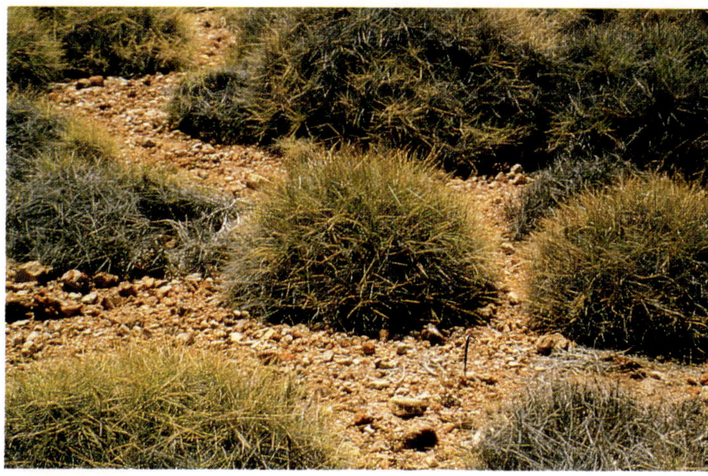

Spinifex

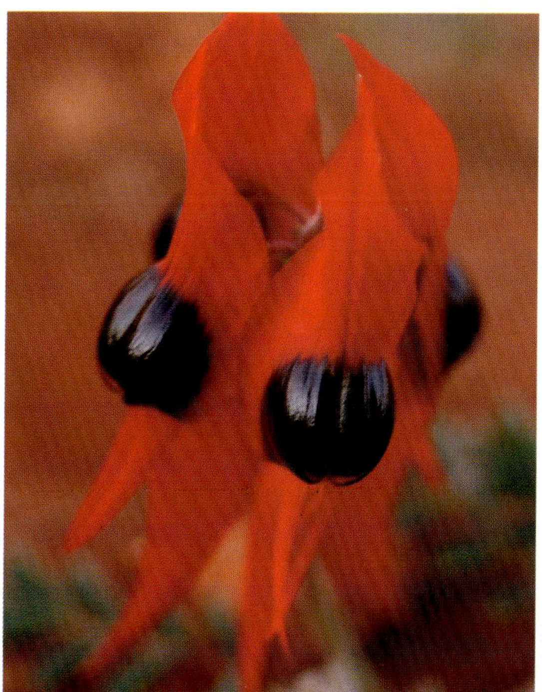

Sturt Desert Pea

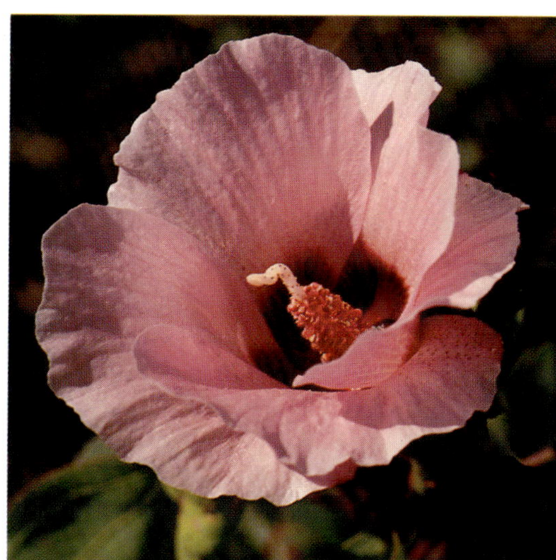

Sturt Desert Rose

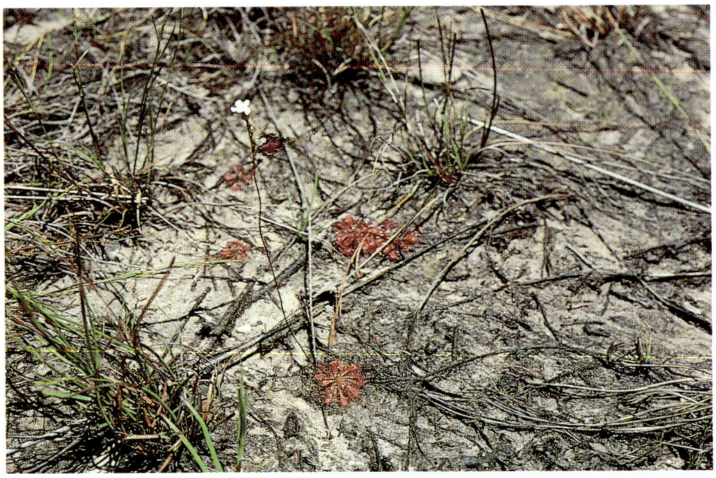

Sundew

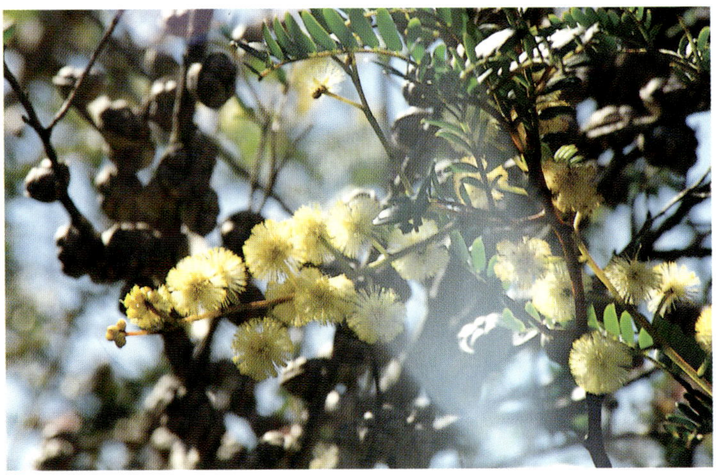

Sunshine Wattle

Tall Yellow Top

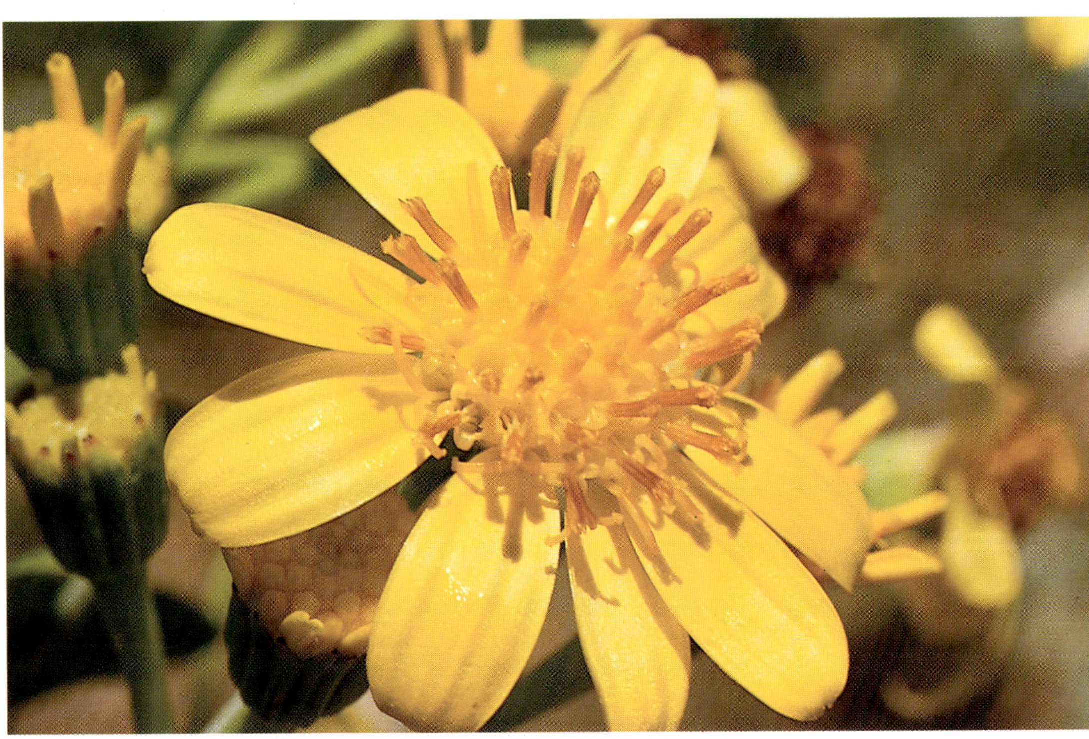

Turkey Bush

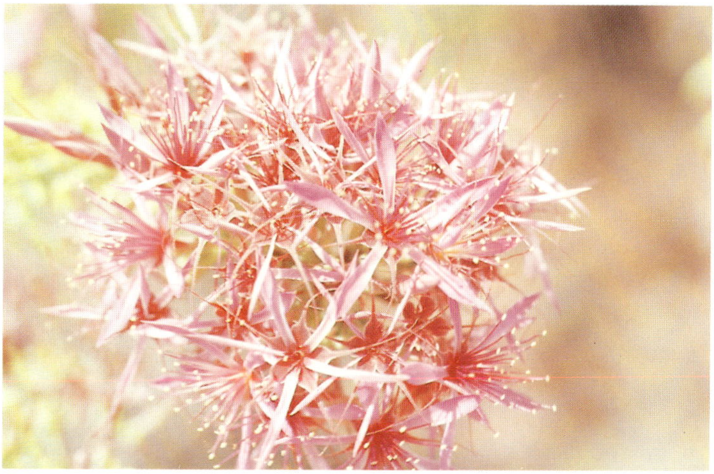

Waratah

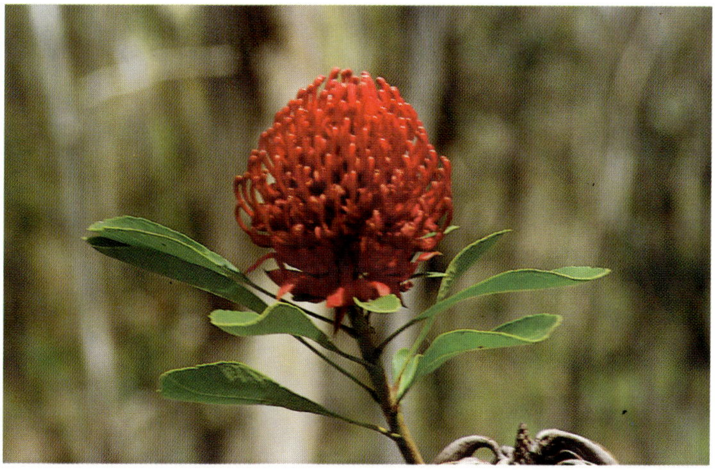

Wedding Bush

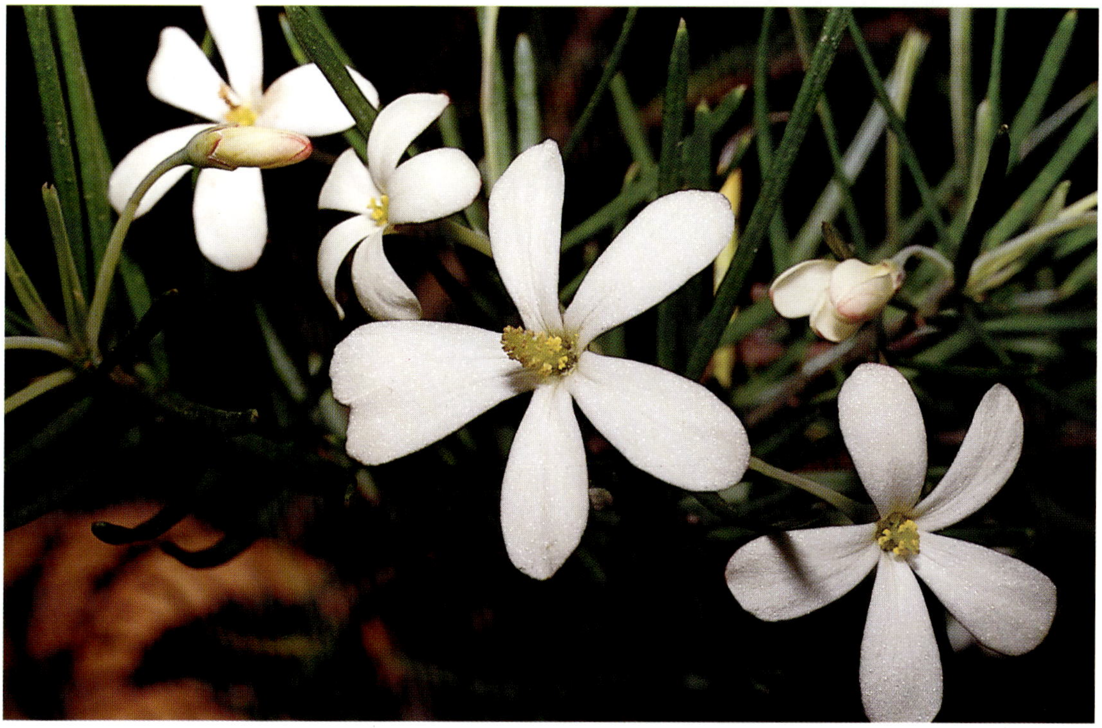

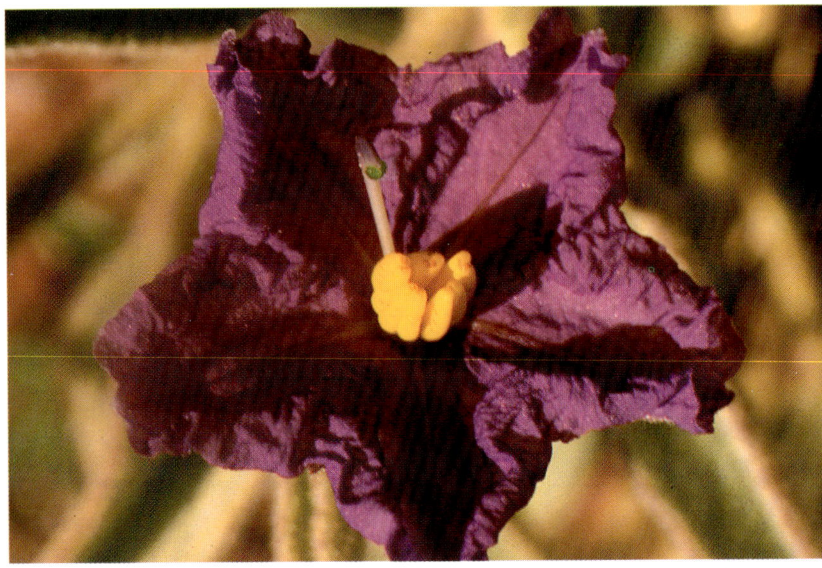

Wild Potato Bush

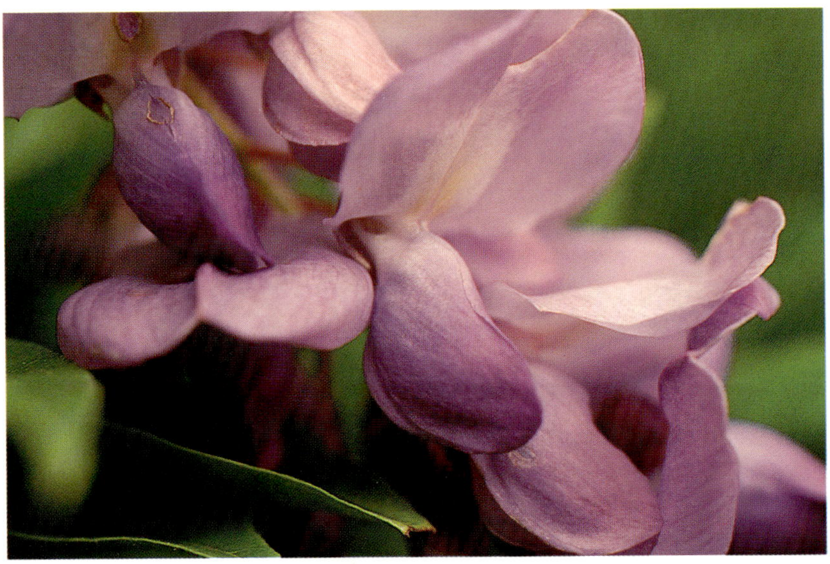

Wisteria

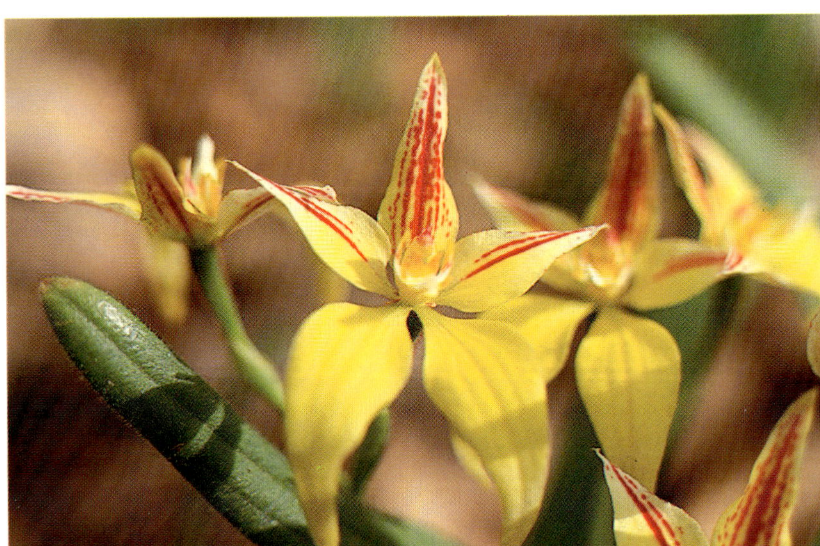

Yellow Cowslip Orchid

rend Geburten kann sie abwechselnd mit Emergency Essence genommen werden, bei Examensprüfungen, Sportwettkämpfen und ausgedehnten körperlichen Arbeiten.

Manchmal setzen sich Menschen so hohe Ziele, daß sie dermaßen erschöpft sind, und wenn sie sie erreicht haben, sich kaum noch darüber freuen können. In solchen Fällen empfehlen wir die Kombination von Silver Princess und Macrocarpa.

Wenn die Nebennieren erschöpft sind, ist das gesamte Immunsystem in Mitleidenschaft gezogen. Die Nebennieren ermöglichen uns, uns Kämpfen zu stellen ebenso wie Infektionen abzuwehren. In der Iris können Zeichen im Bereich der Nebennieren und Nieren auftreten, die Pupillen können geweitet sein. Nach der Einnahme von Macrocarpa kann es sein, daß die Leute anschließend sehr lange schlafen, weil sie so erschöpft sind.

Auch in der Erholungsphase ist Macrocarpa aufgrund seiner abwehrsteigernden Wirkung empfehlenswert. Kombiniert mit einer halben Stunde Meditation pro Tag kann Macrocarpa zwei bis drei Stunden Schlaf ersetzen, was die Erholung natürlich erheblich beschleunigt.

Ich erlebe nun die Erneuerung meiner Energie und Vitalität. Ich schöpfe nun aus der unbegrenzten Energiequelle in mir selbst.

MOUNTAIN DEVIL

(Lambertia formosa)

Alles, was wir brauchen, ist die Vorstellung der stetigen Vergrößerung unserer Liebe, bis sie schließlich die Gesamtheit der Menschen und die ganze Erde einschließt.

- Teilhard de Chardin

Lambertia ist eine australische Pflanze mit neun Arten, von denen acht im südlichen Western Australia vorkommen. Mountain Devil, die neunte, wächst auf Sandboden entlang der Küste von New South Wales und in den Blue Mountains.

Es handelt sich um einen starren, aufrechten, einen bis drei Meter hohen Strauch mit scharf zulaufenden, glänzend grünen Blättern. Wie viele andere Mitglieder der Proteaceae- Familie auch ist er imstande, lange Perioden der Trockenheit zu überstehen. Blütezeit ist Frühling und Sommer. Die Blüten bestehen aus sieben röhrenförmigen Anteilen, die von langen roten Deckblättern eingeschlossen werden. Die Pflanze wird oft vom Honeyeater-Vogel besucht, die sich an den schier unbegrenzten Nektarvorräten der Blüten laben.

Der botanische Name ehrt den Botaniker A. Lambert, während 'formosa' hübsch bedeutet, eine wahrhaft zutreffende Beschreibung. Der englische Name Mountain Devil bezieht sich auf die auffallenden, doppelt gehörnten Früchte, die an einen Teufelskopf erinnern. Solange sie noch jung sind, sind die Früchte grün, später trocknen sie zu einem dumpfen Braun. In diesem Zustand bleiben sie oft über Jahre am Strauch. Wenn eine hölzerne Frucht dann aufplatzt, was normalerweise nach einem Buschbrand geschieht, gibt sie zweiflüglige Samen frei.

Mountain Devil ist eine höchst wichtige Blütenessenz, denn sie hilft, bedingungslose Liebe und deren Annahme hervorzurufen, ebenso wie sie verzeihen läßt. Es ist eine Schlüsselessenz, die universeller Liebe die Türe öffnet.

Mountain Devil kann in jedem Zustand, der mit einem Mangel an Liebe einhergeht, verwendet werden. Liebe ist die ultimative Lebenskraft - die stärkste Energie überhaupt. Unsere spirituelle Evolution ist auf die Fähigkeit ausgerichtet, immer größere Liebe auszudrücken. Die Frucht der Pflanze symbolisiert diese Evolution, dieses Ringen um Liebe, denn der Teufel repräsentiert genau den Mangel daran. Eifersucht, Mißgunst, Mißtrauen und Ärger haben alle eines gemeinsam: das Fehlen der Liebe zur Menschheit und Menschlichkeit.

Viele große Lehrer aus allen Teilen der Erde haben zu allen Zeiten die Wichtigkeit der Liebe gepredigt, denn darauf basieren sämtliche menschliche Beziehungen. Was wir anderen antun, wirkt auf die ganze Menschheit. Andere zu hassen bedeutet, uns selbst zu hassen, denn wir alle leben im selben gemeinsamen Geist. Was wir über andere denken, denken wir auch über uns selbst. All unsere Bitterkeit und unseren Groll loszulassen und einander zu lieben, ist das, was wir uns selbst und der ganzen Menschheit schulden.

Dieses Blütenmittel reinigt von Haß, Wut und anderen Gefühlen, die die Liebe blockieren, und bringt vielleicht eine große Traurigkeit (die Kehrseite der Wut) zum Vorschein. Dies weist auf einen Mangel an Liebe des Selbst hin, ein weiterer Grund dafür, daß Menschen Schwierigkeiten haben, ihre Liebe anderen gegenüber auszudrücken.

Die Bush Essenzen regulieren ihre Wirkstärke von allein. Selbst wenn wir mit wirklich mächtigen Gefühlen wie Haß oder Liebe arbeiten, bringen sie nur jene Seiten der Persönlichkeit an's Tageslicht, an denen die Betroffenen arbeiten wollen. Dennoch wirkt Mountain Devil auf sehr tiefen Ebenen und dies sogar noch, wenn die Einnahmephase bereits abgeschlossen wurde. Immer weiter werden dann noch Haß und Wut beseitigt, was der Liebe immer größere Pforten in uns selbst öffnet. Probleme mit der Lösung solch starker Emotionen tauchen extrem selten auf, wenn aber doch, ist es das einfachste, die Tropfen abzusetzen und stattdessen Emergency Essence zu nehmen.

Die Mountain-Devil-Persönlichkeit ist sehr mißtrauisch und argwöhnisch. Solche Leute trauen anderen niemals und legen

Negativer Zustand

- Haß
- Wut
- nachtragend sein
- Mißtrauen

Transformierter Zustand

- bedingungslose Liebe
- Glück
- Verzeihung

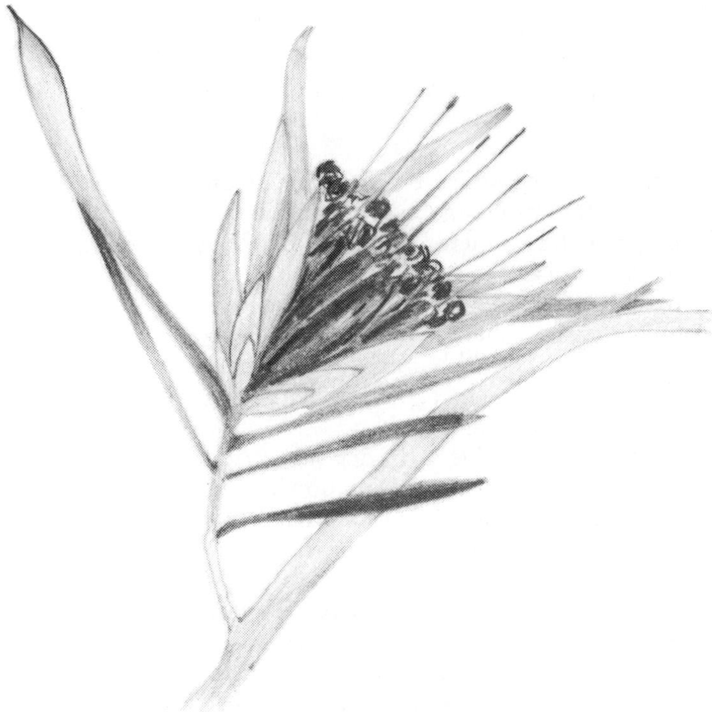

sich einen Schutzpanzer gegen alles mögliche an. Dennoch kehren Nächstenliebe und Freundlichkeit immer wieder zu denen, die sie leben, zurück und bereichern deren Leben auf vielfältige wunderbare Weise.

Meine Großmutter pflegte zu sagen: „Wenn Du nichts Gutes über jemanden sagen kannst, dann sag lieber gar nichts". Mountain-Devil-Menschen sind dagegen so böswillig, daß sie diese Weisheit ins Negative verkehren: wenn sie nichts Schlechtes über jemanden sagen können, schweigen sie lieber.

Mit ihrer Wut ist immer eine Menge Anklage verbunden. Stets klagen sie andere Menschen an und weigern sich, die Verantwortung für ihr eigenes Leben und ihre eigenen Gefühle selbst zu übernehmen. Sie sehen nur das Häßliche in der Welt, weil sie all ihre Frustration und ihren Ärger auf diese projizieren. Sie können sehr gehässig und verbittert sein, es ist wahrhaftig kein Vergnügen, diese Menschen um sich zu haben.

Es ist wie eine Art der Selbstvergiftung für diese Menschen. Dies läßt sich sogar in der Iris erkennen, denn sie weist braune toxische Dickdarmzeichen und eine gestörte Leberzone auf.

Wenn diese Menschen sich also mit Haß und Groll selbst vergiften, können daraus Krankheiten resultieren, z. B. in Form von Krebs, Schlaganfällen oder Arthritis. Arthritisknoten reflektieren manchmal den inneren Zustand der Person. Die scharfen, stechenden Schmerzen dieser Krankheit erinnern an die Stachel, die sie gegen andere richten. Der Neid, den diese Menschen anderen gegenüber hegen und das oft jahrzehntelang, nagt auch an ihrem eigenen Körper und führt schließlich zu einer Krankheit. Der Haß auf andere kehrt zu uns zurück und gibt genau denen Macht über uns, die wir hassen. Wir verletzen damit unsere Feinde nicht im geringsten. Wir machen bloß unser eigenes Leben zum Alptraum.

Tatsächlich ist es so, daß Menschen, die eine Menge Haß und Wut in sich tragen, sich häufig verletzen und in Unfälle verwickelt werden. In unserer Kultur scheint ein legitimes Ausdrucksmittel für Haß in Autounfällen zu bestehen.

Mountain Devil kann auch Menschen helfen, die gerade eine Scheidung oder Trennung durchmachen, bei der Haß, Rache und Manipulation zutage treten. „Ich fühle mich, als sei meine gute Seite zu mir zurückgekehrt" ist ein typischer Ausspruch von jemandem, der Mountain Devil nahm.

Der positive Aspekt von Mountain Devil findet sich in den machtvollen menschlichen Fähigkeiten zu lieben und zu vergeben. Diese Macht bewies Jesus Christus, als er am Kreuz sagte: „Vergib ihnen, denn sie wissen nicht, was sie tun."

Menschen, die geben können, ohne etwas als Gegenleistung zu verlangen und die sich ehrlich am Glück anderer erfreuen können, verkörpern die positiven Aspekte dieser Essenz. Solche Veränderungen werden sogar in der Wirtschaft sichtbar. Anstatt des alten Gewinn- oder Verlier-Prinzips, findet jetzt die Philosophie des Win-Win, bei der beide Beteiligten eines Geschäftes profitieren, immer weitere Verbreitung, was schließlich zu besserer Zusammenarbeit und mehr Lebensqualität führen wird.

Für Mountain-Devil-Menschen ist sehr wichtig, zuerst einmal überhaupt Aggressionen zu bemerken, welche sie da mit sich herumtragen und diese auch anzuerkennen. Sehr effektiv ist es dann, statt gegen Menschen oder Dinge Aggressionen zu richten, die man womöglich zerstören würde, beispielsweise mit einem Tennisschläger ein Kissen nach Herzenslust zu verprügeln, um so die Wirbelsäule von ihrer gespeicherten aggressiven Energie zu entladen. So kann man seinen Ärger loswerden, ohne jemanden zu verletzen. Sollte dieser Vorschlag jemandem lächerlich vorkommen, kann man genausogut eine körperliche Arbeit verrichten, z. B. im Garten, oder beim Sport seine Aggression abreagieren.

In diesem Zusammenhang fällt mir ein extrem aggressives und gewalttätiges Kind ein, das lebendige Szenen aus einem früheren Leben in einem Dorf in Eurasien schilderte, wo es als Mitglied einer Bande vergewaltigte, tötete und plünderte. Sein Verhalten veränderte sich nach Einnahme von Mountain Devil dramatisch. Es wurde viel sanfter, freundlicher und toleranter gegenüber Eltern und Bruder.

Mountain Devil hat schon vielen Menschen ein besseres Verständnis für die Ursachen ihres Zorn's gebracht und einfallsreiche Wege aufgezeigt, diesen loszulassen. Die Menschen nehmen anschließend die Verantwortung für ihre eigenen Taten auf sich und beschuldigen nicht mehr andere.

Dieses Blütenmittel wirkt auch wunderbar bei Eifersucht, besonders bei Geschwisterrivalitäten. Einige Dosen Mountain Devil dem Kind gegeben, bevor seine kleine Schwester oder sein kleiner Bruder zur Welt kommt, kann jeder möglichen Eifersucht vorbeugen. Ähnlich wirkt die Essenz auch bei Tieren. Wenn Leute zusammenziehen und ihre Haustiere mitbringen, kann eine gespannte Atmosphäre entstehen. Aus metaphysischer Sicht bedeutet ein knurrender, bellender Hund, daß sein Herr einen nicht mag. In einem solchen Falle kann man dem Besitzer des Hundes ein paar Tropfen Mountain Devil als Friedenszeichen anbieten. Diese Blüte kann einem die Augen über den Zustand einer Beziehung öffnen, wenn der Hund zu bellen und schnappen beginnt.

Die Pflanze selbst hat eine wunderbare ausgeprägte Signatur. Das Rot der Blüten signalisiert die Intensität der Gefühle. Die sieben Teilblüten symbolisieren Spiritualität, denn diese Zahl repräsentiert das Lernen. Die wichtigste Lektion, die wir zu lernen haben, ist natürlich die Liebe. Die scharfen Blattränder sind wie die scharfen Worte, die andere verletzen und Schmerz auslösen. Die Früchte mit ihren beiden Hörnern ähneln einem Teufelskopf. Die Samen benötigen oft ein Feuer, damit ihre Kapsel gesprengt wird. Das Zweiflügelige der Samen symbolisiert die Engel, die durch das Feuer der Hölle gingen. Die Früchte selbst bleiben oft jahrelang auf dem Baum, wie alter Groll und alte Verstimmung, die ein reinigendes Feuer brauchen, um endlich zu verschwinden.

Ich öffne mich der allgegenwärtigen Liebe.
Ich vergebe jetzt und immer in jeder Situation.

MULLA MULLA

(Ptilotus atripicifolius)

Angst existiert nicht in der Gegenwart, sondern nur in Vergangenheit und Zukunft, die beide nicht existieren.

- Ein Kurs in Wundern
(Hrsg. Frances Vaughan und Roger Walsh)

Ptilotus ist allgemein als Mulla Mulla bekannt und wächst in den trockenen Landesteilen Australiens. Mehr als 100 Spezies sind über ganz Australien verteilt anzutreffen, alle, bis auf eine, kommen ausschließlich hier vor. Wie die meisten Wüstenpflanzen blüht sie immer dann, wenn die Umstände dafür günstig sind. Die Blüten überdauern Monate, bis es Wind und Regen gelingt, sie zu zerstören. Die meisten Arten finden sich in

Western Australia und im Northern Territory, wo sie manchmal mehrere Hektar des roten sandigen Kiesbodens bedecken.

Ptilotus atripicipolius ist ein kleines einjähriges oder auch winterfestes Kraut mit rosa Blüten. Diese werden etwa 2 Zentimeter groß und sind mit weichen Härchen bedeckt, sie erscheinen endständig in dichten Blütenköpfen. Diese Pflanze bevorzugt felsig-lehmigen Boden in heißen Wüstengegenden. Je größer die Hitze, desto besser scheint sie zu gedeihen.

Die Mulla-Mulla-Essenz wurde in Palm Valley im Northern Territory hergestellt, wo einige der ältesten Pflanzen Australiens anzutreffen sind. Es ist kein Wunder, daß wir diese Pflanze ausgerechnet im heißesten Landesteil fanden, denn die Eigenschaften der Blüte haben viel mit Hitze und Feuer zu tun. Die Essenz dient der körperlichen und emotionalen Erholung nach Verbrennungen durch Feuer oder besonders heiße Objekte.

Diese Blütenessenz zeigt beispielhaft auf, wie die Entwicklung der Bush Essenzen genau die Bedürfnisse der Zeit treffen und deshalb gerade jetzt entwickelt werden mußten. Die zunehmende Zerstörung der Ozonschicht ermöglicht es der ultravioletten Strahlung, die Erdatmosphäre zu durchdringen, was zu einer immer höheren Rate an Sonnenbränden bis hin zu Hautkrebs führt und dies auch in Gebieten, wo solche Erscheinungen noch vor kurzer Zeit vollkommen unbekannt waren wie in Argentinien, Neuseeland und Tasmanien.

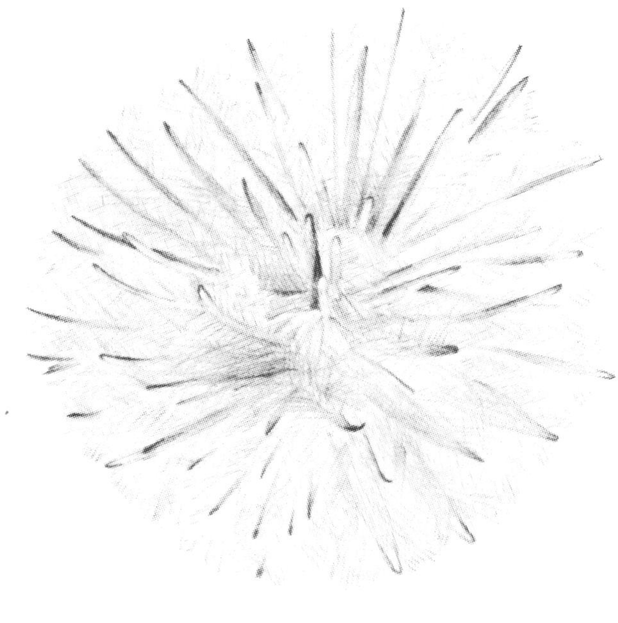

In den letzten Jahren haben wir mehr und mehr Strahlung aufgenommen. Mulla Mulla ist die geeignete Essenz, die im Körper angereicherte Strahlung hinauszuspülen. Nach der Einnahme von Mulla Mulla machten viele Leute die Erfahrung, daß alte Sonnenbrände, manche schon Jahre her, plötzlich wieder auf der Haut erschienen, zwei, drei Tage dort blieben, bis sie schließlich endgültig verschwanden.

Es war ihnen möglich, zu bestimmen, wie lange der Körper diese Strahlung gespeichert hatte, da zu verschiedenen Zeiten unterschiedliche Bademoden vorherrschten und damit beispielsweise auch unterschiedliche Weiten der Badeanzüge. Je nach Größe der weiß gebliebenen Hautareale konnte man sogar darauf schließen, wann der Sonnenbrand wohl zustande gekommen sein mußte. Kombiniert mit Fringed Violet ist Mulla Mulla eine die Nebenwirkungen einer Strahlentherapie mildernde Essenz.

Die Angst vor Hitze und Feuer existiert oft völlig unbewußt und manifestiert sich möglicherweise in einem Mangel an Vitalität, da solche Menschen den Wunsch verspüren, einfach zu verschwinden. Wenn man einen solchen Menschen trifft, bedarf es einer einfühlsamen analytischen Befragung, die die zugrundeliegende Furcht vor Feuer und heißen Dingen aufdecken kann.

Einer meiner Patienten hatte in den letzten fünf Jahre immer mehr an Gewicht zugenommen, sein Energieniveau war niedrig und er fühlte sich schwerfällig und müde. Der Muskeltest ergab einen Bedarf an Mulla Mulla. Es stellte sich heraus, daß sein Haus am Aschermittwoch vor fünf Jahren bei den großen Bränden in Victoria abgebrannt war. In diesen Feuern hatten viele Menschen ihr Leben lassen müssen. Er hatte das Feuer bekämpft und dabei ein paar schreckliche Dinge miterleben müssen. Seitdem bedeutete Hitze für ihn eine enorme Streßbelastung, er hatte stetig an Gewicht zugelegt und hatte große Schwierigkeiten mit dem Abnehmen, denn für ihn war das zusätzliche Gewicht eine Art Schutzhülle. Mulla Mulla leistete diesem Mann wirklich große Dienste.

Als wir Rotorua in Neuseeland besuchten, bekam meine Tochter Grace hohes Fieber, nachdem sie ein Thermalbad aufgesucht hatte. Auch in diesem Falle ergab der Muskeltest, daß Mulla Mulla die angebrachte Blütenessenz war. Ich denke, daß das heiße Wasser und der Dampf in ihr tiefsitzende Erfahrungen aus einem vorherigen Leben wieder aktuell werden ließen.

Bei der Reinkarnationsarbeit benutzen viele Therapeuten und Heilpraktiker die Mulla Mulla Essenz, da viele ihrer Klienten in früheren Leben die Erfahrung des Verbranntwerdens machten. Interessanterweise arbeiten diese Menschen heute oft in medizinischen oder angrenzenden Bereichen, z. B. als Kräuterkundige oder Heilpraktiker. Genau solche Menschen waren es auch, die im Mittelalter auf den Scheiterhaufen verbrannt wurden, als die Kirche versuchte, mit allen Mitteln ihre Macht auszubauen.

Negativer Zustand

- Furcht vor Flammen und heißen Gegenständen
- mit Feuer und Hitze zusammenhängendes Trauma

Transformierter Zustand

- Verjüngung
- positives Verhältnis zu Feuer

Ein kurzer Blick nur auf vergangene Zeiten und ihre grausigen Foltermethoden zeigt, wie oft heiße Werkzeuge zu Folterzwecken mißbraucht wurden. So ist es nicht überraschend, daß durch Hitze und Feuer verursachte Traumen in einem vorherigen Leben, heute noch starke Auswirkungen auf die betreffenden Menschen haben.

Ich schaue dem Leben voller Kraft und Vertrauen ins Gesicht. Ich lasse nun meine Ängste los.

OLD MAN BANKSIA

(Banksia serrata)

Auch die weiteste Reise beginnt mit dem ersten Schritt.
- Lao Tse

Old Man Banksia ist eine der ersten von Sir Joseph Banks entdeckten australischen Pflanzen, sie ist in allen östlichen Landesteilen zu finden. Sie wird bis zu 17 Meter hoch und entwickelt im Laufe der Zeit dicke, gewundene Stämme mit einer dunklen, runzligen, an Kiesel erinnernden Rinde. Die harten, glänzenden, dunkelgrünen Blätter, die bis zu 16 Zentimeter lang werden, sind gleichmäßig gezahnt. Die ganze Entwicklung des Blütezyklus dieses Baumes zu beobachten, heißt, tiefe Einblicke in die Schönheit der Natur zu gewinnen. Im Spätsommer enthüllen die aufrechten, samtigen, braunen Knospen langsam die noch unreifen, silbrig-grünen Blütenähren. Beginnend an der Basis und sich von dort zur Spitze des Zapfens hin vorarbeitend, öffnet sich eine Blüte nach der anderen, wobei sie ihre Farbe von einem goldenen Rehbraun über orange bis schließlich rot verändern, wenn sie verwelken. Zurück bleibt ein hölzerner Zapfen, dicht eingehüllt in einen weichen, kurzhaarigen, taubengrau bis rostigroten Flaum. Diese Zapfen mit großen, augenähnlichen Ausformungen, die zwischen 8 und 16 Zentimeter lang sind und die geflügelten Samen enthalten, bleiben jahrelang auf dem Baum und stellen ein auffallendes Merkmal der Old Man Banksia dar. Die australische, nunmehr bereits verstorbene Schriftstellerin May Gibbs nahm in ihren in Australien weit bekannten Zeichnungen die Erscheinungsform der Zapfen zum Vorbild für ihre großen, bösen Banksia Männer. In der Blütezeit enthalten die Zapfen unglaubliche Mengen Nektar, was viele Vögel, Beuteltiere und Insekten anlockt.

Wie die übrigen Mitglieder der Proteaceae Familie ist auch Old Man Banksia sehr anpassungsfähig und kann auch auf ödem, unfruchtbarem Boden angetroffen werden. Normalerweise aber bevorzugt dieser Baum Waldgebiete.

Dies ist eine Blütenessenz für massive, schwere, füllige Leute, die oft über wenig Energie verfügen. Sie bewegen sich nur langsam und sind oft schon lange Zeit sehr träge. Möglicherweise sind sie durch Rückschläge entmutigt, sie fühlen sich einfach nur müde und das schon seit langer Zeit. Old Man Banksia wirkt wie ein Zündfunken im Leben solcher Leute, sie verhilft diesen Menschen auch nachhaltig zu bleibender Kraft. Selbst nachdem die Essenz wieder abgesetzt wurde, wirkt sie im Körper noch weiter.

Diese Menschen leiden oft an Unterfunktion der Schilddrüse, daher kommt ihre Schwerfälligkeit, Schwergewichtigkeit oder gar Fettleibigkeit und chronischer Müdigkeit. Sie sind dennoch sehr verläßliche Leute, die sich immer weiter schleppen, ihre Müdigkeit zu verheimlichen versuchen und immer weiter erfolglos dagegen ankämpfen.

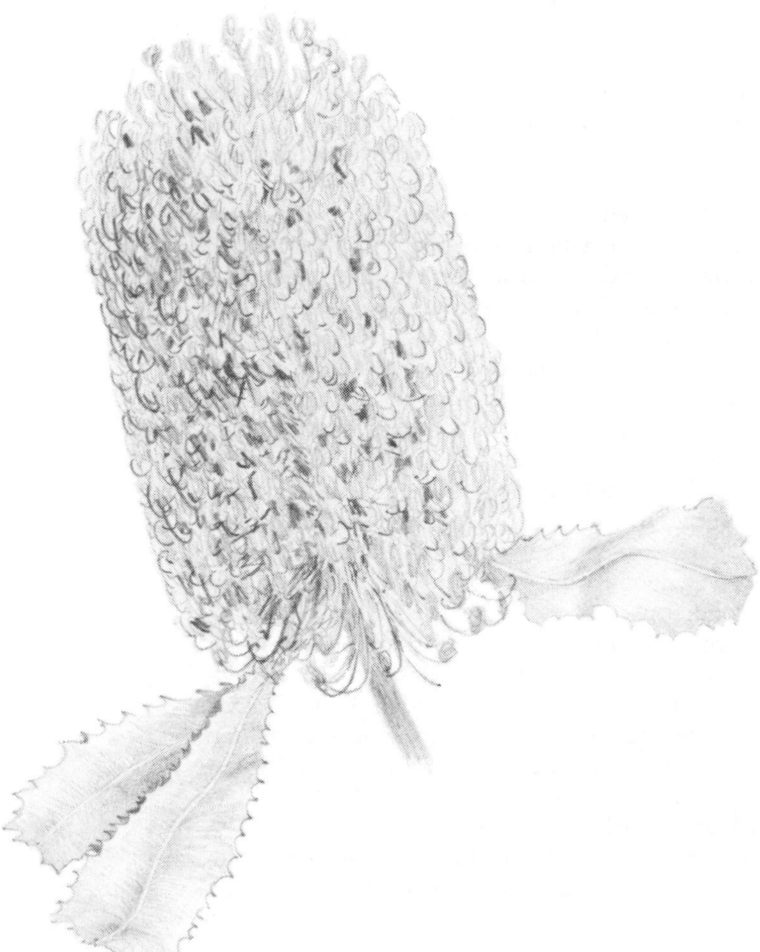

Der Old-Man-Banksia-Typus ist kein Schnelldenker wie Black-eyed Susan. Er besitzt dagegen eher einen erdverbundenen Charakter und handelt von der gefühlsmäßigen und körperlichen Ebene aus, weniger von der geistigen.

Er hat eine starke gefühlsmäßige Bindung zu Kindern und ist oft der Mittelpunkt der Familie, die meisten Probleme und Arbeitslasten gehen auf Kosten des Old-Man-Banksia-Menschen. Er gibt anderen viel von sich selbst und von seiner Zeit. Oft aber übernimmt er sich und arbeitet zuviel, hat aber Schwierigkeiten „nein" zu sagen, wenn jemand etwas von ihm will.

Ebenso wie Schilddrüsenprobleme typisch sind, gehören auch Schlag- und Herzanfälle zum Bild der Old Man Banksia, genau wie körperliche und Nervenzusammenbrüche. Die Blütenessenz dagegen läßt einen die eigenen Grenzen erkennen und respektieren.

Diese Menschen besitzen einen ausgeprägten Sinn für das Praktische. Sie gehen praktisch, methodisch und geduldig vor, nehmen sich eine Sache nach der anderen vor und pfuschen dabei nicht. Sie sind gute Zuhörer, da sie sich gerne um andere kümmern. Häufig wenden sich die Menschen an sie, wenn sie in Schwierigkeiten stecken. Sie mögen es, anderen helfen zu können, im Kern besitzen sie eine tiefe Menschlichkeit.

Auch verfügen sie über eine ausgeprägte Intuition und ein gutes Gespür, sie spüren die Natur und leben in ihr.

Eine meiner Patientinnen nahm an vielen Meditationskreisen teil. Da sie ein gutes Medium war, wurde sie oft eingeladen, den Mitgliedern anderer Gruppen bei der persönlichen Weiterentwicklung behilflich zu sein. Da sie in dieser Hinsicht wirklich sehr begabt war, fühlte sie sich verpflichtet, anderen zu helfen. Sie begann, zuzunehmen und fühlte sich müde und träge, die an sie herangetragenen Bitten konnte sie aber dennoch nicht abschlagen. Nachdem sie Old Man Banksia genommen hatte, gewann sie ihre frühere Vitalität zurück und lernte, „nein" zu sagen, wenn ihr etwas zuviel wurde, und auch der lähmende Schmerz in Knie und Hüften verschwand. Bei der Einnahme kam es bei mehreren Menschen zu ungewöhnlichen Begleiterscheinungen wie Engegefühl im Hals, diese sind jedoch zu vernachlässigen, denn nach kurzer Zeit verschwinden sie wieder. Wir werten sie als Anzeiger dafür, daß die Schilddrüse wieder normal zu arbeiten beginnt.

Es gibt Schätzungen, daß in den westlichen Ländern mehr als 40 % der Frauen über 40 Jahre an Unterfunktion der Schilddrüse leiden. In solchen Fällen kann Old Man Banksia eine wertvolle Hilfe sein. Die australischen Ureinwohner betrachten diesen Baum als Sinnbild weiblicher Spiritualität. Kombiniert mit Macrocarpa und Crowea ist Old Man Banksia ein wahres Lebenselixier und bringt starke Energien.

Die positive Seite dieser Essenz zeigt einen begeisterungsfähigen, enthusiastischen, vielseitig interessierten Menschen vol-

Negativer Zustand

- Trägheit
- Fülligkeit
- niedriges Energieniveau
- entmutigt
- matt
- frustriert

Transformierter Zustand

- Lebensfreude
- Energie
- Enthusiasmus
- Interesse am Leben

ler Energie, der fähig ist, sich allen Herausforderungen des Lebens zu stellen.

Ich kann mit allem, was mir das Leben bringt, umgehen.
Ich fühle in mir die Lebensfreude und die Begeisterung.

PAW PAW

(Carica papaya)

Dies ist die Zwei-Schritte-Regel für den Umgang mit Streß:
1. Schritt: Reg Dich nicht über Kleinkram auf.
2. Schritt: Bedenke, alles ist Kleinkram.
- *Anthony Robbins,* Unlimited Power

Paw Paw ist ein immergrüner, bis zu 8 Meter hoher Baum mit Blättern, die an der Krone bis zu 60 Zentimeter Durchmesser aufweisen und durch ihre tiefe Lappung an eine menschliche Hand erinnern. Die Frucht ist eine riesige Beere mit einem Durchmesser zwischen 10 und 50 cm, die aus der kraftvollen, weißen weiblichen Blüte hervorgeht.

Ursprünglich aus Mexiko stammend, hat dieser Baum ein neues Zuhause in den tropischen Regionen Amerikas, Indiens, Tahitis, des malaiischen Archipels und des Nordens Australiens gefunden.

Paw Paw hat einen sehr geraden, schlanken Stamm mit Verzweigungen, die zur Spitze hin Unmengen Laub und Früchte tragen. Hier findet sich auch der Schlüssel zu einigen der Eigenschaften der Essenz.

Paw Paw ist eine sehr geeignete Blütenessenz, um die Aufmerksamkeit für das Höhere Selbst zu erwecken, denn dies hat die Antworten auf all unsere Fragen. Wenn jemand zum Beispiel um eine der wichtigen Entscheidungen des Lebens ringt, ist genau diese Blüte zu empfehlen. Sie stärkt die Intuition und läßt uns dadurch die Lösung unseres Problems entdecken. Dieser Effekt wird sogar noch verstärkt, wenn sich die entsprechende Person nach der Einnahme in einen tiefen meditativen Zustand versenkt. Eine solche innere Ruhe bietet die besten Voraussetzungen für das Zwiegespräch mit dem Höheren Selbst.

Wenn sie vor eine wichtige Entscheidung gestellt werden, fühlen sich viele Menschen von der Verantwortung überwältigt, die geeignete Vorgehensweise festzulegen. Dieses Gefühl des Überwältigtseins wird von Paw Paw augenblicklich aufgelöst, denn diese Blüte ist eine der am schnellsten wirkenden unter den Bush Essenzen.

Negativer Zustand

- sich überwältigt fühlen
- Probleme nicht lösen können
- sich überlastet durch anstehende Entscheidungen fühlen.

Transformierter Zustand

- verbesserter Zugang zum Höheren Selbst bei der Problemlösung
- Aufnahme und Integration neuer Ideen
- Ruhe
- Klarheit

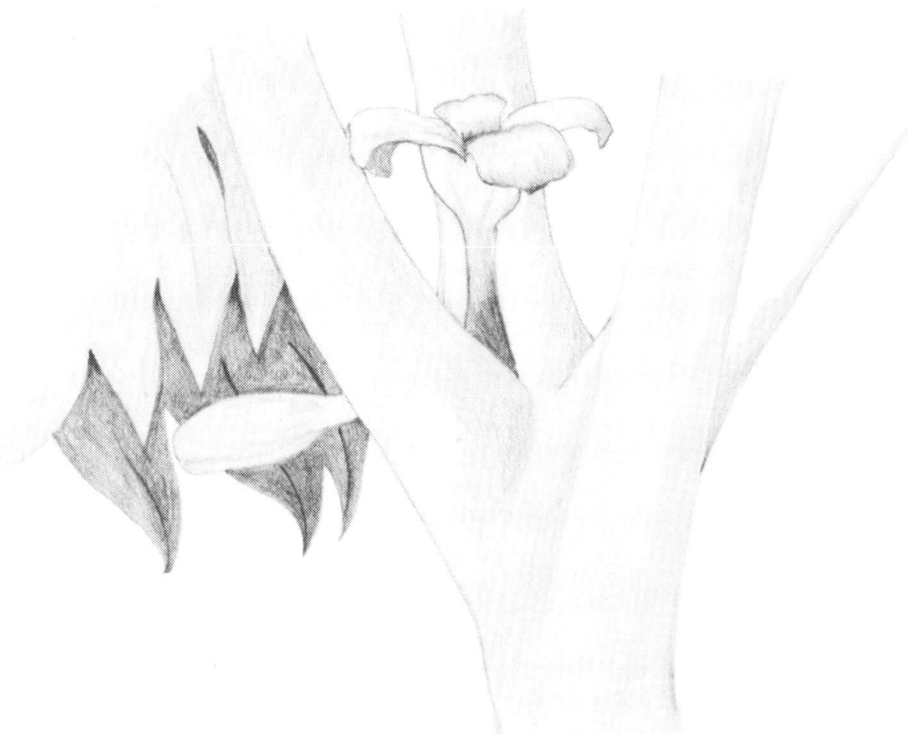

Ein ähnliches Anwendungsgebiet findet sich, wenn jemand mit zu vielen neuen Informationen oder Ideen konfrontiert wird, die schwer unter einen Hut zu bekommen sind. Dann hilft Paw Paw bei der Aufnahme und Integration dieser neuen Gedanken. Es ist eine wirklich wunderbare Essenz für Studenten, besonders in der Examenszeit. Manchmal haben Studenten auch nur wenige Wochen Zeit, sich auf ihre Prüfung vorzubereiten. Weil diese Aufgabe so drängt, fühlen sie sich schnell überwältigt und schaffen es nicht einmal, überhaupt mit dem Lernen zu beginnen. Paw Paw löst diesen Zustand auf und ermöglicht ihnen, den ersten Schritt zu tun.

Da Paw Paw ein Akutmittel ist, kann es auch in einzelnen Dosen genommen werden, wann immer ein Student oder sonst jemand sich von der Aufgabe, viele neue Lektionen aufzunehmen, überwältigt fühlt. Es ist von großer Hilfe, direkt vor einem Seminar eine einzelne Gabe Paw Paw zu nehmen, um den neuen Stoff leichter aufnehmen zu können.

Entwickelt wurde diese Essenz während eines Touch-For-Health-Seminars. Alle Teilnehmer erwarteten eine ruhige, sorglose Zeit, als ihnen mitgeteilt wurde, daß ein Großteil des Unterrichtes unten am Strand stattfinden würde. Viele von ihnen waren sehr müde, denn sie hatten für die kommenden beiden Wochen ihrer Abwesenheit von ihren Praxen vorgearbeitet. Joan und Bruce Dewe, die Leiter des Kurses, hatten sich entschieden, dieses Seminar als eine Art Generalprobe für ihr neues Unterrichtsprogramm durchzuführen, das sie später bei der American National Conference vorstellen wollten. Also wurde nichts aus dem ruhigen, gemächlichen Lernen. Stattdessen hatten wir den Stoff aus acht Unterrichtsstunden in nur sechs Stunden zu absolvieren. Am Ende jeden Tages summten unsere Köpfe. So war es wirklich recht logisch, daß die Essenz Paw Paw in einer solchen Atmosphäre entstanden ist.

Auf der materiellen Ebene hilft Paw Paw bei der Eiweißverdauung. Die Wirkungsweise als Blütenessenz ist dazu ähnlich, findet aber auf einer anderen Ebene statt. Unsere Forschung hat gezeigt, daß Paw Paw sehr wohltuend in Situationen wirkt, in denen die Qualität der Lebensmittel herabgesetzt ist oder eine Krankheit besteht, die eine volle Absorption der Nährstoffe im Darm verhindert. Bei allen Verdauungsbeschwerden empfehlen wir eine Kombination mit Crowea.

Jetzt gewinne ich besseren Zugang zu meinem Höheren Selbst.
Ich nehme jede neue Information leicht auf und verarbeite sie.

PEACH-FLOWERED TEA-TREE

(Leptospermum squarrosum)

Das Leben ist ein unschätzbar wertvolles und wunderbares Ding.
Du kannst Dich nicht einfach hinsetzen und es um Dich herum plätschern lassen...
Du mußt Dich hineinstürzen und tief durch es hindurch tauchen.
- *Kyle Crichton in* „A Bag of Jewels"
(Hrsg. Susan Hayward und Malcolm Cohan)

Die vierzig heimischen Sorten des Tea-trees gehören derselben Familie an wie die Eukalyptusbäume und die Bottlebrushes. Den Peach-flowered Tea-tree kann man in den Buschregionen der zentralen und südlichen Küstengegend von New South Wales antreffen, aber auch im Binnenland und im südlichen Flachland.

Dieser Strauch bringt Unmengen großer, rosa Blüten hervor, die einen Durchmesser von 16 mm haben. Die Blüten setzen sich aus fünf Blütenblättern zusammen und werden später weiß.

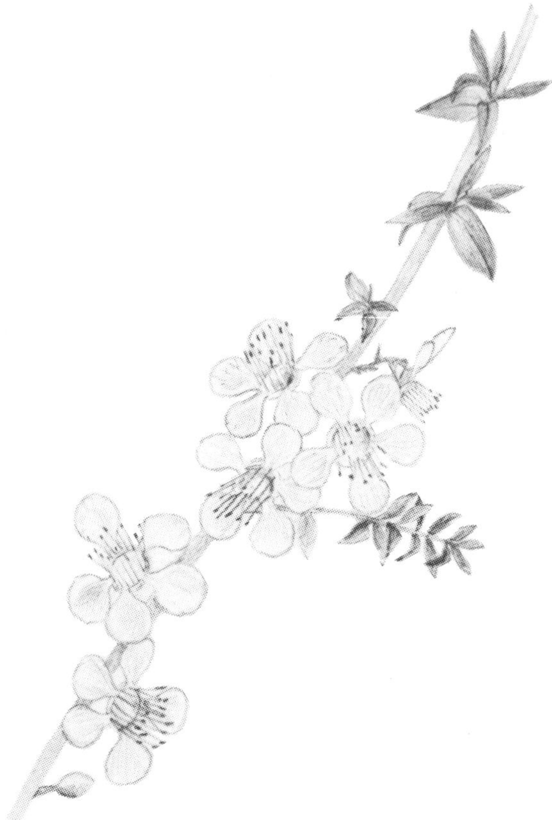

Das flache Fruchtblatt im Zentrum jeder Blüte enthält den Nektar. Die süß riechenden Blätter wurden früher von den Seeleuten zur Bereitung einer Art Tee benutzt. Sie sind schmal und scharf zugespitzt. Der Name 'Leptospermum' bezieht sich auf die winzigen Samen, die sich in der harten Fruchtkapsel befinden.

Dieser Tea-tree wird bis zu drei Meter groß und bevorzugt Standorte mit ausreichendem Regenfall, obwohl er auch während Trockenperioden noch schön blüht. Oft findet man ihn an sonnigen Stellen wie Heideland und Sanddünen. Die Erscheinung dieser Pflanze ist eher plump, wenn man von den hübschen Blüten absieht.

Die Peach-flowered Tea-tree Essenz ist für Menschen, denen es an Durchhaltevermögen mangelt, für solche, die zu Beginn enthusiastisch an eine Sache herangehen, jedoch bald das Interesse verlieren. Jacaranda Essenz, mit der man dieses verwechseln könnte, spricht dagegen Menschen an, denen die Konzentration, nicht aber das Interesse fehlt.

Der Herstellungsprozeß dieser Essenz ist wieder mit einer bestimmten Episode verbunden. Ich war zu einer Fernseh-Talk-Show eingeladen worden. Man hatte mich gebeten, doch ein paar Bushblüten als Hintergrunddekoration mitzubringen. Mir waren die Blüten des Peach-flowered Tea-tree aufgefallen, sie hatten mich stark angezogen, auch wenn ich damals deren Eigenschaften noch nicht kannte. Als ich jedoch die Blüten für die Sendung einsammelte, sah ich immer wieder über dem Baum das Gesicht des Interviewers überlagert. Gleichzeitig erhielt ich eine Botschaft über eine der Eigenschaften dieser Blüten. Der Gesprächsleiter war für seine extremen Stimmungsschwankungen bekannt. Ich war bereits gewarnt worden, daß es sehr schwierig mit ihm werden könnte, sollte er einen schlechten Tag haben.

Während wir auf den Sendebeginn warteten, beklagte sich der Moderator über die Probleme mit der Schichtarbeit und wie seine Gesundheit durch die unregelmäßigen Arbeitszeiten in der Industrie angegriffen worden war. Er gab mir die Fotokopie eines Artikels über die schädlichen Folgen der Schichtarbeit.

Diese Essenz ist für Menschen mit extremen Stimmungsschwankungen und ebenfalls für Hypochonder - also Menschen, die sich pausenlos um ihren Gesundheitszustand sorgen. Durch ihre Konzentration auf Krankheit schaffen diese Menschen die besten Voraussetzungen für das, was sie so fürchten. In den USA z. B. suchen zur Zeit sehr viele Menschen, die alle Symptome von AIDS zeigen, jedoch gar nicht infiziert sind AIDS-Kliniken auf. Dies zeigt, wie sehr die Angst vor AIDS und die gleichzeitig vorrangige Beschäftigung mit dem eigenen Gesundheitszustand solch hypochondrische Symptome selbst hervorrufen können. Oft kommt auch noch ein gehöriges Schuldgefühl bezüglich der eigenen Sexualität hinzu, wie es in unserer Kultur leider ganz üblich ist. Für diese persönliche Besorgtheit ist Peach-flowered Tea-tree die geeignete Essenz, während Sturt Desert Rose die Schuldgefühle auflöst.

Peach-flowered Tea-tree Menschen imaginieren ihren schlechten Zustand sehr lebendig und sind schließlich von ihm tatsächlich überzeugt. Andauernd denken sie „Woher kommt das nur? Was habe ich bloß gegessen? Oder hab ich etwas Schlechtes getrunken?" Sobald ein Problem gelöst ist, wird an dessen Stelle ein neues auftauchen. Die Sorgen beziehen sich stets auf den Körper, während sich Crowea Leute um alles mögliche Sorgen machen. Diese Blütenessenz bringt eine ausgeglichene und verantwortungsvolle Einstellung zur eigenen Gesundheit, der an Besessenheit grenzende Zustand dagegen wird aufgelöst.

Manchmal haben Menschen Angst vor dem Altwerden. Wenn dies so ist, kann eine Mischung mit Bottlebrush hilfreich sein. Andere hilfreiche Essenzenkombinationen gegen die Angst vor dem Alter können zusammen mit Dog Rose und Little Flannel Flower hergestellt werden. Dreimal täglich sich für fünf Minuten in die Sonne zu begeben kann ebenfalls beim Ausgleich des inneren Ungleichgewichtes nützlich sein. Diese Menschen leiden, wenn sie sich für den größten Teil des Tages drinnen aufhalten müssen. Sobald sie dem Licht, z. B. an einem Fenster, näher sind, beginnen sie, sich besser zu fühlen.

Wie bereits erwähnt, ist dies auch ein Mittel für Menschen, die anfangs sehr enthusiastisch sind, dann aber ohne sichtbaren

Negativer Zustand

- Stimmungsschwankungen
- Mangel an Durchhaltevermögen
- Hypochondrie
- schnell gelangweilt

Transformierter Zustand

- gefühlsmäßige Ausgeglichenheit
- Projekte zu Ende führen können
- Vertrauen in die eigene Gesundheit
- Verantwortung für die eigene Gesundheit

Grund alles Interesse verlieren. Also ist es auch eine geeignete Essenz für Menschen, die ihre Pläne nicht vollständig umsetzen.

Sie ermöglicht die Entwicklung von Stabilität, Konsequenz und Schwung. Der Hauptgrund, weshalb sie ihre Pläne so schnell aufgeben, ist, daß Langeweile einsetzt. Sie nehmen schnell neue Gedanken auf und sind auch wirklich gut in dem, was sie tun, aber sie langweilen sich halt so schnell.

Der Wechsel der Farbe der Blüten weist auf die Fähigkeit hin, mit Stimmungsschwankungen umzugehen - das kann von größter Freude bis zu tiefer Depression reichen. Kombiniert mit She Oak ist dies eine nützliche Essenz für prämenstruelle Spannungen. Peach-flowered Tea-tree hat auch ausgleichende Wirkung auf das Pankreas, also die Bauchspeicheldrüse. Eine ihrer Funktionen ist die Regulierung des Blutzuckerspiegels. Zudem wirkt sie auch auf die Nebennieren, die die Höhe der Insulinproduktion in der Bauchspeicheldrüse regeln. Mit Hilfe der Kinesiologie kann man die schnelle Wirkung dieser Blüte auf das Pankreas leicht nachweisen.

Die positive Seite dieser Blüte besteht in gefühlsmäßigem Gleichgewicht, Selbstvertrauen, der Fähigkeit, selbstgesteckte Ziele wirklich zu erreichen, und der Übernahme der Verantwortung für die eigene Gesundheit, ohne gleich hypochondrisch zu werden. Menschen, die viele gute Gelegenheiten im Leben verpassen und so eine Menge Zeit und Energie vergeuden, sprechen gut auf dieses Mittel an. Oft werden sie über ihre Unausgeglichenheit depressiv und sind frustriert, wenn sie die Früchte ihrer anfänglich so harten Arbeit nicht ernten können.

Ich erkenne nun mein wirkliches Ziel und strebe es überzeugt an.
Mein Gesundheits- und Gefühlszustand läßt mich vollkommen zufrieden sein.

PHILOTHECA

(Philotheca salsolifolia)

Schau Dir an, wie ein Mensch mit Lob umgeht und Du weißt, wer er ist.

- *Thomas Burke in* „20th Century Quotations"
(Hrsg. Frank S. Pepper)

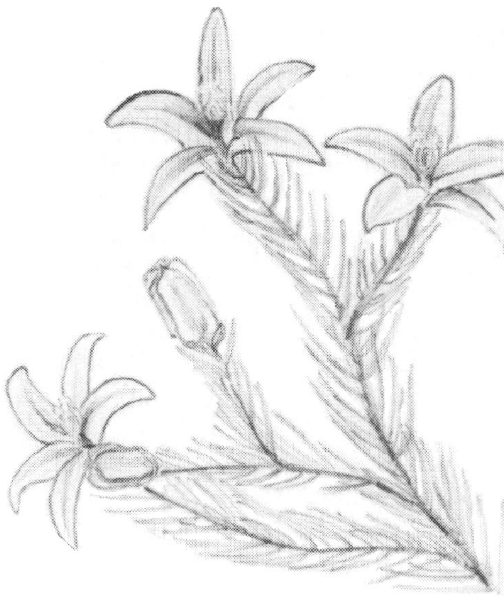

Dieser Strauch ist in Queensland und New South Wales zuhause und gehört zu einer kleinen, nur fünf Pflanzen umfassenden Gattung. Als Standort bevorzugt er Sandboden und ist somit häufig in Heideland anzutreffen.

Philotheca wird bis zu einem Meter hoch. An den Enden der vielen schlanken Zweige sitzen die sternförmigen, rosa bis mauve gefärbten Blüten. Die fünf Blütenblätter, von denen jedes zwischen 7 und 12 mm lang ist, öffnen sich weit um das Zentrum der Blüte. Dort erscheinen die zehn langen Staubgefäße. Die Blätter sind klein, schmal und dicht. Blütezeit ist der Frühling und der Sommer.

Die Sache mit der Herstellung der Philotheca Essenz war wieder einmal recht ungewöhnlich, denn ich war zuerst davon überzeugt, eine Eriostemon Essenz herzustellen. Eriostemon ist Philotheca sehr ähnlich. Nachdem ich nach Hause zurückgekehrt war und weitere Nachforschungen angestellt hatte, stellte ich fest, daß ich eine Philotheca Essenz gemacht hatte. Ich fand, dies paßte haargenau, denn die Haupteigenschaft von Philotheca ist die Annahme von Anerkennung, Dank, Lob. Während ich diese Essenz bereitet hatte, hatte sie mir nicht einmal mitgeteilt, daß ich sie mit einer anderen Pflanze verwechselt hatte. In seiner natürlichen Umgebung wird Philotheca wirklich leicht übersehen.

Philotheca ist eine Essenz, die den Menschen ermöglicht, Anerkennung für das, was sie geleistet haben, annehmen zu können. Auch können sie schließlich die Liebe von anderen zulassen. Das mag sich vielleicht nicht besonders schwierig anhören, aber wir in Australien, und ich glaube, das ist in vielen anderen Ländern nicht viel anders, haben die dumme Angewohnheit, gerade Menschen, die sehr viel in ihrem Leben erreicht haben, besonders heftig zu kritisieren. Als Beispiel seien hier nur besonders erfolgreiche Schüler oder Studenten genannt, die gerne als Streber oder Angeber abqualifiziert werden. So lernen bereits die noch jungen Schüler, daß Mittelmäßigkeit dem Erfolg vorzuziehen ist, daß sie nicht nach Höherem streben sollten und stattdessen diejenigen mißtrauisch beäugen, die das tun.

Dennoch ist es enorm wichtig für uns, Ziele zu haben und auch in der Lage zu sein, die Anerkennung annehmen zu können, wenn wir sie dann tatsächlich erreicht haben. Schließlich ermuntert Lob und hilft uns dabei, auf Kurs zu bleiben und ein erfülltes Leben zu leben. In den meisten Fällen sind die Ziele, die wir uns setzen, Stufen, die uns zur höheren Vollendung in unserem Leben führen.

Philotheca Menschen sind oft großzügig, sie geben gerne und können gut zuhören, Schwierigkeiten haben sie nur mit der Selbstanerkennung. Sie finden es schwer, Lob anzunehmen und sind eher schüchtern.

Die Anerkennungsübung

Während unserer Seminare führen wir häufig die Anerkennungsübung durch, die den Menschen ermöglicht, die Erfahrung machen zu dürfen, anderen von ihren eigenen Vorzügen berichten zu dürfen. Dies ist eine Partnerübung, bei der sich die beiden Partner gegenüber sitzen. Wenn sie mögen, können sie sich dabei an den Händen halten, zumindest aber halten sie während der ganzen Übung Blickkontakt. Einer von beiden beginnt, den anderen Partner zu fragen: „Wofür kannst Du Dir Deine ehrliche Anerkennung aussprechen?", worauf der Befragte einen positiven Aspekt ihrer oder seiner Persönlichkeit nennt. Der Fragende nickt dazu oder lächelt, gibt aber keine Stellungnahme ab, sondern wiederholt die Frage. Dies wird während einiger Minuten immer wieder auf's neue gemacht. Wenn dem Befragten einmal keine Antwort einfällt, kann er sagen „ich passe", und die Übung wird wie zuvor weitergeführt. Dann folgt die zweite Phase dieser Übung, während der der Befragte nun schweigt, während der Partner all die positiven Züge des ersten Übungsteiles wiederholt und vielleicht sogar noch einige positive Dinge hinzufügt, die der Befragte nicht erwähnt hatte. Wieder wird das Gesagte nicht kommentiert. Das Ganze dauert etwa ähnlich lange wie der erste Teil der Übung. Anschließend werden die Rollen getauscht und beide Übungsteile wiederholt.

Es spielt dabei keine Rolle, ob man die Übung mit einem Verwandten, einem engen Freund oder einem völlig Unbekannten durchführt. Sogar Fremde haben oft eine sichere Intuition über die guten Seiten eines Menschen.

Das Schöne daran ist, daß man alles erwähnen darf, was einem an sich selbst gefällt, ohne daß dies beurteilt wird. Nach der Übung verspüren viele Leute das Bedürfnis, eine Zeitlang über

Negativer Zustand

•

Unfähigkeit, Anerkennung anzunehmen

•

extreme Großzügigkeit

Transformierter Zustand

•

Liebe und Anerkennung annehmen können

•

Lob akzeptieren können

die vielen angesprochenen Themen zu diskutieren. Das gilt besonders für Paare, Eltern und Kinder, vor allem wenn die Kinder selbst bereits erwachsen sind. Sehr effektiv wirkt diese Übung auf Partnerbeziehungen, die angespannt sind, denn sie ermöglicht, viele Gefühle und Ansichten frei auszusprechen. Kürzlich führten wir diese Übung während eines Seminars in Nord-Tasmanien durch, wobei ein etwa 60-jähriger Farmer seiner Frau zum erstenmal gestand, keine Lust mehr auf die Landarbeit zu haben. Sie hatte das bereits eine ganze Weile gespürt, es war aber nie darüber gesprochen worden. Mit Hilfe dieser Übung konnte er sich endlich öffnen und seine Gefühle aussprechen. Durch den dauerhaften Blickkontakt während der Übung bleiben die Teilnehmer mit ihren Herzen und tiefen Gefühlen in Kontakt.

Nach der Übung bitten viele um eine Dosis Philotheca. Sie macht nämlich bewußt, wie gut oder schlecht man über sich selbst urteilt und wie leicht es einem fällt, Anerkennung und Lob von anderen anzunehmen. „Eigenlob stinkt" heißt ein böses Sprichwort und zeigt, wie negativ unsere Psyche bereits in der Kindheit vorprogrammiert wird.

Menschen, die nicht in der Lage sind, Lob oder Anerkennung oder Hilfe von anderen anzunehmen, werden häufig in irgendeiner Weise von anderen abhängig, möglicherweise gar dadurch, daß sie körperlich unfähig werden, bestimmte Dinge zu tun. So viel leichter ist es, die Anerkennung von außen einfach in sich aufzunehmen. Auch die Lobenden fühlen sich besser, wenn ihr Lob nicht zurückgewiesen sondern dankbar aufgenommen wird.

Kristin hat lange Zeit mit Lloyd Rees, dem großen alten Mann der australischen Kunst, gearbeitet. Zu Ehren seines neunzigsten Geburtstages wurden eine Reihe von Festessen veranstaltet. Am Tage nach einem solchen Essen zu seinen Ehren schickte er Kristin wieder nach Hause, da er zu krank zum arbeiten sei. Er erklärte, daß das ganze Lob, mit dem er überhäuft worden war, ihn beinahe umgebracht hätte. Ich war wirklich erstaunt, daß so ein begnadeter Mann, der soviel erreicht hatte, unfähig war, die Anerkennung dafür anzunehmen.

Ganz viele Leute erhalten ein einziges Mal in ihrem Leben Anerkennung und zwar bei ihrem Begräbnis, und dann ist es zu spät für sie, zu erfahren, was die anderen über sie denken und deren Liebe zu erkennen und anzunehmen. Die Macht des Lobes reicht sehr weit, und diese Blütenessenz hilft, sich dieser Macht zu öffnen.

Ich erkenne mich an für das, was ich bin.
Ich verdiene all die Liebe und Unterstützung, die mir gewährt wird, und nehme dankbar Ermutigung und Lob an.

RED GREVILLEA

(Grevillea speciosa)

"Das Unmögliche wird möglich, wenn Du die Leute auf Deiner Seite hast. Wenn Du mit ihnen arbeitest statt gegen sie, mobilisierst Du die erstaunlichen Kräfte Deines Höheren Selbst."
- Gita Bellin, Amazing Grace

Diese hier ist eine der hübschesten unter den Grevilleas, die mit ihren phänomenalen roten Blüten das ganze Jahr über auf sich aufmerksam macht, wenn auch hauptsächlich im Frühling. Der Artname *'speciosa'* bedeutet attraktiv. Red Grevillea ist ein buschiger Strauch, der bis zu zwei Meter groß wird und nördlich von Sydney in Sandsteingegenden anzutreffen ist.

Die Blüten wachsen in großen, runden Trauben, die entweder an den Enden der Zweige oder zwischen den Blättern erscheinen. Die röhrenförmigen roten Blüten rollen ihre Blütenblätter ein, so daß die einzelnen Griffel mit ihren keulenförmigen Enden sichtbar werden. Wenn der Wind mit diesen gebogenen Griffeln spielt, gibt er den Blüten ein spinnenähnliches Aussehen.

Viele der Blüten werden von Vögeln bestäubt, deren Sehfähigkeit auf die Wahrnehmung langwelliger Frequenzen des sichtbaren Spektrums wie rot und orange spezialisiert sind. Die Sehfähigkeit der meisten Insekten, vor allem der Bienen, dagegen ist mehr auf kurzwelliges Licht ausgerichtet. Sie können wohl ultraviolettes, nicht aber infrarotes Licht wahrnehmen. Die roten Blüten duften fast gar nicht, die bestäubenden Vögel verfügen über keinen ausgeprägten Geruchssinn.

Red Grevillea ist eine sehr kraftvolle Essenz für Menschen, die feststecken. Sie gibt jenen Stärke, die wissen, daß sie sich aus einer Situation entfernen müssen, die für sie schädlich ist, jedoch keine Ahnung davon haben, wie sie dies bewerkstelligen sollen. Manchmal sind solche Menschen von anderen abhängig oder nutzen ihre eigene Kraft nicht so, wie es ihnen möglich wäre. Sie reagieren auf Kritik schnell verletzt und ziehen sich dann noch weiter in sich selbst zurück. Dieses Blütenmittel holt sie aus ihrer Höhle heraus, denn sie fördert Unabhängigkeit und Tapferkeit. Homöopathen haben herausgefunden, daß diese Essenz bestimmte, häufig in Krankenhäusern anzutreffende Keime austrocknen und absterben läßt, die sich sonst jeder antibiotischen Beeinflussung widersetzen.

Wenn man dieses Blütenmittel jemandem empfiehlt, sollte man nicht zu sehr an seinen eigenen Vorstellungen, was nun geschehen könnte, festhalten. Manchmal scheint es so, als reagierten die Patienten mit einer Art Rückentwicklung, doch ist es oft notwendig, ein paar Schritte um ein Problem herum zu

Negativer Zustand

- sich festgefahren fühl
- übersensibel
- verletzlich durch Kritik und unangeneh Menschen
- anderen gegenüber z vertrauensselig

Transformierter Zustand

- Mut und Kühnheit
- Kraft, unangenehme Situationen zu verlass
- Gleichgültigkeit gege über dem Urteil ande

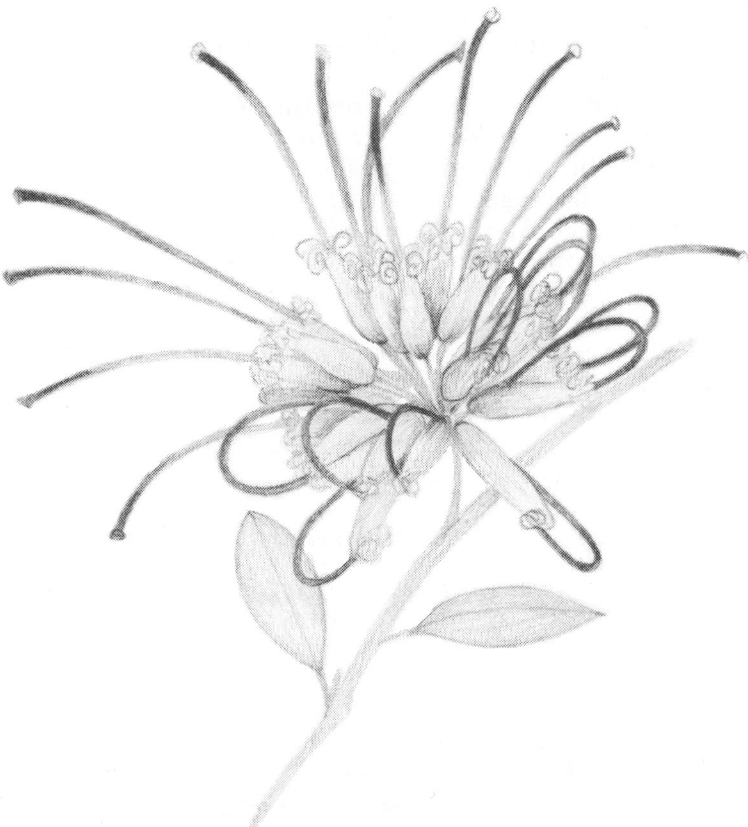

machen, bevor man sich wieder nach vorne wenden kann. Durch dieses Herumgehen um das Problem gewinnt man ein wenig Abstand und erkennt und lernt die darin für einen enthaltene Lektion, die recht häufig den Kern des eigenen Seins betrifft. Für Außenstehende mag der direkte Weg offensichtlich sein, für Red-Grevillea-Menschen ist er dennoch nicht der bestmögliche.

Diese Blütenessenz arbeitet äußerst effektiv, auch wenn die Ergebnisse nicht unbedingt erwartungsgemäß ausfallen. Die spinnenähnliche Erscheinung der Blüten gibt uns Hinweise auf die mißliche Situation der betroffenen Menschen: Sie fühlen sich wie in einem Spinnennetz gefangen.

Eine Frau, deren Liebesbeziehung seit Jahren beendet war, war dennoch immer noch mit ihrem Ehemann verheiratet. Dieser lebte in einem anderen Bundesstaat und unterstützte sie durch wöchentliche Überweisungen. Sie wollte zwar die Scheidung, hatte jedoch Befürchtungen finanzieller Art bezüglich ihres zukünftigen Auskommens. Nachdem sie eine Woche lang Red Grevillea genommen hatte, entschloß sie sich, endlich die

Scheidung einzureichen. Am gleichen Tag noch erhielt sie einen Anruf ihres Gatten, bei dem er selbst die Scheidung vorschlug. Er bot ihr eine großzügige finanzielle Regelung an, die weit über das hinausging, was er gesetzlich zu zahlen verpflichtet gewesen wäre.

Red Grevillea ist in vielen Situationen angemessen. Z. B. können sich Menschen länger an ihre Stellung gebunden fühlen als nötig, trauen sich aber nicht, diese zu kündigen, da sie finanzielle Verpflichtungen eingegangen sind. Andere kümmern sich aufopfernd um ihre kranken Angehörigen und fühlen sich dabei in der Falle. Solche Menschen wissen zwar, was sie brauchen, es fehlt ihnen allein das Wissen, wie sie sich aus der verfahrenen Situation lösen können.

Viele Menschen berichten von merkwürdigen Zufällen, die sich ereigneten, nachdem sie diese Essenz einnahmen. Zufälle, die ihnen halfen, sich weiter zu entwickeln. Das zeigt, daß sich die eigene Wirklichkeit doch verändern kann, wenn man nur die eigene Einstellung oder Sichtweise verändert.

Jetzt finde ich Kraft und Mut, eine verfahrene Situation zu überwinden
Kraft und Mut sind ausgeglichene Grundlagen meines entschlossenen Handelns.

RED HELMET ORCHID

(Corybas dilatatus)

"Der ist ein weiser Vater, der sein eigenes Kind kennt."
- *Shakespeare,* Der Kaufmann von Venedig

Diese Orchidee findet man in allen Bundesstaaten außer in Queensland und dem Northern Territory. Sie liebt feuchte, geschützte, moosige Standorte, wächst aber auch auf vermodertem Laub zwischen Farnen in offenen Wäldern. Wie die meisten, im südwestlichen Australien vorkommenden Orchideen ist auch *Corybas dilatatus* eine am Boden wachsende. Sie ist recht klein und besitzt ein einzelnes herzförmiges Blatt, das oberhalb der Blüte erscheint.

Wieder einmal war es ein einzigartiges Erlebnis, diese Essenz herzustellen. Während der Meditation erfuhr ich, daß es eine bestimmte Orchidee gibt, die Vätern helfen kann, engere Beziehungen zu ihren Kindern zu knüpfen. Sie verschiebt den Brennpunkt der Aufmerksamkeit weg vom Beruf, hin zu den Kindern, die am besten durch intensive Beziehung zu ihren Eltern gedeihen können, wenn ihnen auch die dafür notwendige Zeit geschenkt wird.

Es gibt so unglaublich viele wunderschöne Orchideen im südwestlichen Australien. Wir hatten uns so oft schon vorgestellt, diese besondere herauszufinden. Doch jedesmal, wenn ich mich auf eine Pflanze einstimmte, erfuhr ich, daß es wieder einmal nicht die richtige war. Eines Tages waren wir am Fuße des Toolbrunup Paek, der zur Stirling Range gehört. Eine schmutzige Straße endet mit einem großen Abstellplatz für Autos, von wo aus Fußwege in vier oder fünf Stunden zum Gipfel führen. Wir hatten unseren Wagen abgestellt und photographierten gerade ein paar Pflanzen abseits der Straße, als uns gegenüber ein Auto anhielt. Ein aufgeregter Mann sprang heraus und rief: „Sie mögen doch Blumen, nicht wahr!", worauf ich bloß mit dem Kopf nickte. Er erzählte mir von einer hübschen Orchidee, die er gerade in voller Blüte gesehen hatte. Während er noch sprach, dämmerte mir, daß unser Universum gerade dabei war, mir den Weg zum Standort dieser Blume zu offenbaren.

Etwa eine Stunde suchte ich sie am Wegesrand. In meiner Aufregung hatte ich der Wegbeschreibung des Mannes nicht genau zugehört. Er hatte betont, daß die Pflanze leicht zu übersehen war, da sie so dicht am Boden wuchs. Ich fragte die Leute, die mir von Zeit zu Zeit begegneten ob sie wohl diese

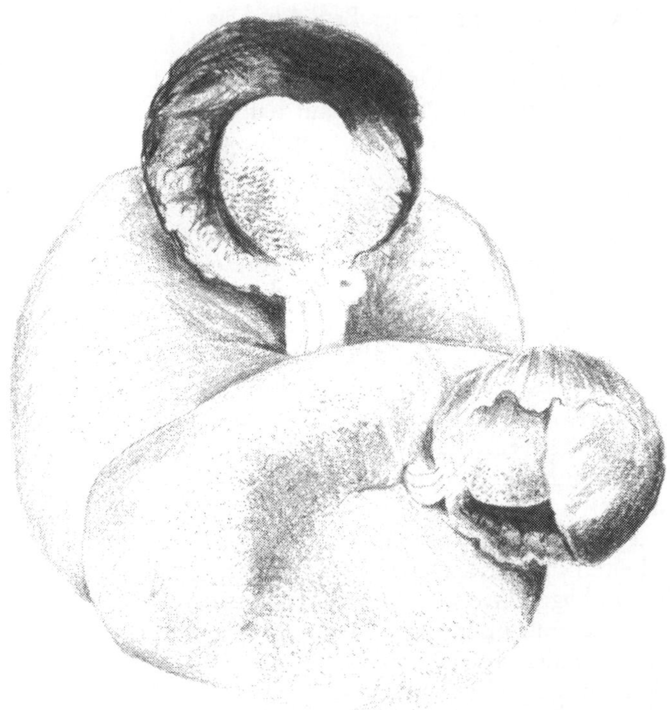

Pflanze gesehen hätten. Einige berichteten, daß derselbe Mann ihnen ebenfalls begeistert von der Orchidee vorgeschwärmt hatte. Jemand sagte, sie wüchse in einem moosigen Gebiet zwischen halbvermodertem Laub. Schließlich erreichte ich die Stelle, die dieser Beschreibung entsprach. Ich schaute mich um in der Erwartung von leuchtend roten Blüten, jedoch ich fand sie nicht. Gerade als ich den Ort wieder verlassen wollte, kam ein älteres Paar des Wegs, das dem aufgeregten Blumenfreund ebenfalls begegnet war. Sie waren es, die mich endlich zu dieser Orchidee führten. Ohne ihre Hilfe hätte ich sie wahrscheinlich niemals entdeckt. Sie schien so unscheinbar für eine Pflanze mit derartiger Kraft.

Während ich mich auf die Blüte einstimmte, entdeckte ich, daß sie nicht nur bessere Beziehungen zwischen Vätern und Kinder herbeizuführen in der Lage war, sondern auch Kindern und Erwachsenen bei Problemen mit Autoritätspersonen hilfreich war. Solche Menschen sind oft rebellischer Natur, die sich in vielen Fällen auf die schlechte Beziehung zum Vater zurückführen läßt. Selbst wenn der Vater bereits gestorben ist, kann diese Bush Essenz die durch die gestörte Vaterbeziehung entstandenen emotionalen Blockaden auflösen. Damit lösen sich gleichzeitig auch die negativen Einstellungen gegenüber Autoritäten und Männern im allgemeinen auf. Viele Menschen mußten die Erfahrung einer unbefriedigenden Beziehung zum Vater machen. Kein Wunder, daß Ashley Brilliant, der amerikanische Satiriker, mit ironischen Untertönen meint: „Eltern und Kinder sind keine natürlichen Freunde. Gott sei Dank aber bilden sich in manchen Fällen lebenslange enge Beziehungen zwischen ihnen."

Toolbrunup ist ein sehr windiger, rauher Ort. An jenem Tag regnete es ein wenig. Dennoch standen die Pflanzen auf halber Strecke den Berg hinauf in vollem Sonnenlicht. Ich setzte meinen Weg zur Bergspitze fort, und als ich zurückkehrte, waren die Blüten mehr als drei Stunden lang vom Sonnenlicht durchdrungen. Dennoch fehlte noch irgendetwas. Ich stimmte mich also erneut auf die Blüten ein, da erfuhr ich, daß diese Essenz nicht nur Sonnenlicht, sondern auch Mondlicht benötigt. Ich beschloß, meiner Eingebung zu vertrauen, ließ die Essenzenschale dort stehen und kehrte zum Auto zurück. Dort stellte ich fest, daß dieses ja genau die Nacht des vollen Mondes war. Diese Essenz benötigt auch die weibliche Kraft des Vollmondes für die Herstellung enger emotionaler Beziehungen. So ergänzen sich in ihr das männliche Prinzip der Sonne und das weibliche des Mondes.

Der erste Mensch, der Red Helmet Orchid benutzte, war eine Frau mit großen Schwierigkeiten mit einem männlichen Nachbarn, der sehr rücksichtslos und aggressiv war. Dies hatte in ihr große Angst ausgelöst. Als diese Frau über jenen Mann sprach, bemerkte ich, daß er viele Aspekte ihres Vaters verkörperte. Nachdem sie die Essenz genommen hatte, sprach sie sich mit ihrem Vater aus und konnte von da an einen neuen, anderen

Umgang mit ihm pflegen. Vorher hatte sie es immer sehr schwierig gefunden, mit ihm zu reden. Jetzt aber konnte sie ihre Gefühle ausdrücken, was auch seine Reaktionen ihr gegenüber veränderte. Gleichzeitig veränderte sich auch das Verhältnis zu ihrem Nachbarn. Sie konnte ihm ihre Frustration mitteilen und war nicht mehr so gelähmt von ihrer Furcht.

Der folgende Brief einer anderen Frau zeigt beispielhaft, wie eine gestörte Vaterbeziehung Probleme mit Autoritätspersonen heraufbeschwören kann:

Mein Bruder hatte dauernd Schwierigkeiten mit den Lehrern seiner Schule und Vorgesetzten. Es gab immer wieder Ärger mit der Polizei, weil er zu jung für den Führerschein war, aber dennoch mit dem Motorrad durch die Gegend fuhr. Schließlich bekam er Red Helmet Orchid. Das beendete den Ärger mit der Polizei. Jetzt hat er eine gute Stelle und kann, ohne Schwierigkeiten zu provozieren, mit seinem Vater und seinem Chef reden. Vielen, vielen Dank für die Entdeckung der Red Helmet Essenz.

Diese Blütenessenz hilft, die Autorität in sich selbst zu finden.

In Western Australia benötigt man eine besondere Erlaubnis zum Pflücken von Wildblumen. Vor unserer Reise hatte wir uns eine solche besorgt. Auf der Rückseite des Erlaubnisscheines sind Pflanzen aufgelistet, die geschützt sind und daher auch mit diesem Schein nicht angerührt werden dürfen. Als ich zum Auto zurückging, stellte ich fest, daß Corybaspflanzen dazugehörten. Ich war mir nicht sicher, ob dies auch die Red Helmet Orchid einschloß. Es schien mir, daß in diesem Falle das Pflücken der Blüten ungesetzlich war und die Essenz infolgedessen nicht wirken könnte. Gott sei Dank entdeckte ich später auf einem Amt, daß diese Orchidee nicht unter die Schutzklausel fiel. Dies unterstreicht noch einmal die Beziehung der Pflanzen zum Thema Autorität. Darüber hinaus war Kristin zu dieser Zeit gerade im siebten Monat schwanger, so daß es auch für mich höchste Zeit war, eine solche Essenz herzustellen.

Viele Männer halten enge Beziehungen zu ihren Kindern für nicht so wichtig, da sie in ihrer Arbeit so eingespannt sind. Sie tendieren dazu, ihren Kindern gegenüber unaufmerksam zu sein, und nehmen nicht wahr, daß diese sie genau so brauchen wie ihre Mütter. Auf der metaphysischen Ebene ist es so, daß sich Kinder bis zu drei Jahren hauptsächlich an ihre Mutter binden, während zwischen vier und sieben der Vater wichtiger ist. Die Red Helmet Orchid Essenz ist nun zu einer Zeit verfügbar, in der immer mehr Männer bei der Geburt ihrer Kinder anwesend sind. Dies wirft die Frage auf, ob es den neugeborenen Babies möglich ist, sich gleichzeitig an Mutter und Vater zu binden. Das sollte wirklich einmal untersucht werden.

Die Essenz läßt die Menchen aufmerksamer werden und sich mit unserem ganzen Planeten verbunden fühlen. Die Erde sollte

Negativer Zustand

- rebellisch
- hitzköpfig
- eigensüchtig

Transformierter Zustand

- positive männliche Freundschaften
- Sensibilität
- Respekt
- Rücksicht

behandelt werden wie ein neugeborenes Baby. Die Umgebung dieses Babies ist instabil, die Umwelt bedroht, und es gibt soviel Negativität um es herum. Die schlimmen Handlungen der auf der Erde Lebenden zerstören nicht nur die Erdoberfläche, sondern auch die Seele der Erde. Behandeln wir unsere Erde nicht mit großer Sorgfalt und Sanftheit, wird sie alles Leben auf und in ihr zerstören. Red Helmet Orchid läßt uns mehr um die Erde kümmern, indem sie das Bewußtsein der Menschheit positiv beeinflußt.

Nun kann ich Sanftheit und Sorge in meinen Beziehungen ausdrücken.
Ich kann leicht und offen mit jenen sprechen, die Autorität besitzen.

RED LILY

(Nelumbo nucifera)

Wenn Du Luftschlösser gebaut hast,
muß Deine Arbeit nicht vergeblich gewesen sein;
sie befinden sich genau dort, wo sie hingehören.
Nun fang' an, das Fundament darunter zu bauen!
- Henry David Thoreau

Red Lily ist eine winterfeste Wasserpflanze, die sich von ihrem unter Wasser befindlichen, kriechenden Wurzelstock über die Wasseroberfläche erhebt. Man findet sie in den zeitweise überfluteten Moorgebieten an der äußersten Nordspitze Australiens. Die überschwemmten Gebiete trocknen nach der Regenzeit nicht völlig aus. Wo sich in Mulden und Senken das Wasser sammelt, ist auch Red Lily anzutreffen.

Diese Pflanze ist keine Lilie, sondern eine Lotusblume. Ihre großen, runden Blätter schwimmen nicht, eher könnte man sagen, sie stehen aufrecht wie die Finger einer hohlen Hand über dem Wasser. Die phänomenalen, großen, hervorstechenden, duftenden Blüten mit ihren tiefrosa Blütenblättern um die gelben Zentren haben einen Durchmesser von 15 bis zu 25 Zentimeter. Sie sind von März bis November auf stacheligen Stengeln zu sehen, die zwischen 50 und 150 Zentimeter groß werden.

Wurzelknoten und Samen sind eßbar, was sich bereits die Ureinwohner zunutze machten. Die Samen sind äußerst langlebig, auch nach 200 Jahren sind sie noch keimfähig.

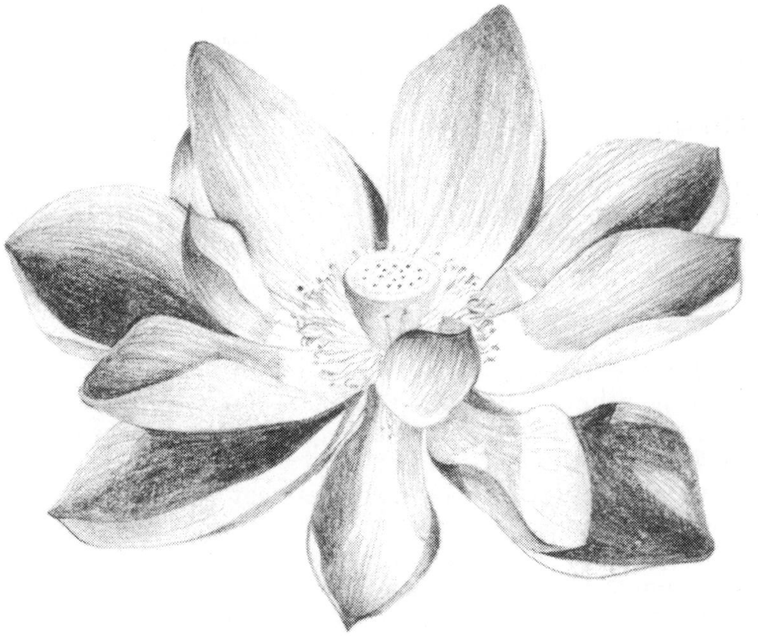

Diese Pflanze ist auch als Heiliger Lotus bekannt. In der Tradition des Buddhismus symbolisiert Lotus Spiritualität. Aus dem trüben Wasser erhebt sich diese reine Blüte und verkörpert so das Aufsteigen des spirituellen Bewußtseins. In ihrem Verbreitungsgebiet von Sri Lanka bis Nordaustralien gibt es eine große Zahl buddhistischer Länder.

Die Red Lily Essenz hilft, die irdische und spirituelle Entwicklung auszubalancieren. Mit ihrer Hilfe bleiben die Menschen erdverbunden und behalten ihren praktischen Verstand, während sie gleichzeitig über sich hinauswachsen und auf höhere Ebenen aufsteigen können.

Diese Essenz wurde auch in Bali hergestellt, wo sie aber leicht unterschiedliche Eigenschaften zur australischen aufweist. Letztere verfügt über die Spiritualität der australischen Ureinwohner, die sehr stark und erdverbunden ist.

Der negative Aspekt dieser Essenz zeigt sich in Menschen, die sich zu weit von irdischen Angelegenheiten entfernt haben. Manche weigern sich sogar, wirklich hier zu sein. Lieber schweben sie in den Wolken und träumen in den Tag hinein. Was jetzt gerade auf der Welt vor sich geht, interessiert sie nicht, sie bevorzugen das Leben in der Phantasie und der Zukunft. Solche Menschen machen oft den Eindruck, irgendwie leer, zerstreut oder abwesend zu sein. Sie sind mit den gegenwärtigen Lebensbedingungen unzufrieden und flüchten sich in die Welt der Phantasie, in Tagträumerei oder sonstwohin.

Weil sich ihr Geist immer irgendwo befindet, nur nicht im Hier und Jetzt, fehlt es Red Lily Menschen an Konzentrationsfähigkeit. Sie sind häufig geistesabwesend und unpraktisch, leben eher in Gedanken als in Taten. Sie haben ein schlechtes Gedächtnis, was nicht wundert, wo sie doch den um sie herum stattfindenen Geschehnissen so wenig Aufmerksamkeit schenken. Mit solchen Menschen Unterhaltungen zu führen, ist ziemlich frustrierend, weil sie gar nicht richtig zuhören. Sie unterbrechen einen oft und springen von einem Thema plötzlich zu einem anderen. Sehr wertvoll kann Red Lily auch für autistische Menschen sein.

Auf der körperlichen Ebene sind diese Menschen unbeholfen, denn sie achten nicht auf das, was sie tun. Logischerweise werden sie immer wieder in Unfälle verwickelt. Auch verschlafen sie stets lange Zeit des Tages, was ebenfalls eine Form von Flucht darstellt, oder sie nehmen Drogen, besonders Halluzinogene oder Marihuana. Ganz sicher ist es kein Vergnügen, solchen Leuten im Straßenverkehr zu begegnen.

Ich erinnere mich an eine Mutter, die sich noch stets entschuldigte, möglicherweise jemanden aufgeweckt zu haben, wenn sie nachmittags um drei Uhr bei ihrem Sohn anrief. Ziemlich häufig schlief er um diese Zeit noch - vor Mittag stand er nur selten auf. Er rauchte eine Menge Marihuana und sah oft schläfrig und beduselt aus. Allerdings war er auch ein hervorragender Mathematiker.

Red Lily kann auch von Menschen benutzt werden, die an den schädlichen Folgen der Drogeneinnahme leiden. Das gilt besonders für Halluzinogene wie LSD oder Psilocybinpilze. Viele junge Leute haben genau einen Trip zuviel genommen und können nun nicht mehr in die Wirklichkeit zurückkehren. Auch bei komatösen Zuständen kann Red Lily eingesetzt werden oder bei katatonen Schizophrenen, die überhaupt keine Außenkontakte mehr aufnehmen können.

Die „Geburt der Venus" von Botticelli erinnert ein wenig an Menschen, die in anderen Welten schweben.

Red Lily Essenz hat ähnliche Eigenschaften wie Sundew. Doch während Sundew eher für Menschen unter 28 Jahren angezeigt ist, wirkt Red Lily besser bei Menschen, die älter sind. Red Lily verhilft zu mehr Erdverbundenheit und Konzentration auf das Hier und Jetzt. Es ist eine ausgezeichnete Essenz für Menschen mit Konzentrationsschwäche und Problemen mit praktischen Dingen.

Ich bin konzentriert im Hier und Jetzt.
Ich stehe mit beiden Beinen auf der Erde.

Negativer Zustand

- Unbestimmtheit
- Unentschlossenheit
- Mangelnde Konzentration
- Tagträumerei
- Unverbindlichkeit

Transformierter Zustand

- geerdet sein
- mehr Erdverbundenheit
- konzentriert
- in der Gegenwart leben

She Oak

(Casuarina glauca)

Was wir uns lebendig vorstellen,
glühend begehren,
wonach wir uns voller Begeisterung richten,
muß unweigerlich zur Wirklichkeit werden.

- *C.P. Sisson in* „A Bag of Jewels"
(Hrsg. von Susan Hayward und Malcolm Cohan)

Casuarinabäume sind in ganz Australien weit verbreitet. Sie haben eine große Affinität zu Wasser und werden weltweit dazu genutzt, Sandküsten zu stabilisieren.

Casuarina war einer der ersten Bäume, die sich überhaupt auf der Erde entwickelten. Es gibt in Australien eine Vogelart mit dem lateinischen Namen *Casuarius*, der sehr groß und flugunfähig ist und dessen Federn an die langen, herabhängenden Zweige des Baumes erinnern. Der Name She Oak geht auf die ersten weißen Siedler zurück, die das Holz für Möbel, Dachschindeln und zum Hausbau benutzten. Sie nannten She Oak die Eiche der armen Leute.

Casuarina glauca wächst in Feuchtgebieten entlang langsam fließender Ströme und den Seitenarmen von Gezeiten unterworfenen Flüssen. Es ist ein großer, aufrechter Baum mit dünnen, herabhängenden Ästen, deren Blattwerk an Kiefernnadeln erinnert. Die weiblichen Blüten erscheinen in kegelförmigen Blütenköpfen, die Stempel stehen heraus und wehen im Wind. Das Ganze erinnert ein wenig an die fransigen Ausläufer der menschlichen Eileiter, die das aus den Ovarien ausgestoßene Ei auffangen. Die männlichen Blüten sitzen dicht gepackt in Ähren an den Zweigspitzen und geben dem Baum einen rötlichen Ton.

Für Frauen kann Unfruchtbarkeit zu den schlimmsten Erfahrungen des Lebens zählen. Die Hauptaufgabe der She Oak Essenz besteht darin, die emotionalen Grundlagen zu beseitigen, die die Fruchtbarkeit be- oder verhindern. Die Essenz wurde allein aus den weiblichen Blüten von She Oak hergestellt. Sie ist all den Frauen hilfreich, bei denen keine organische Ursache der Unfruchtbarkeit feststellbar ist, die aber dennoch nicht schwanger werden.

Mehr als 20 Prozent aller Fälle weiblicher Unfruchtbarkeit werden durch noch nicht bekannte Faktoren verursacht. She Oak räumt alle bewußten und unbewußten gefühlsmäßigen Blockaden auf, die die Empfängnis verhindern. Minderwertigkeitsgefühle oder mangelndes Selbstvertrauen können dem zugrunde liegen. Vielleicht traut sich die Frau gar nicht zu,

Negativer Zustand

- hormonelles Ungleichgewicht bei Frauen
- Unfruchtbarkeit ohne feststellbaren organischen Schaden

Transformierter Zustand

- hormonelles Gleichgewicht
- Fähigkeit zur Empfängnis
- Fruchtbarkeit

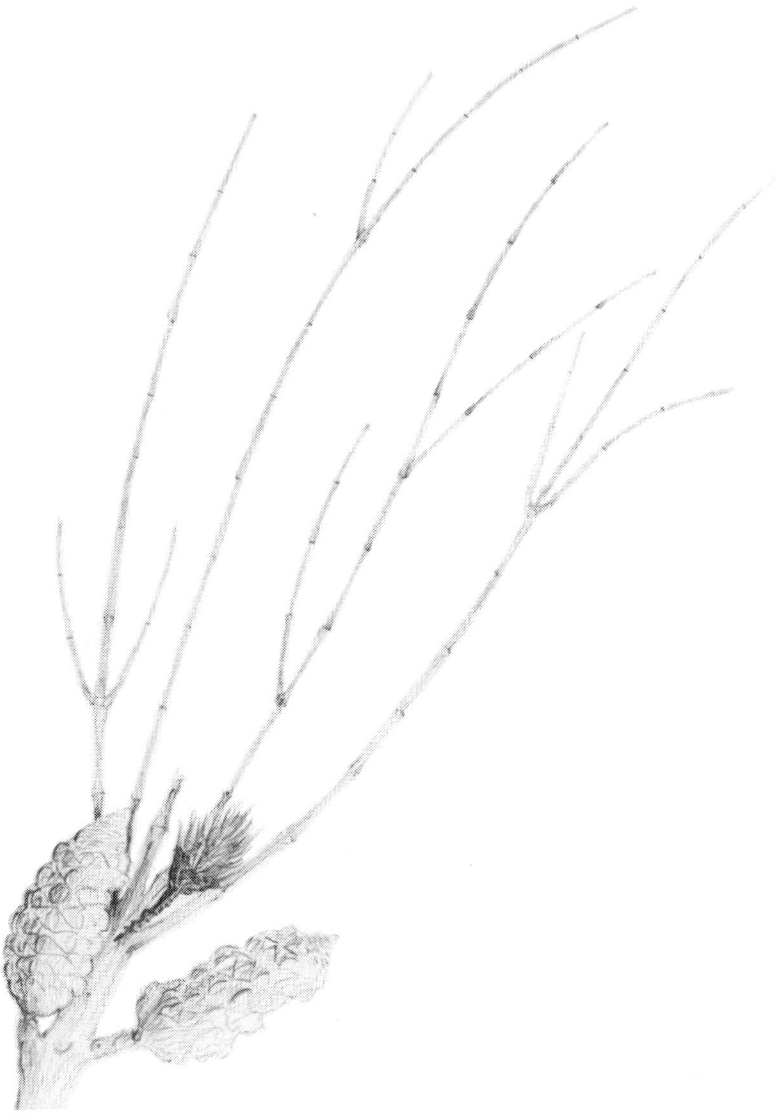

neues Leben zu erschaffen. Vielleicht befürchtet sie auch, mit der Schwangerschaft und der Kindererziehung überfordert zu sein, oder sie hat finanzielle Sorgen.

Vom naturheilkundlichen Standpunkt aus betrachtet haben viele Fälle weiblicher Unfruchtbarkeit mit Dehydration des Uterus zu tun, ein Problem, das mit aufwendiger Behandlung durchaus in den Griff zu bekommen ist. Die Einnahme von She Oak Essenz ist da etwas weniger aufwendig, hat aber dieselben Effekte. Zwei Tropfen auf ein Glas Wasser ermöglichen dem Körper, das Wasser besser aufzunehmen und zu verwenden. Viele Menschen sind tatsächlich dehydriert, obwohl sie scheinbar ausreichende Mengen Wasser zu sich nehmen. She Oak hilft auch beim Abbau von Schleimblockaden in den Eileitern und baut stattdessen einen gesunden Zervikalschleim auf. Zudem beeinflußt diese Blütenessenz die weibliche Hormonproduktion, besonders wenn bei unregelmäßigem Zyklus die Menstruation mit Spasmen verbunden ist.

Bei Unfruchtbarkeit sollte She Oak jedoch etwas anders verwandt werden als die übrigen Bush Essenzen. Hier ist eine Einnahmedauer von vier Wochen mit anschließender zweiwöchiger Pause und darauf folgender, erneuter, vier Wochen dauernder, Einnahme angezeigt. Dann sind die Ergebnisse der Blütenwirkung optimal. Unter all den Frauen, denen ich She Oak empfohlen habe, gab es nur eine einzige, die diese Essenz länger als sechs Monate nehmen mußte, bevor sie schwanger wurde. Es waren nur zwei, bei denen bisher noch keine Wirkung eingetreten ist. Sollte innerhalb dieser sechs Einnahmemonate keine Schwangerschaft eingetreten sein, empfehle ich eine Kombination von She Oak und Flannel Flower. Gemeinsam lösen diese beiden Essenzen karmische Blockaden auf, die der Empfängnis entgegenstehen.

Mittlerweile benutzt auch eine Reihe Gynäkologen She Oak Essenz bei hormonellen Dysfunktionen, besonders des prämenstruellen Syndroms. Viele alternative Behandler verschreiben She Oak auch bei Ausfluß. Kinesiologen balancieren mit Hilfe dieser Blüte die Ovarien aus, und in vielen Fällen ist auch ein Ausbalancieren der männlichen Hoden möglich.

Ich löse nun alle Gefühlsblockaden auf, die mich hindern, schwanger zu werden.
Ich vertraue meiner Fähigkeit, Leben zu gebären, täglich mehr.

Silver Princess

(Eucalyptus caesia)

Dein wahres, großartiges Meisterwerk Deines Lebens besteht darin, Dein Ziel zu erkennen.
- Michel de Montaigne in „A Bag of Jewels"
(Hrsg. Susan Hayward und Malcolm Cohan)

Eucalyptusbäume werden bei uns oft Gum-trees genannt, eine Bezeichnung, die auf Sir Joseph Banks zurückgeht. Er nannte die Bäume so, als er den von ihnen produzierten braunen, an Klebstoff erinnernden Saft zum erstenmal sah. Heute wird sie nur noch für die Eukalyptusarten mit weicher Rinde benutzt.

Die australische Landschaft wird von mehr als 600 Eukalyptusarten dominiert. Man findet sie beinahe in jeder möglichen Umgebung von der Schneegrenze über Regenwälder, Sklerophyllwälder, in reinen Eukalyptuswäldern bis hin zur großen Zentralwüste.

Der Name *Eukalyptus* entstammt dem Griechischen, wobei *'eu'* gut meint und *'kalyptos'* bedeckt. Gut bedeckt ist die Blütenknospe und zwar von einer kleinen, harten Kappe, die fest darauf sitzt. Der Blüte fehlen sowohl Blüten- wie Kelchblätter, diese Kappe nimmt beide Aufgaben wahr. Wenn in der Blütezeit die Staubgefäße, die die Schönheit dieser Blüten ausmachen, zu wachsen beginnen, stoßen sie die ausgetrocknete Kappe ab. *'Caesia'* bedeutet blaugrau und bezieht sich auf die Farbe von Stamm und Rinde dieses beeindruckenden Baumes.

Viele Eukalyptusbäume werden exportiert, nicht nur wegen ihrer Schönheit und ihres Holzes, sondern auch wegen ihrer Fähigkeit, den Boden zu festigen und Sumpfgebiete zu drainieren. Ihre Blätter sind lederartig und hängen so geformt nach unten, daß eher ihre Ränder den Sonnenstrahlen ausgesetzt sind, nicht aber ihre Blattoberfläche. Das schützt sie vor dem Austrocknen.

Mallee ist die Bezeichnung für die besondere Wachstumsform der australischen Eukalyptusbäume. Diese ermöglicht die Anpassung auch an rauhe Bedingungen wie extreme Temperaturschwankungen, heftige Regenfälle, Buschfeuer und nährstoffarmen Boden. Mehr als 100 Arten wachsen als Mallee. *Eucalyptus caesia* ist eine der hübschesten unter ihnen. Dieser Eukalyptusbaum hat sich auf Granitboden im zentralen Weizengürtel Western Australias angesiedelt. Noch vor wenigen Jahren drohte ihm die Vernichtung, das letzte natürliche Vorkommen fand sich am Boyagin Rock. Dieser Granitfels wird älter als 2 Milliarden Jahre geschätzt - oder halb so alt wie die Erde.

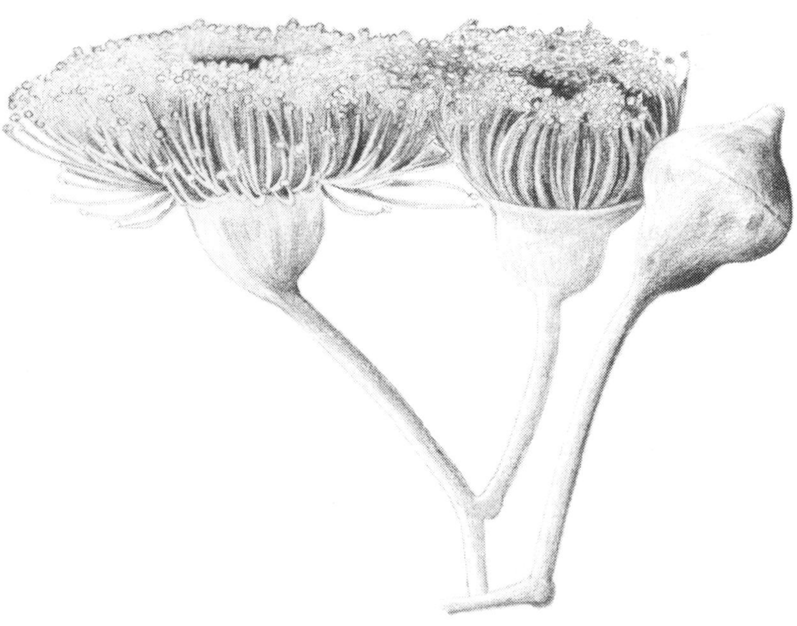

Heute dagegen ist Silver Princess einer der am weit verbreitetsten, kultivierten Bäume Australiens. Er besitzt einen schlanken Stamm mit herabhängenden Zweigen und einer rötlich-braunen Rinde mit einem silbrig-wächsernen Überzug. Die Knospen, Samenkapseln und jungen Zweige sind ebenfalls silbrig, was besonders im hellen Sonnenlicht auffällt. Die Rinde reißt längs des Stammes wellenförmig auf. Solange sie noch jung sind, sind die Blätter auch noch silbern, später jedoch verändern sie ihre Farbe in blaugrau. Die roten Blüten erscheinen jeweils zu dritt und baumeln an langen Stengeln von den hängenden Zweigen herab, unbedeckt vom Blattwerk. Jede Blüte hat einen Durchmesser von ungefähr drei Zentimetern. In der Mitte befindet sich ein großer hellgelber Stempel, um den herum die Staubgefäße gruppiert sind.

Als ich einmal Freunde in Berri in South Australia besuchte, führten sie mich sofort zu diesem so spektakulär blühenden Baum, der ganz in der Nähe wuchs. Noch nie hatte ich einen schöneren Baum gesehen. Dennoch konnte ich seinen Namen nicht herausfinden. Einige Monate später, als ich mich für einen Trip in den Südwesten Western Australias vorbereitete, bekam ich während einer Meditation ein paar Informationen über einen rot blühenden Gum-tree, der eine wichtige Rolle beim Auffinden des Lebensziels spielen würde. Als ich in Perth ankam, fand ich dort zahllose Exemplare von *Eucalyptus caesia* - meinem roten Gum-tree aus Berri. Unglücklicherweise wuchsen alle diese Bäume in der Nähe von Hauptstraßen oder in Gegenden, die wahrhaftig nicht für die Herstellung von Blütenessenzen geeignet waren, oder aber sie waren bereits verblüht.

Im Kings Park, den botanischen Gärten Western Australias, wurde mir mitgeteilt, daß die Blütezeit für Silver Princess bereits vorbei sei und ihr letzter natürlicher Standort weltweit sich auf Granitgestein befinde, das als Boyagin Rock bekannt ist. Die Botanikerin berichtete, Boyagin Rock läge etwa drei Stunden südwestlich von Perth, nahe ihrer Heimatstadt Brookton. Sie beschrieb den Weg dorthin, hielt es aber für hoffnungslos, ihn auf sich zu nehmen, denn mit Sicherheit würde ich keine blühenden Gum-trees mehr vorfinden. Es gab da im botanischen Garten allerdings noch ein paar übriggebliebene Silver Princess Blüten. Die Versuchung war groß, diese für eine Essenz zu verwenden, auch wenn der Parkplatz ziemlich nahe war. Perth erlebte gerade einen sehr heftigen Sturm, welcher die letzten Blüten von den Bäumen fegte. Das machte mir endgültig klar, daß diese Blüten wohl nicht für die Essenzenbereitung vorgesehen waren. Im Inneren wußten wir, daß wir nach Boyagin Rock mußten.

Als wir dort ankamen, fanden wir eine Gruppe *Eucalyptus caesia* in voller, reichhaltiger Blüte - und das lange nach ihrer eigentlichen Blütezeit. Es kam mir so vor, als blühten die Bäume allein für mich so lange, als sei es göttliche Vorsehung, die mich gerade in diesem Augenblick an diesen Ort geführt hatte, um genau jetzt die Essenz herzustellen.

Es war schließlich sehr befriedigend, endlich diese Essenz bereitet zu haben. Sie ist für Leute, die sich über ihren eigenen Lebensplan im Unklaren und Unsicheren sind. Manche Leute kennen ihren Lebensplan nicht und folgen ihm doch wie von allein. Manchmal aber gelangt man an eine Kreuzung oder einen Wendepunkt und ist sich nicht mehr so sicher, welcher Schritt jetzt am sinnvollsten getan werden sollte. Zu einem solchen Zeitpunkt, wenn das Ziel oder die Richtung zeitweise außer Sicht geraten ist, kann Silver Princess Essenz genommen werden.

Es ist ein sehr befriedigendes Gefühl, einfach das tun zu können, von dem wir instinktiv genau wissen, daß es das Richtige ist. Wenn wir uns dagegen treiben lassen, werden wir immer mehr von dem Gefühl frustriert werden, daß irgendetwas in unserem Leben fehlt.

Das Bildungssystem der meisten westlichen Staaten erwartet von seinen Studenten, daß sie Entscheidungen über ihre berufliche Entwicklung treffen, bevor sie wirklich wissen, was sie wollen. Je früher die jungen Leute mit der Übung der Meditation beginnen, desto leichter finden sie Sinn und Richtung ihres Lebens. Während der Meditation und tiefer Entspannung finden wir Zugang zur Inneren Führung. Diese kann uns den Weg weisen.

Manche Leute werden sich erst sehr spät darüber klar, was sie wirklich wollen, dann aber ist es oft viel schwieriger, die notwendigen Veränderungen im Leben vorzunehmen. Wenn man sich jedoch wirklich sicher ist, was man will und wozu man bestimmt ist, geschehen die richtigen Dinge einfach. Es tauchen Möglichkeiten und Gelegenheiten auf, die unserer Verwirklichung dienen, es braucht nur ein wenig Vertrauen in die Entwicklung, um den ersten Schritt zu wagen. Geschieht das bis zum Ende des Lebens nicht, resultiert daraus oft das Gefühl der Verzweiflung, man glaubt, das ganze Leben verschwendet zu haben.

Eine zweite wichtige Aufgabe dieser Essenz ist es, Menschen, die eines ihrer wesentlichen Lebensziele erreicht haben, neue Möglichkeiten und Richtungen finden zu lassen. Wenn sich die Menschen sehr stark auf ein wichtiges Ziel konzentrieren, vernachlässigen sie dabei oft die alltäglichen Aspekte des Lebens. Haben sie es dann erreicht, fühlen sie sich leicht lust- und antriebslos und fragen sich „Und das war es jetzt? Das ist alles?" Silver Princess Essenz erlaubt es, die Wanderschaft entlang des Lebensweges zum eigenen Ziel zu genießen. Hat man das Lebensziel erreicht, schafft sie neue Motivation, sich umzuschauen und neue, reizvolle Ziele zu entdecken.

Ziele zu haben, ist für uns sehr wichtig. Wir müssen auf sie hin arbeiten. In vielen Fällen unterscheidet sich das, was wir durch das Erreichen unserer Ziele tatsächlich erhalten, sehr von dem, was wir für unsere vordringlichste Aufgabe halten. Wir

Negativer Zustand

- ziellos
- verzweifelt
- lustlos
- verwirrt über die Lebensrichtung

Transformierter Zustand

- Motivation
- besondere Ausrichtung auf das Lebensziel
- Lebenszweck

sind ein bißchen wie die Bienen, die jeden Morgen ausschwärmen, um Nektar zu sammeln. Was den Bienen selbst sicher nebensächlich erscheint, ist in Wirklichkeit dagegen ihre Hauptaufgabe, nämlich das Bestäuben der Blüten, um den natürlichen Zyklus von Werden und Vergehen der Pflanzen zu vollenden.

Werfen wir ein Steinchen in einen Teich, erkennen wir ein ähnliches Phänomen: vielleicht finden wir das Werfen am wichtigsten - die Auswirkungen auf unser Leben aber sind wie die kreisförmigen Wellen auf der Wasseroberfläche. Betrachten wir die Konsequenzen, die das Erreichen unserer Ziele nach sich ziehen, erkennen wir die feinen Wellen und in ihnen den wirklichen Sinn unserer Handlungen.

Viele Menschen bemerken die Wirkung der Silver Princess Essenz schon innerhalb kurzer Zeit - dennoch sollte niemand überrascht sein, wenn die übliche Einnahmedauer von zwei Wochen bei dieser Blütenessenz verlängert werden muß. Ich bin davon überzeugt, daß sich die Lebensqualität des Individuums, wie der Gesellschaft als Ganzes dramatisch verbessern würde, wüßten und folgten wir nur unserem wirklichen Lebensweg.

Ich erkenne jetzt meinen Lebensweg und folge ihm.
In meinen Handlungen spiegelt sich das Ziel meines Lebens wider.

SLENDER RICE FLOWER

(Pimelea linifolia)

Haut mag sich unterscheiden, doch das Blut bleibt dasselbe.
Blut und Knochen ... es bleibt dasselbe.
Der Mensch kann sich nicht entzweien.
- *Bill Neidjie,* Australien, Kakadu Man

Die über 80 *Pimelea*-Arten repräsentieren alle Staaten der Welt. Alle sind kleinwüchsige Sträucher - *Pimelea linifolia* wird gerade einen Meter groß, dafür blüht er beinahe das ganze Jahr über. Der runde, endständige Blütenkopf hat einen Durchmes-ser von etwa 11 Zentimeter und besteht aus einer Menge weißer, röhrenförmiger Blüten mit orange getupften Zentren. Jede Blüte besitzt vier Blütenblätter. Die kleinen, schmalen, einfachen Blätter sitzen spiralig angeordnet um die Stengel.

Die hier beschriebene Art kommt häufig in sandigem Heideland und niedrigen, offenen Wäldern vor. Der botanische Pflanzenname setzt sich zusammen aus *'pimelea'*, was fettig bedeutet und sich auf die Samen bezieht, und *'linifolia'*, was auf die schmalen Blätter hinweist.

Diese Pimelea-Art wurde zuerst von Banks, Solander und Cook beschrieben. Während ihres nur kurzen Aufenthaltes in Botany Bay 1770 sammelten Banks und Solander mehr als 3 000 Pflanzenarten, die repräsentativ für mehr als 200 Gattungen stehen. Es ist eine Ironie der Geschichte, daß ausgerechnet Banks eine Rolle dabei spielte, Australien als 'Terra nullius' zu deklarieren, denn eine der Haupteigenschaften dieser Pflanze ist die Förderung der Zusammenarbeit. Das britische Gesetz legalisierte die Inbesitznahme jeden unbewohnten oder ungenutzten Landes zugunsten der Krone. Und obwohl die ersten Siedler sehr wohl von den Ureinwohnern in der Nähe Sydneys wußten, blieb die britische Politik bei ihrer Haltung.

Slender Rice Flower ermöglicht als Essenz dem Einzelnen, beide Seiten der Medaille einer Frage oder Situation zu betrachten. Damit ermöglicht sie Gruppenharmonie und Zusammenarbeit und verhindert Rassismus und Engstirnigkeit.

Allein in diesem Jahrhundert trug die Menschheit so viele Kriege aus, daß mehr als 120 Millionen Menschen getötet wurden. Weitere Hunderte Millionen wurden verwundet, verloren Familienangehörige und/oder wurden zu Flüchtlingen. Diese Tatsachen erinnern uns an unseren Mangel an Toleranz und gegenseitiger Liebe. Die Reinkarnationsarbeit enthüllt, daß viele von uns in Kriege verwickelt waren in dem festen Glauben, unsere Feinde seien minderwertig. Selbst heute noch glauben viele, sie seien besser und wertvoller als Menschen anderer Nationalität oder Rasse. Viele, die den zweiten Weltkrieg erlebten, hassen noch immer die Japaner. Ähnlich wie bei Essenzen wie Mountain Devil, die mit Groll und Haß zu tun haben, zeigt sich auch hier, daß diese Negativhaltung letztendlich denjenigen trifft, der sie hegt. Haß wendet sich stets gegen einen selbst und kann zu ernsthaften Erkrankungen führen.

Die Struktur dieser Pflanze ist ganz einfach. Viele individuelle Blüten bilden gemeinsam den kugelförmigen Blütenkopf und symbolisieren so die Einheit allen menschlichen Lebens. Die Essenz daraus ermöglicht solch universelles Verständnis. Schon Christus lehrte, den eigenen Nachbarn zu lieben, denn wir sind alle eins. Was wir anderen antun, tun wir letztlich uns selbst an. „Du hast keine Ahnung von Deiner eigenen Vollkommenheit, bevor du nicht die Vollkommenheit derjenigen ehrst, die geschaffen sind wie Du." (Ein Kurs in Wundern, Hsrg. Frances Vaughan und Roger Walsh)

Slender Rice Flower hilft, die Gemeinsamkeit aller Menschen zu erkennen und zu begreifen, daß andere verletzen, sich selbst verletzen heißt. In 'Kinship with All Life' drückt J. Allen Boone das so aus: „Wir sind alle Mitglieder des unendlichen, kosmischen Orchesters, in dem jedes lebende Instrument eine wesentliche Rolle für Harmonie und Gleichklang des Ganzen spielt."

Indem dieses Blütenmittel uns andere Perspektiven eröffnet, ermöglicht es uns gleichermaßen, zerstörerische Vergleiche und

Negativer Zustand

- Stolz
- Eifersucht
- Rassismus
- Engstirnigkeit
- sich mit anderen ver gleichen müssen

Transformierter Zustand

- Demut
- Bescheidenheit
- Gruppenharmonie
- Zusammenarbeit
- die Schönheit andere wahrnehmen könne

Urteile über andere religiöse oder nationale Gruppen aufzugeben. Es läßt erkennen, daß wir uns alle in unterschiedlichen Evolutionsstadien befinden und niemand in der Position ist, andere Menschen einzeln oder in Gruppen zu verurteilen. Diese Essenz läßt uns das Göttliche und die Schönheit in jedem Menschen und jedem Ding erkennen.

Slender Rice Flower ermöglicht Demut und Bescheidenheit, die unauflöslich mit tieferem Verstehen verknüpft sind, während Stolz und Neid für einen Mangel von Verständnis stehen. Bescheidenheit führt zu größerer Harmonie und Kooperation zwischen den Menschen. Nur so wird das Ganze mehr als die Summe seiner Teile, so zeigt die gemeinsame Arbeit größere Wirkungen als die vielen Handlungen der einzelnen, unabhängig voneinander Arbeitenden. Wenn die Menschen ihre Talente und ihr Wissen zusammentun, kann wirklich jeder davon profitieren. Natürlich müssen die Gruppenmitglieder dafür tolerant, flexibel und zum Zuhören bereit sein, wenn sie für das gemeinsame Wohl wirken wollen. Slender Rice Flower fördert solches Zusammenwirken. Diese Essenz wird immer häufiger von den Teilnehmern an Arbeitstreffen und Konferenzen benutzt, ebenso wie an potentiell streßbeladenen Arbeitsplätzen wie Restaurants - überall resultiert aus gemeinsamem Wirken größere Effektivität.

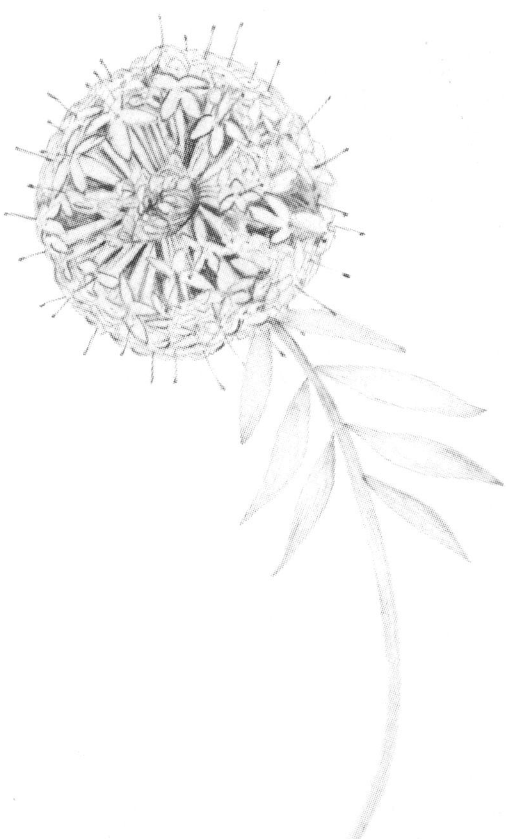

Ein gutes Beispiel für den Erfolg des Konzeptes der Synergie, also des Zusammenwirkens, haben wir in der Arbeit des Amerikaners Edward Denning, der in der Detroiter Autoindustrie den Managern nach Beendigung des zweiten Weltkrieges Möglichkeiten zur Produktivitätssteigerung vorschlug. Man war dort allerdings nicht interessiert an seinen Vorschlägen. Anders reagierten japanische Autounternehmer, denen damals noch der Ruf anhaftete, minderwertige Autos herzustellen.

Denning erkannte, daß sich Produktivität und Qualität der Erzeugnisse am ehesten verbessern lassen, wenn Arbeiterschaft und Management zusammenwirken. Sind beide Seiten sich über die Ziele ihrer Arbeit einig und schaffen eine für alle Beteiligten harmonische Arbeitsatmosphäre, lassen sich die besten Resultate erzielen. Die meisten Leute wollen gute Arbeit leisten, sie tun das beste, was sie können. Mißerfolge kann man allzu oft auf ein armseliges Management zurückführen. Nur selten liegt der Fehler wirklich beim Einzelnen. Denning schuf neue Systeme wie Qualitätskontrollen, so daß die Angestellten schließlich auf die von ihnen hergestellten Produkte stolz sein konnten. Heute hat Japan den Ruf, hochwertige Qualitätswaren zu produzieren, die nur selten mit Mängeln behaftet sind, während das Ansehen amerikanischer Produkte herbe zurückging.

Aus einer Untersuchung von Filmen ging hervor, daß 1987 in den USA 85 Filme gedreht wurden, in denen die Russen die Rolle der Bösewichter spielten. Umgekehrt spielten die Amerikaner in 15 russischen Filmen die Bösen. Sicher sind die Medien teilweise für solche Stereotypen verantwortlich, die Entfremdung und Feindschaft zwischen den Völkern hervorbringen. Solche Manipulation von Gefühlen schaffen immer wieder den Wahnsinn des Hasses, der letztlich zum Krieg führt.

Mit Slender Rice Flower steht uns eine Essenz zur Verfügung, die die ganze Menschheit von nationalistischem und religiösem Vorurteil weg und stattdessen hin zu weltumspannender Harmonie, Zusammenarbeit und Frieden bewegen kann.

Ich nehme die Menschen an und drücke ihnen meine Liebe aus. Ich erkenne nun die einzigartige Schönheit in mir selbst und allen menschlichen Wesen.

SOUTHERN CROSS

(Xanthosia rotundifolia)

Du bekommst alles von Gott; Deine Realität erschaffst Du Dir im Einklang mit Deinem Glauben und Deinen Werten. Es ist Deine eigene kreative Energie, die Deine Welt erschafft. Es gibt für Dich keine Begrenzungen außer denen, an die Du glaubst.
- *Jane Roberts* 'The Nature of Personal Reality'

Southern Cross bedeutet soviel wie, Kreuz des Südens. Dieser Name weist auf die ungewöhnliche und auffällige vierstrahlige Blütendolde, die aus ein Traube winziger Einzelblüten besteht. Diese erscheinen an schlanken Stielen, die von der Spitze einfacher Stengel ausstrahlen. Alle vier Blütenstengel sind gleich lang und kreuzartig angeordnet. Unterhalb jedes Blütenbüschels gibt es ein breites, an Blütenblätter erinnerndes Tragblatt.

Von dieser australischen Gattung gibt es etwa 20 Arten. Die meisten davon sind in Western Australia heimisch. Southern Cross ist ein winterfestes Kraut, das vom Mount Barker südlich bis Albany wächst. Wir stellten die Essenz in der Stirling Range her. Die Hauptziele der Blütenessenz liegen in der Beeinflussung von Groll und Opfermentalität. Die entsprechenden Menschen glauben, das Leben spiele ihnen übel mit, daß das Schicksal sie ungerechterweise von gutem Geschick aussortiert hat und all ihre Anstrengungen erfolglos bleiben. „Das ist einfach nicht fair", behaupten sie oft.

In Wirklichkeit ist es so, daß diese Menschen die Tatsache absolut verleugnen, daß sie für die Erschaffung ihrer persönlichen Wirklichkeit selbst verantwortlich sind. Sie glauben stattdessen, daß ihnen Dinge angetan werden und sie keinerlei Kontrolle über den Verlauf ihres Lebens haben. George Bernard Shaw sagte dazu:

„Die Leute machen immer die Umstände für das, was sie sind, verantwortlich. Ich glaube nicht an Umstände. Die Leute, die es in unserer Welt zu etwas bringen, suchen sich die geeigneten Umstände eben aus. Und wenn sie sie nicht finden, dann erschaffen sie sie."

Jeder von uns erschafft entweder eine positive oder eine negative Realität. Southern Cross Menschen schaffen um sich herum eine unglaubliche Menge Negativität. Sie halten sich für unfähig, positive Umstände zu erschaffen. Oft grollen sie auch Leuten, die glücklich und erfolgreich sind. Immer beschuldigen sie andere für ihren Zustand, niemals aber sich selbst. Sie sind reizbar, mürrisch und leicht eingeschnappt und haben einen weinerlichen Unterton in der Stimme. Sie glauben, die Welt schulde ihnen etwas und sollte sich besser um sie kümmern, denn schließlich sind sie Opfer von Umständen, die außerhalb ihrer Kontrolle liegen. Natürlich beschuldigen sie nicht immer nur die anderen, aber sie sind überzeugt, daß das Leben gegen sie ist. Sie erwarten stets das Schlimmste.

Eine Bekannte, die regelmäßig Bush Essenzen verwandte, zeigte sich ziemlich besorgt, als sie zur Southern Cross High School in Victoria versetzt wurde, denn sie erkannte, daß an dieser Schule sowohl bei Lehrern wie auch bei Schülern eine Leidensmentalität vorherrschte. Sie benutzte diese Erfahrung dazu, Einsichten in deren Probleme zu eröffnen und erhöhte Selbstachtung und positive Haltungen zu schaffen.

In Southern-Cross-Menschen steckt der Stachel der Frustration, was sich numerologisch in einem Fehlen der Ziffern 4, 5 und 6 in ihrem Geburtstagsdiagramm zeigt. Solche Menschen müssen unbedingt unterstützt werden. Sie müssen lernen, die positiven Aspekte ihrer Erfahrungen zu beachten. Man kann es auch mit folgendem Ratschlag versuchen: „Stell Dir vor, daß Du mit jeder neuen Erfahrung ein Stück wächst, und dann suche den Grund dafür". Das hilft, Frustration zu lindern und ein neues Lebensziel zu entdecken. Es ermutigt zum Gebrauch der eigenen Kräfte bei der Erschaffung einer optimistischen Lebensperspektive.

Die positive Seite dieser Essenz zeigt, daß wir es hier mit Menschen zu tun haben, die anderen gegenüber sehr aufmerk-

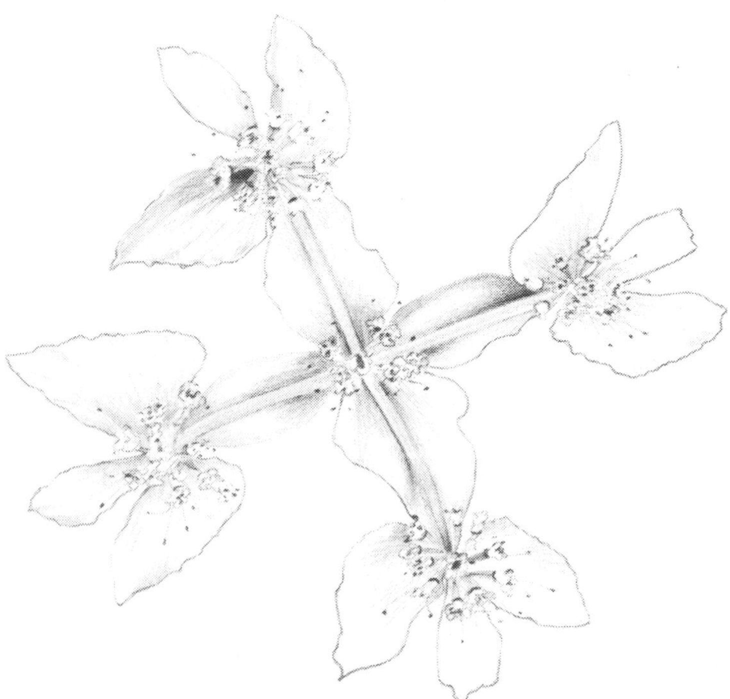

sam und rücksichtsvoll sein können. Sie haben selbst schwere Zeiten durchgemacht, und sie haben deshalb Verständnis für Menschen entwickelt, denen es nun ebenso geht. Sie können andere, die sich als Opfer des Lebens empfinden, anleiten und ihnen ihre Problematik in einem anderen Licht erscheinen lassen. Zuweilen kann das Leben wirklich unfair erscheinen - beim Tod einer geliebten Person, dem Ende einer Liebesbeziehung, bei Unfähigkeit, Kinder zu bekommen, bei Geldsorgen usw. - und genau dann sind die früher negativen Southern Cross Menschen die allerbesten Freunde und Helfer.

Das, was man als 'Armutsbewußtsein' bezeichnen könnte, kann, kann ebenfalls mit dieser Essenz in Verbindung gebracht werden. In dem wunderbaren Hollywoodfilm 'Mame' schreit die Hauptfigur: „Das Leben ist ein Festbankett, und ihr Armleuchter da draußen hungert!" Southern Cross ermöglicht die Erfahrung, daß im Leben alles überreichlich vorhanden ist. In manchen Ländern ist das Armutsbewußtsein so stark, daß Luxusautos wie Jaguars und Rolls Royces enorme Feindseligkeit und Ärger hervorrufen. Würden dagegen die Schönheit und Technik gewürdigt, wäre es diesen Leuten viel leichter möglich, Überfluß auch im eigenen Leben kennenzulernen.

Das Gefühl, vom Leben herumgeschubst und gedemütigt zu werden, beschleunigt sicherlich den Alterungsprozeß. Beschleunigtes Altern, verbunden mit der dazu kommenden Verbitterung, greift schließlich auch die inneren Organe an, hier vor allem Leber und Gallenblase. Resignation führt schlicht zu Energiemangel und damit verringerter Vitalität. Für solche Menschen kann die abwechselnde Einnahme von Southern Cross und Sunshine Wattle sehr wohltuend sein.

Betrachten wir noch einmal den Namen dieser Pflanze - Southern Cross - und bedenken die Bedeutung des Kreuzes. Hat nicht das Kreuz als Symbol für Christus alles Üble bereits auf sich genommen? Das folgende stellt eine hilfreiche Übung für Southern Cross Menschen dar: ein Frage-Antwort-Spiel, bei dem der Southern Cross Typ spontan auf jede Frage mit dem ersten, was ihm in den Sinn kommt, antwortet. Zuerst erstellt die antwortende Person eine Liste all der entsetzlichen Situationen ihres Lebens oder aller, in denen sie keine Einflußmöglichkeit hatte. Dann wird gefragt: „Was hast Du davon gehabt?" Geantwortet wird mit den Worten: „Der Nutzen, der mir aus dieser Situation erwuchs, war ..." Wenn man wirklich spontan antwortet, kann man daraus interessante Erfahrungen gewinnen. Die Übung kann auch für sich allein mit Papier und Bleistift gemacht werden. Man schreibt einfach: „Das Gute, das mir aus ... erwuchs, war ..." und füllt die Lücken mit der unerwünschten Situation und dem Vorteil, den man daraus zog.

Jede schwierige Lebenslage stellt einen Versuch des Höheren Selbst dar, uns zu zeigen, daß wir vom Kurs abgeraten sind. Sie soll uns eine Hilfestellung bieten, wieder auf Kurs zu gehen. Wenn wir nur um Hilfe bitten, werden wir immer angeleitet und geführt. Spirituelle Hilfe ist stets für uns da.

Negativer Zustand

- Opfermentalität
- Gejammer
- Bitterkeit
- Märtyrermentalität
- Armutsbewußtsein

Transformierter Zustand

- Persönliche Ausstrahlung
- Bereitschaft zur Verantwortung
- positive Lebenseinstellung

Da gibt es die Geschichte von dem Mann, der nach seinem Tod auf sein Leben zurückschaute und es als zwei nebeneinander verlaufende Fußspuren im Schnee dargestellt fand. Eine der Spuren war seine eigene, die andere gehörte Jesus. Immer wenn es im Leben zu Schwierigkeiten gekommen war, gab es nur eine Fußspur. Also wandte sich der Mann an Jesus und fragte ihn: „Wo warst Du denn, als ich Dich so nötig brauchte?" Jesus antwortete: „In diesen Zeiten habe ich Dich getragen."

In all unseren Kämpfen sind wir niemals wirklich allein - Seine Liebe ist immer zu unserer Hilfe da. Immer ist es uns möglich, schwierige Zeiten erfolgreich zu überstehen, auch dann, wenn wir sie unerträglich finden. Unsere Reaktionen auf solche Situationen sind es nämlich in Wirklichkeit, die uns solche Probleme bereiten, nicht so sehr die Situation selbst. Aber jede bietet eine großartige Möglichkeit zu lernen und zu wachsen.

Ich erkenne immer deutlicher, daß ich meine eigene Wirklichkeit erschaffe.
Ich wachse an jeder Lebenserfahrung.

SPINIFEX

(Triodia species)

Alle körperliche Krankheit hat ihren Ursprung in unseren Gefühlen.
Ian White

Es gibt über 35 *Triodia*-Arten, die allesamt in Australien heimisch sind. Spinifex ist eine Grasart, die die Wüsten und Halbwüsten des australischen Binnenlandes als Standort bevorzugt. An die dort herrschenden rauhen Bedingungen hat sich Spinifex durch sein kompaktes, büscheliges Wachstum und die nadelähnlichen Blätter, die in alle Richtungen weisen, angepaßt. Das Wachstum geschieht von innen nach außen, so daß beim Absterben der zentralen Anteile dieses Grasbüschels ein Ring neuen, graugrünen Grases übrig bleibt.

Spinifex blüht nach den Regen des Sommers und Herbstes und schafft im Hinterland die Illusion von Weizenfeldern oder Grasmeeren, durch die der Wind Wellen wehen läßt. Die Blütenköpfe, die diese Illusion nähren, sind golden.

Die Ureinwohner sammelten die Samen und verarbeiteten sie zu Mehl. Das klebrige Sekret der Blätter benutzten sie als Klebstoff, besonders, um die Spitzen ihrer Speere zu befestigen. Wenn man die jungen Schößlinge auspreßt, erhält man eine Flüssigkeit, die der Reinigung der Augen dient.

Negativer Zustand

- körperliche Beschwerde[n]
- Herpes
- Chlamydienbefall
- Stich- und Schnittwund[en]
- Gefühl, Opfer der Krankheit zu sein

Transformierter Zustand

- Ermutigung durch ge[-]fühlsmäßiges Verstehe[n]
- körperliche Heilung

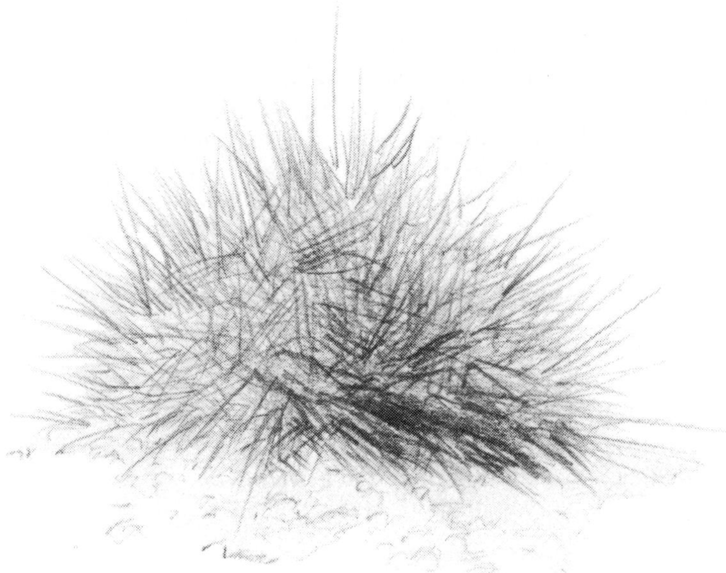

Spinifex besitzt eine sehr kraftvolle, beinahe männliche Energie, wahrscheinlich aufgrund ihres erdnahen Wachstums. Als mir zum erstenmal die spirituelle Aufforderung, mit Gräsern zu arbeiten, zuteil wurde, war ich ziemlich verblüfft. Was mich besonders fesselte, war die Information, daß die Signaturenlehre leichter an den Gräsern anzuwenden sei, da sie den physikalischen Sinnen leichter zugänglich seien. Durch die Einstimmung auf dieses Grasblatt wurde mir klar, daß sich die Wirkung der Essenz vor allem auf den physischen Körper richtet. Spinifex Samenköpfe offenbaren einzigartige Heilenergien, die weit schneller wirken als die anderer Blütenpflanzen.

Was zudem auffällt, ist die grüne Farbe. Viele Menschen haben zu bestimmten Zeiten ihres Lebens Bedarf nach einer grünen Essenz. Grasessenzen können sowohl innerlich wie äußerlich angewandt werden.

Grüne Essenzen haben vor allem reinigende Wirkung. Sie befreien von Parasiten, Pilzinfektionen, Mikroorganismen und Stoffwechsel-Abbauprodukten. Diese besondere grüne Essenz reinigt von Candida und anderen Pilzen, lindert Dickdarmaffektionen und kann bei allen Hautproblemen wie Akne, Ekzemen und Psoriasis verwendet werden.

Spinifex wirkt auf Hautläsionen, die stechenden oder schneidenden Schmerz verursachen wie Herpes. Haben wir eine saubere Verletzung wie von einer Schnittwunde, wirkt Spinifex wunderbar - es kann dann zugleich innerlich wie äußerlich genommen werden. Für die äußerliche Anwendung gibt man sieben Tropfen Essenz in ein Glas Wasser, womit man ein Tuch anfeuchtet, das auf die Wunde gelegt wird. Die Essenz kann auch in einer Zerstäuberflasche verwandt werden, man sprüht sie dann auf den entsprechenden Hautbezirk. Innerliche und äußerliche Anwendung kann gleichzeitig geschehen, sie sollte morgens und abends wiederholt werden.

Viele Leute berichteten von beginnenden Herpesschüben, die durch das Aufsprühen von Spinifex im Keim erstickt wurden. Sollte sich der Herpes dennoch durchsetzen, verkürzt sich seine Dauer auf wenige Tage, während die Hauterscheinungen ohne Behandlung mindestens eine Woche bis 10 Tage bestehen blieben.

Bei der Behandlung von Chlamydien kann Spinifex ebenfalls wertvolle Hilfe leisten. Chlamydien sind Mikroorganismen, die Infektionen der Atemwege und des Urogenitaltraktes verursachen können. Bei Männern führt dies zu eitrigen Absonderungen aus dem Penis, während bei Frauen zunächst keine deutlichen Symptome erscheinen. Dafür können Chlamydien aber ziemliche Zerstörungen in den Eileitern anrichten.

Tatsächlich werden jährlich etwa 6 000 neue Fälle weiblicher Unfruchtbarkeit aufgrund Chlamydienbefalls in Australien bekannt.

Die Einnahme der Spinifex Essenz bringt die inneren Gefühle zum Vorschein, die solche Hauterscheinungen nach sich ziehen. Anschließend können diese unter Zuhilfenahme der geeigneten Blütenessenz und Therapie geklärt werden. Viele Herpesfälle haben beispielsweise mit sexuellen Schuldgefühlen zu tun, die mit Sturt Desert Rose behandelt werden können oder rühren von sexuellem Mißbrauch oder Trauma, die mit einer Kombination aus Fringed Violet und Wisteria gemildert werden können.

Herpeskranke fühlen sich häufig als Opfer ihrer Krankheit. Die Bläschen tauchen immer wieder auf, oft ohne offensichtlichen Grund, schwächen das Immunsystem und das Vertrauen in die Heilung, was das Gefühl, krank zu sein oder den Schmerz noch verstärkt. Oft wirken negative Gedankenmuster anfallsauslösend. Diese arbeiten tief im Unbewußten und wurden zumeist bereits in sehr frühem Lebensalter erschaffen. Viele Leute empfinden es als sehr ermutigend, zu erfahren, daß alles, was sich auf der körperlichen Ebene abspielt, seinen Ursprung im Gefühlsbereich hat, und der wiederum kann beeinflußt werden. Die negativen Glaubenssätze und Haltungen, die zu körperlicher Krankheit führen, lassen sich verändern, und die neue Einstellung selbst ist es, die schließlich die Heilung ganz allein hervorbringt.

Ich erkenne jetzt das Wesen und die Wirkung meiner tiefen Gefühle.
Ich begreife mehr und mehr die Gefühlsgrundlagen meiner körperlichen Probleme.

Sturt Desert Pea

(Clianthus formosus)

Wenn eine Tür sich schließt, öffnet sich eine andere. Du kannst erwarten, daß sich hinter dieser neuen Tür noch größere Wunder und Herrlichkeiten und Überraschungen verbergen. Merke, wie Du mit jeder Erfahrung wächst. Dann suche nach dem Grund dafür.

- *Eileen Caddy,* Opening Doors Within

Sturt Desert Pea ist das pflanzliche Wahrzeichen Süd Australiens. Diese Blume blüht in der Wüste und in der Gegend der Salzseen im trockenen Binnenland Australiens. Sie ist damit das angemessene Symbol für den trockensten Staat Australiens. Finden kann man sie auch in den ausgetrockneten Ebenen Queenslands und New South Wales sowie zwischen Kalgoorlie und den Kimberleybergen in den wüstenartigen Gegenden Western Australias.

Sturt Desert Pea ist eine der beeindruckendsten unserer einheimischen Pflanzen, sie besitzt eine enorme Kraft und Ausstrahlung. Ihre leuchtenden roten Blüten mit den glänzenden, dunklen Zentren werden 7 bis 10 Zentimeter lang und bilden zu jeweils 4 oder 5 Blüten dichte Blütenköpfe.

Ihre Samen, ähnlich wie die der übrigen Leguminosen aus Wüstenregionen, können auch nach 40 Jahren noch zu keimen beginnen. Diese lang andauernde Lebenskraft der Samen weist auf die Haupteigenschaft der Essenz hin, denn diese wirkt auf tiefe Verletzungen, die viele Jahre lang im Körper festgehalten werden. Die Samen keimen nicht gerade schnell, oft müssen stärkere Einflüsse wie Feuer oder kochendes Wasser zu Hilfe genommen werden - hier zeigt sich wieder die reinigende Kraft auf tief- und festsitzende Wunden.

Der Gattungsname *Clianthus* entstammt dem griechischen Wort *'kleos'*, was Glorie bedeutet, und *'anthos'*, was Blüte heißt. *'Formosus'* bezieht sich ebenfalls auf Schönheit oder Wohlgeformtheit. Der allgemeine Name Sturt Desert Pea weist auf den Forscher Captain Charles Sturt, der während einer Expedition 1844/45 bewundernd von einem Meer von Rot inmitten einer öden, ungastlichen Wüstengegend im trockenen Binnenland berichtete. Indes war es William Dampier, der diese Pflanze im Jahre 1699 fand und zwar an der nordwestlichen Küste Australiens.

Für mich sind Sturt Desert Pea und Waratah die kräftigsten der Bush Essenzen. Die Haupteigenschaft der Sturt Desert Pea ist die Lösung tiefsitzenden Schmerzes und Kummers. Diese Blütenessenz wirkt extrem schnell in beinahe jedem Fall, auch

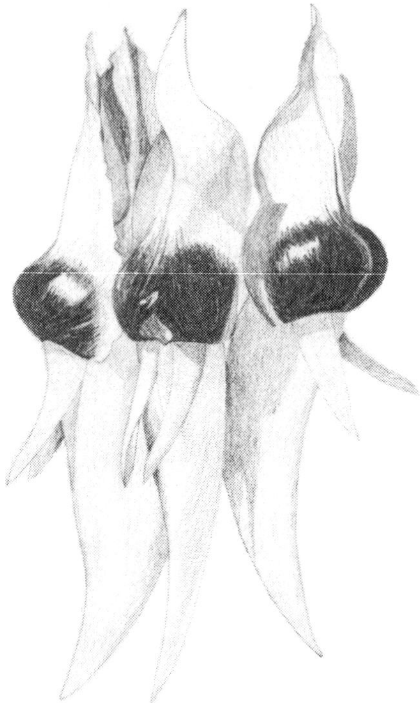

wenn der Schmerz über viele Jahre versteckt wurde, ja sogar aus einem früheren Leben stammt. Sturt Desert Pea hat erstaunliche Richtungsänderungen im Leben derjenigen hervorgebracht, die sie eingenommen haben. Dies gilt besonders für Menschen, die ihre Traurigkeit verbergen und selten weinen. Nachdem sie diese Essenz nahmen, konnten diese Menschen zum erstenmal ausdrücken, was sie wirklich fühlten. Sie hatten keine Schwierigkeiten mehr damit, den Ursprung ihres Schmerzes herauszufinden.

Kummer schlägt sich im Bereich der Lungen nieder, wie das folgende Beispiel zeigt. Zu mir kam eine Frau, die nach dem Ertrinkungstod ihrer Tochter eine tiefe Depression durchmachte. Ich bemerkte die Spannung im Lungenbereich und gab ihr Sturt Desert Pea. Während sie diese Essenz nahm, weinte sie sehr häufig, aber nach jedem Weinen fiel ihr das Atmen ein bißchen leichter. Außerdem merkte sie, wie sie den Tod der Tochter mehr und mehr akzeptieren konnte.

Alle Geschichten der Ureinwohner rund um die Sturt Desert Pea handeln von Kummer, Traurigkeit und Verlust. Die folgende Geschichte ist eine gekürzte Version der Legende der Aborigines über die Herkunft dieser Pflanze:

Vor langer Zeit brannte der junge, starke und stolze Wimbaco Bolo mit seiner schönen Freundin Purleemil durch. Sie aber war bereits dem gemeinen, alten, feigen Tirtha zur Braut versprochen.

Die beiden fanden Zuflucht bei einer Gruppe Jäger eines anderen Stammes, die gerade nahe eines großen Sees im Hinterland ihr Lager aufgeschlagen hatte.

Wimbacos Vater gehörte diesem Stamm an und war sein Anführer gewesen. Die Jagdgruppe nun fand, daß die Stärke Wimbacos und Schönheit Purleemils einfach zusammengehörten und sicherlich ähnliche Kinder hervorbringen würden. So lehnte man die Forderung nach Herausgabe Purleemils an Tirthas Stamm ab. Allerdings räumte man Tirtha die Möglichkeit ein, mit Wimbaco um Purleemil zu kämpfen. Der alte Feigling jedoch wollte nicht und verschwand.

Das folgende Jahr brachte Wimbaco und Purleemil großes Glück. Ein Teil davon machte die Geburt eines ansehnlichen Sohnes aus, sehr zum Stolz und zur Freude des Stammes. Wimbaco ging auf die Jagd und fertigte Spielzeuge für seinen Sohn, während Purleemil sich neuer Sangeskraft erfreuen konnte, da sie Kontakt zu den Geistern des Gesanges fand, die ihr immer neue Lieder schenkten. Natürlich drehten sich die meisten Lieder um den kleinen Sohn, der ewig leben würde und als das schönste Geschöpf des ganzen Hinterlandes galt.

Im nächsten Jahr kehrte der Stamm zu jenem See zurück, der sehr nahe dem Gebiet von Tirthas Stamm lag. Purleemil sang neue Lieder, aber diese berichteten von anstehendem Leid. Stolz und furchtlos wie er war, hörte Wimbaco nicht auf das Flehen, die Gegend zu verlassen. Die Tage blieben auch in diesem Lager glücklich, die Ängste verflogen schließlich und wurden vergessen, die Warnungen der Geister verstummten.

Eines Nachts jedoch, als der ganze Stamm bereits schlief, schlich sich Tirtha mit seinen Leuten, die geduldig auf ihre Chance gewartet hatten, an und begann den Angriff. Der gesamte Stamm wurde getötet. Tirtha selbst ließ es sich nicht nehmen, Purleemil und ihren Sohn mit seinem Speer aufzuspießen. Er und seiner Krieger verließen zuletzt das Schlachtfeld, ohne sich weiter um die herumliegenden Leichen zu kümmern.

Im folgenden Jahr kamen sie zurück, nur um festzustellen, daß der See ausgetrocknet und voller Salz war. Tirtha's Begleiter flohen voller düsterer Ahnungen. Tirtha dagegen blieb, er wollte sich daran vergnügen, über die am Boden verstreuten Knochen seiner Feinde zu spazieren. Doch anstelle von Knochen bedeckten Unmengen leuchtend roter Blumen den Ort des Verbrechens. Niemals zuvor hatte er solch schöne Blumen gesehen. Während er noch starrte, kam aus dem Himmel ein Speer geflogen und spießte ihn auf, eine Stimme beschuldigte ihn all seiner Untaten. Und so mußte er hören, daß das Blut von Wimbaco und Purleemil, das er vergossen hatte, zu einem Strom zusammengeflossen war, um in der Pracht dieser roten Blüten zum Ausdruck zu kommen.

„Dieses Blut wird ewig weiterleben", hörte er die Stimme sagen. „Es wird für alle Zeit entlang den Ufern der Salzseen zur Blüte kommen, die nichts anderes sind als die Tränen der Geister des Gesangs."

Negativer Zustand

- Schmerz
- tiefe Verletzung
- Traurigkeit

Transformierter Zustand

- loslassen
- Zerstreuung trauriger Erinnerungen
- Motivation und Energieerneuerung

Der Speer aus dem Himmel hatte Tirtha gleichsam an die Erde genagelt. Die Stimme sagte ihm, dies sei die gerechte Strafe für seine feige Tat, für immer müsse er an diesem Ort bleiben.

Die schönen roten Blumen - der Ruhm der westlichen Ebenen - heißen heute Sturt Desert Pea. Den alten Stämmen sind sie noch als die Blumen des Blutes bekannt. Selbst heute noch steht die Sturt Desert Pea bei den Ureinwohnern symbolisch für das in zwei Jahrhunderten weißer Kolonialherrschaft vergossene Blut.

Eine Fallstudie zeigt die Macht und Energie, die von dieser Pflanze ausgeht. Es ging um eine Patientin, die an extremen Schmerzen litt, die von rheumatoider Arthritis mit Schwellungen der Gelenke und Schmerzen sowohl in der Bewegung wie bei Ruhe verursacht wurden. Diese Symptome hatten sich über viele Jahre hinweg verstärkt, nachdem die Trennung von ihrem Ehemann begonnen hatte. Er hatte sie wegen einer anderen Frau verlassen, wodurch sie sich stark verletzt fühlte. Kurz darauf begannen ihre Schmerzen. Diese Frau hatte bereits alle möglichen Behandlungen probiert - Phytotherapie, Homöopathie, Veränderung der Ernährung, Visualisierung, Affirmationen - doch nichts hatte genutzt. Als sie schließlich zu mir kam, konnte sie kaum gehen oder auch nur für eine kleine Weile sitzen.

Ich empfahl ihr Sturt Desert Pea. Es war ein Erlebnis, sie schon zwei Tage später am Telefon berichten zu hören, daß sie zum erstenmal seit Monaten völlig schmerzfrei war. Sie war ohne jeden Schmerz aufgewacht, ihre Schwellungen waren zurückgegangen. Sie hatte eine Menge Traurigkeit losgelassen, die sie seit ihrer Trennung tief in sich festgehalten hatte. Die erreichte Linderung stellte sich als dauerhaft heraus.

Sturt Desert Pea Essenz hilft, traurige Erinnerungen nach langandauernden alten Verletzungen und Sorgen zu zerstreuen. Eine Frage, die ich allen meinen Patienten stelle, lautet: „Hat es irgendein besonderes Ereignis in ihrem Leben gegeben, das ihrer Erkrankung kurz vorausging?" Sehr viele Menschen halten ihren Gefühlsschmerz nämlich fest, wenn er durch Verlust einer geliebten Person oder eine Trennung verursacht wurde. Viele Männer kommen beispielsweise kaum über das Ende ihrer ersten große Liebe hinweg. Vermutlich deshalb, weil Männer eben nicht weinen dürfen, um ihren Schmerz zu lindern. So tragen sie den Schmerz und die Trauer ihrer längst vergangenen Beziehung weiter mit sich herum.

Manche meiner Patienten bitten mich, ihnen Sturt Desert Pea zu verschreiben, weil sie deren mächtige Wirkung bei anderen Familienmitgliedern beobachten konnten. Ich denke, jeder, der sich zu einem Blütenmittel hingezogen fühlt, benötigt es auch. Viele Therapeuten, die elektrische Maschinen wie Vega und Morey zur Diagnose einsetzen, finden in Sturt Desert Pea das geeignete Mittel für eine ganze Reihe von Krankheiten, von Virusinfektionen bis zu Parasitenbefall und bakteriellen Infekten. Sturt Desert Pea wirkt sehr tief und bringt dadurch grundlegenden Wandel in das Leben der Menschen.

Jetzt lasse ich meinen Schmerz aus der Vergangenheit los.
Ich kann endlich meine Gefühle von Trauer und Kummer ausdrücken.

STURT DESERT ROSE

(Gossypium sturtianum)

Fühle Dich niemals schuldig des Lernens wegen,
Fühle Dich niemals schuldig der Weisheit wegen.
Das nennt man Erleuchtung.

- Ramtha, Ramtha

Sturt Desert Rose wächst auf steinigen oder felsigen Hängen in ausgetrockneten Flüßchen im größten Teil der Wüstengebiete Australiens - den südlichen Teilen des Northern Territory, dem nordöstlichen South Australia, im Westen Queenslands und New South Wales und in nördlichen Abschnitten Western Australias.

Es handelt sich um einen kompakten, ein bis zwei Meter hohen Strauch mit dunkelgrünen, fünf Zentimeter langen Blättern. Die Blüte erinnert an Hibiskusblüten, sie ist malvenfarbig mit einem blutroten Zentrum und besitzt je fünf Blüten- und Kelchblätter. Sowohl die einfachen wie die Blütenblätter haben schwarze Tupfen. Die zahllosen Staubgefäße winden sich eng um den Stempel und bilden eine Einheit. Blütezeit ist der Winter, zur Nacht hin schließen sich die Blüten.

Der Artname ehrt den Erforscher des australischen Binnenlandes Captain Charles Sturt, der diese Pflanze 1884 entdeckte. Seit 1961 ist sie offizielles Wahrzeichen des Northern Territory. Sturt Desert Rose Essenz hilft den Menschen, ihren eigenen Überzeugungen und Moralvorstellungen treu zu bleiben. Sie wissen, was sie zu tun haben und tun es auch. Sturt Desert Rose gibt die Stärke, zu sich selbst zu stehen.

Es kann manchmal schwierig sein, den eigenen Überzeugungen zu folgen, besonders wenn diese Gruppeninteressen entgegenstehen. Ein Beispiel für solchen Gruppendruck stellen Parties dar, bei denen Alkohol und Drogen genommen werden und jemand das für sich ablehnt. Besonders Teenager haben das große Bedürfnis, akzeptiert zu werden. Daher finden sie es sehr schwierig, sich dem Gruppendruck zu widersetzen.

Diese Blütenessenz bringt die Selbstachtung zurück. Dafür gibt es bereits Five Corners, aber Sturt Desert Rose ist dann angezeigt, wenn die mangelnde Selbstachtung ein Resultat früherer Handlungen ist - Handlungen, die einem ein schlechtes Gewissen bereiten. Sturt Desert Rose ist eine wunderbare Essenz bei Schuldgefühlen, die sich auch als Bedauern früherer Taten oder Unterlassungen äußern können. Solches Bedauern vergangener Geschehnisse kann die Menschen zurückhaltend werden lassen, vielleicht versäumen sie dadurch einige der wunderbarsten Gelegenheiten in ihrem Leben.

Schuld kann auch zu übersteigerter Selbstkritik und Nörgelei führen und bringt eine allgemeine Schwere und Schwerfälligkeit in das Leben. Nach dem Tod eines Kindes bekannten Eltern: „Nach nur wenigen Einnahmetagen war es mir möglich, zu erkennen, wie träge ich mich zuvor bei den meisten meiner Handlungen gefühlt hatte, dagegen fühle ich mich nun richtig erleichtert." Schuldgefühle lassen sich manchmal auf Ursprungszeiten zurückdatieren, in denen die Betreffenden ihren eigenen Moralvorstellungen zuwider handelten oder unerledigte Geschäfte zurückließen.

Manchmal ist die Natur der Schuldgefühle auch weniger eindeutig. Ein Mann berichtete beispielsweise, daß er sich für Sturt Desert Rose entschied, nachdem er mit seiner Frau über die Schuldgefühle gesprochen hatte, die aus seiner ersten Ehe herrührten und die sich auf das Verhältnis zu seiner Tochter aus dieser Ehe gründeten. In der zweiten Nacht der Einnahme der Essenz träumte er, daß sein Freund und Geschäftspartner ihn besuchte und ihm mitteilte, alles sei in Ordnung, er brauche sich nicht länger Sorgen zu machen. Derselbe Geschäftsfreund war an einem Herzanfall gestorben, der vermutlich teilweise auch auf das Konto des Stresses ging, den sie beide sich durch gewagte Unternehmungen aufgeladen hatten.

Obwohl dieser Mann nicht angenommen hatte, der Tod seines Freunde würde ihn derart belasten, zeigte sich doch, daß unter der Oberfläche große Schuldgefühle in ihm steckten. Ein paar Tage nach dem Traum begann er, sich erleichtert zu fühlen, er kam in eine Hochstimmung und gewann seitdem größeres Selbstvertrauen. Von den vielen möglichen emotionalen Blokkaden hat Schuld die offensichtlichsten Gründe. Kleinen Kindern wird bereits gesagt, daß sie schlecht sind, wenn sie rülpsen, furzen, schreien oder ihre Genitalien berühren. So viel Verantwortung wird den Kleinen aufgeladen. Schon ein kleiner Wutanfall, wird ihnen gesagt, kann den ganzen Tag der Eltern vollkommen ruinieren. Was für eine Bürde wird den jungen Seelen da aufgeladen!

Sturt-Desert-Rose-Menschen können ziemlich kleinlaut sein. Bei manchen beinhaltet jeder ausgesprochene Satz bereits eine Entschuldigung. Es ist interessant, solchen Menschen zuzuhören, denn ihre Sprache verrät ihre Haltungen und Überzeugungen. Zum Beispiel könnte jemand, der Sturt Desert Rose braucht, sagen: „Oh, es tut mir so schrecklich leid! Bin ich nicht dumm!" In Worten liegt große Macht. Wenn eines Menschen Worte negative Haltungen sich selbst gegenüber offenba-

Negativer Zustand
- Schuldgefühle
- niedrige Selbstachtun[g]
- leicht lenkbar

Transformierter Zustand
- Mut
- Überzeugung
- sich selbst gegenübe[r] ehrlich
- Integrität

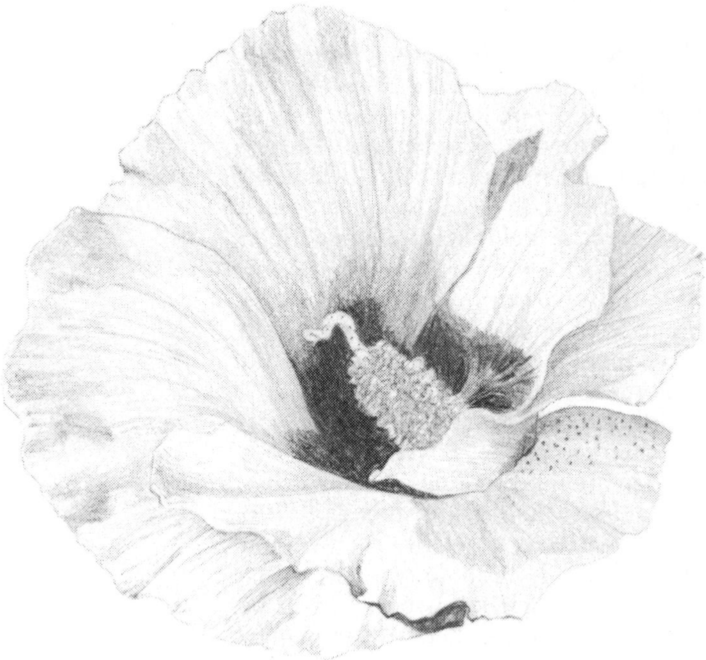

ren, führt dies letztlich dazu, daß sie den entsprechenden Negativzustand erst durch sie hervorrufen. Darüber hinaus nehmen manche Menschen ihre eigene Unvollkommenheit zum Vorwand, um sich gehen zu lassen.

Sie können gar paranoid werden und glauben, daß andere stets schlecht über sie sprechen. Das ist schließlich die Art, wie sie selbst über sich denken. Sturt Desert Rose Menschen setzen sich zuweilen derart hohe Maßstäbe, daß sie Schwierigkeiten haben, sich daran auszurichten. Also fühlen sie sich oft schuldig und unfähig. Verbindlichkeit und Pflicht sind diesen Menschen sehr wichtig. In Extremfällen beschuldigen sie sich gar selbst, wenn bei anderen etwas schiefläuft. Passiert jemandem in der näheren Umgebung etwas, fühlen sie sich sofort dafür verantwortlich, denn schließlich hätten sie den Vorfall durch eigene Taten oder Worte womöglich verhindern können.

Die Hauptursache für sexuell übertragbare Krankheiten und Störungen des Genitalsystems liegt in Schuldgefühlen. In unserer Kultur ist Sexualität stark an Schuldgefühle geknüpft. Vielen Kindern wird bereits beigebracht, daß es unschicklich ist, den eigenen Körper zu erforschen. Sind sie dann Teenager, verbietet man ihnen die Masturbation und erst recht sexuelle Experimente. Während jedoch die Gesellschafft Sex vor der Ehe verdammt, werden alle möglichen Produkte mit Hilfe von Sex in der Werbung vermarktet. Diese widersprüchlichen Botschaften bezüglich der Sexualität kann die Teenager ja nur verwirren.

In 'Einer flog über's Kuckucksnest' gibt es eine Szene, die verdeutlicht, wie Schuldgefühle benutzt werden können, um Menschen zu manipulieren und zu zerstören. Einer der Heimbewohner, Billy, ist gerade dabei, seine Hemmungen zu überwinden und durch die Beziehung zu einer Frau Selbstachtung zu gewinnen. Die Stationsschwester, eine harte, grausame Frau, versucht, ihm Schamgefühle einzureden. Als sie damit keinen Erfolg hat, droht sie ihm mit seiner Mutter und behauptet, diese würde furchtbar zornig über das Verhalten ihres Sohnes sein. In dieser Situation, als die Schuldgefühle ihn überwältigen, begeht Billy Selbstmord.

Auch die Religion spielt eine Rolle beim Thema Schuld. Sie behauptet schließlich, wir alle seien Sünder. Wieviel besser wäre es doch, sie ließe uns das Göttliche in uns selbst erkennen und uns an der Beziehung zu Gott erfreuen.

Wenn man mit solch schuldbeladenen Menschen arbeitet, sollte man sie anleiten nach leicht zu erreichenden Zielen zu streben. Dadurch können sie den Teufelskreis ihrer Selbstkritik, niemals ihre Ziele erreichen zu können, durchbrechen. Die Aufmerksamkeit muß von der Negativität abgelenkt werden und stattdessen hin zum Positiven. Das gilt besonders für depressive Menschen, denn diese benötigen der starken Lebensenergie besonders, um wieder Schritte nach vorn machen zu können. Es ist ziemlich schwierig, depressiv zu bleiben, wenn man aktiv ist.

Die positiven Aspekte dieser Blütenessenz finden sich in positiven Überzeugungen und persönlicher Integrität. Die Menschen tun das, von dem sie wissen, daß sie es tun müssen. Sie nehmen ihre Vergangenheit an und gehen in Richtung Zukunft.

Jetzt gebe ich alle Schuldgefühle und alles Bedauern über die Vergangenheit auf.
In jedem Lebensbereich bin ich ehrlich mit mir selbst.

SUNDEW

(Drosera spathulata)

Wer die Tür nach draußen durchschritten hat, hat bereits ein gutes Stück seines Weges zurückgelegt.
- Niederländisches Sprichwort

Die Schönheit ihrer flachen, glitzernden, roten Blattrosette verleugnet die tödlichen Auswirkungen dieser Pflanze auf Insekten. Diese fleischfressende Pflanze ist in Sümpfen weit verbreitet, auf den Bänken der Bäche und auf Felsen.

Die löffelförmigen Blätter sind drei Zentimeter lang und bedeckt mit feinen Härchen, aus denen klebrige, tauartige Tröpfchen hervortreten, die im Licht der Sonne glitzern. Insekten werden von der Pflanze angelockt und durch bloße Berührung in diesen Härchen gefangen, denn dies stimuliert die übrigen Tentakel, sich so lange über dem Opfer zu verschließen, bis es verdaut ist. Ein paar Tage später entfalten sich die Tentakel wieder und warten auf neue Beute. Diese feinen Tentakel sind unglaublich sensibel. Charles Darwin fand heraus, daß bereits das Gewicht eines achtzigtausendstel Grammes ausreicht, um sie zu stimulieren.

Die weißen Blüten sind ganze 2 mm groß und variieren farblich zwischen weiß und rosa. Sie erscheinen an der Spitze eines langen Stengels. Die Blütezeit fällt in den Frühling, die Blattrosetten bleiben aber das ganze Jahr über grün. Die Pflanze hat sogar die Kraft, das Austrocknen des Bodens im Sommer zu überstehen.

Sundewpflanzen finden sich hauptsächlich in Südamerika und im Südwesten Western Australias. *Drosera spathulata* dagegen

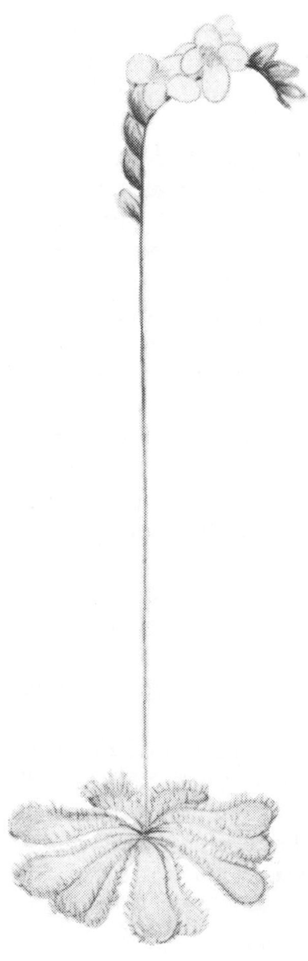

wächst in Asien, auf vielen pazifischen Inseln, in Neuseeland und Australien, dort vor allem entlang der Ostküste vom Norden Queenslands bis nach Tasmanien. Allgemein wird diese Sonnentauart als Spoonleaf Sundew (Löffelblatt Sonnentau) bezeichnet.

Das Medium, das die Informationen über diese Blüte überprüfte, hatte eine ziemlich merkwürdiges Verfahren. Es hatte das ausgesprochene Gefühl, sich in einen Tropfen Flüssigkeit zu verwandeln mit enormen Drang, durch das Liegen am Boden eine gute Erdverbindung herzustellen und eine größtmögliche Fläche zu bedecken. Es hatte Erdverbundenheit dringend nötig, und genau darin besteht die Haupteigenschaft von Sundew und natürlich auch von Red Lily Essenz. Leuten wie diesen mangelt es an Konzentration. Sie sind oft unentschlossen und entscheidungsschwach und geben nicht auf Details acht. Sie trennen ihre Gefühle ab, besonders wenn Arbeit oder sonst etwas Unangenehmes zu erledigen ist. Für sie mag schon das Leben selbst unangenehm sein. Außerdem sind Sundewmenschen oft Tagträumer, und diese Blütenessenz hält sie in der Gegenwart - zumindest die meiste Zeit.

Die Signaturenlehre zeigt uns winzige, hoch aufgerichtete Blüten über einer stabilen Basis in Form der roten Blattrosette. Dort lassen sich die Blüten vom Wind wiegen. Diese Essenz eignet sich für Menschen, die sehr genau wissen, wie die Dinge erledigt werden sollten, die aber Probleme mit den Feinheiten haben. Sundew hilft ihnen, sich auch auf die Details konzentrieren zu können, und verhindert ständiges Zaudern.

Sundew gehört zu den vier Blüten unserer Emergency Essence (Notfallessenz) und ist für Unbestimmtheit oder Bindungslosigkeit, was eine Form von Flucht vor der Welt oder dem Leben darstellt. Nach einer traumatischen Erfahrung koppeln sich Menschen oft von der Wirklichkeit ab. Manchmal ist dies durchaus positiv, denn ein durch einen Verkehrsunfall ausgelöstes Trauma beispielsweise könnte für bewußtes Erleben zu schmerzhaft sein, und so löst sich der Geist aus dem Körper. Wenn dies geschieht, bleibt der Astralkörper über eine silberne Kordel mit dem materiellen Körper verbunden. Bei Astralreisen können Menschen ihren Körper oft aus großer Entfernung sehen. Man kann dies bewußt erlernen, es ist allerdings ziemlich gefährlich, es kann aber auch durch ein Trauma bewirkt werden. Nahe dem Tode fühlen sich viele Menschen von einem goldenen Licht angezogen, aber wenn ihre Lebenszeit noch nicht um ist, werden sie zurückgeschickt. Sundewessenz hilft den Menschen, wieder in ihre Körper und in die Gegenwart zurückzukehren.

Sundew ist ebenfalls gut für Menschen am Rande der Ohnmacht und für solche, die sich gerade von einer Narkose oder einem Koma erholen. Ich würde sagen, es handelt sich um eine feinere Form von Selbstmord - wenn Leute ihr Leben verträumen, sie verschwinden aus der Gegenwart.

Negativer Zustand

- Unbestimmtheit
- Unverbindlichkeit
- Spaltung
- unentschlossen
- mangelnde Konzentrat
- Tagträumerei

Transformierter Zustand

- Aufmerksamkeit fü Details
- mit beiden Füßen a der Erde stehen
- konzentriert
- in der Gegenwart lebe

Umgekehrt gibt es aber auch Menschen, die ihre materiellen und spirituellen Körper kontrollieren, wie die Ältesten der Ureinwohner oder andere spirituelle Meister. Wenn diese den Zeitpunkt erreichen, an dem es an's Sterben geht und das Verlassen des irdischen Körpers, können sie das voller Bewußtheit tun.

Wer mit der Sundew Essenz arbeitet, vor allem als Konstitutionsmittel, sollte unbedingt im Auge behalten, daß Unbestimmtheit auch eine Maske für tiefer liegenden Groll sein kann. Es kann sein, daß die entsprechenden Menschen verstimmt sind, weil sie finden, die anderen widmeten ihnen nicht genügend Aufmerksamkeit. Sie ziehen sich daher in ihre Gedankenwelt zurück, die sie schließlich für interessanter als die Außenwelt halten. Sie bevorzugen es, zwischen Innen- und Außenwelt gespalten zu bleiben, bis die Mitmenschen ihnen wieder ihre Aufmerksamkeit zuwenden.

Einige Indikationen für Sundew lassen sich in der Iris erkennen. Es können Spalten im Irisgewebe entstehen, die anzeigen, daß das Nervensystem aufgrund unklarer Mitteilungen nicht weiß, was es tun soll. In einigen Fällen fand ich das Irisgewebe sogar unterbrochen, was einen Energiemangel im entsprechenden Gebiet anzeigt. Exzessiver Gebrauch halluzinogener Drogen und sogar von Marihuana kann zu einer Verdoppelung des Gewebes führen. Unterschiedliche Pupillengröße kann das Zeichen für eine frühere starke Erschütterung sein, aber auch für gefühlsmäßiges Gespaltensein.

Die positiven Aspekte Sundews zeigen sich in lebhaftem Interesse an der Außenwelt und der Fähigkeit, sich um Details kümmern und Entscheidungen treffen zu können. Solche Menschen können 'gechannelte' Informationen erfahren und sie in praktisches Tun umsetzen. Sie sind offen für Inspiration und verwenden sie zum Wohle ihrer selbst und der Mitmenschen in der materiellen Welt. Inspiration schließlich ist eine Gabe, die auf Dauer nur denjenigen zuteil wird, die etwas damit anfangen können.

Ein Lehrer erklärte: „Sundew hat 'erdende' Wirkung. Es läßt einen besser mit der Wirklichkeit zurecht kommen, es zentriert und bringt die Kontrolle zurück." Schüler mögen diese Essenz, weil sie die Konzentration erleichtert, besonders wenn sie schläfrig sind oder unentschlossen oder einfach keinen richtigen Anfang finden können.

Das Träumen ist eine Sundewerfahrung, und es gibt mittlerweile eine ganze Wissenschaft, die sich mit Träumen befaßt und damit, wie man seine Fähigkeit verbessern kann, sich an Träume zu erinnern und sie zu interpretieren. Sundew, Bush Fuchsia, Bush Iris und Isopogon helfen in der Kombination nicht nur, häufiger zu träumen, sondern auch die Träume besser im Gedächtnis zu behalten.

Sundew kombiniert mit Little Flannel Flower verhilft Kindern zu einem guten Kontakt mit ihren geistigen Führern oder Schutzengeln. Kinder sind für diese sehr aufnahmefähig und verbringen viel von ihrer Zeit im nichtmateriellen Bereich. So lernen sie, das Spirituelle mit dem Materiellen zu verknüpfen. Wesen wie Zwerge und Elfen existieren, und Kinder haben die Fähigkeit, sie zu sehen und mit ihnen zu spielen. Doch Kinder sind auch sehr praktisch veranlagt und können so zwischen den beiden Welten hin und her pendeln.

Ich lebe ganz im Hier und Jetzt.
Ich stehe fest auf dem Boden der Realität.

SUNSHINE WATTLE

(Acacia terminalis)

Was wir heute sind, entstammt unseren Gedanken von gestern, und unsere heutigen Gedanken erschaffen unser Morgen; unser Leben ist das Ergebnis dessen, was unser Geist erschafft.
- Buddha

Von allen australischen Pflanzen sind die Acacias wohl die am weitesten verbreiteten. Wattle ist Australiens inoffizielles Pflanzenwahrzeichen. Blau und Gold, die traditionellen Farben Australiens, stehen sinnbildlich für das großartige Gold dieser Pflanze vor dem blauen australischen Himmel. Von dieser Pflanze gibt es 445 einheimische Spezies. Acacias kommen ebenfalls in Afrika, Süd- und Mittelamerika und Asien vor.

Der Gattungsname wurde von dem dornigen ägyptischen Baum Akakia übernommen. Der Artname Wattle erinnert an einen alten englischen Ausdruck, der 'bedeckend' bedeutet. Wattleholz dient der Verstärkung von Wänden und Dächern von Lehmhäusern.

Die meisten Wattles besitzen keine wirklichen Blätter. Deren Funktion wird als Anpassung an das rauhe Wüstenklima Australiens von vergrößerten Blattstengeln übernommen, was das Überstehen längerer Dürrezeiten erleichtert.

Sunshine Wattle ist ein bis zu zwei Meter hoher Strauch mit blaßgoldenen Blüten. Die flaumigen Blütenköpfe sind in Wirklichkeit Büschel aus zwischen sechs und 15 kleinen Blüten mit langen gelben Staubgefäßen, die enorme Mengen Pollen enthalten.

Anzutreffen ist Sunshine Wattle in Buschwäldern und trockenen Sklerophyllwäldern rund um Sydney, dort besonders auf nährstoffarmen Felsböden. In Victoria und Tasmanien kommt diese Pflanze ebenfalls vor.

Sunshine Wattle Essenz hilft, Schönheit und Freude der Gegenwart anzunehmen und auf die Möglichkeiten der Zukunft

Negativer Zustand

- in der Vergangenheit feststecken
- schlimme Erwartungen bezüglich der Zukunft
- Hoffnungslosigkeit

Transformierter Zustand

- Optimismus
- Schönheit und Freude der Gegenwart erkennen und annehmen
- positive Zukunftserwartung

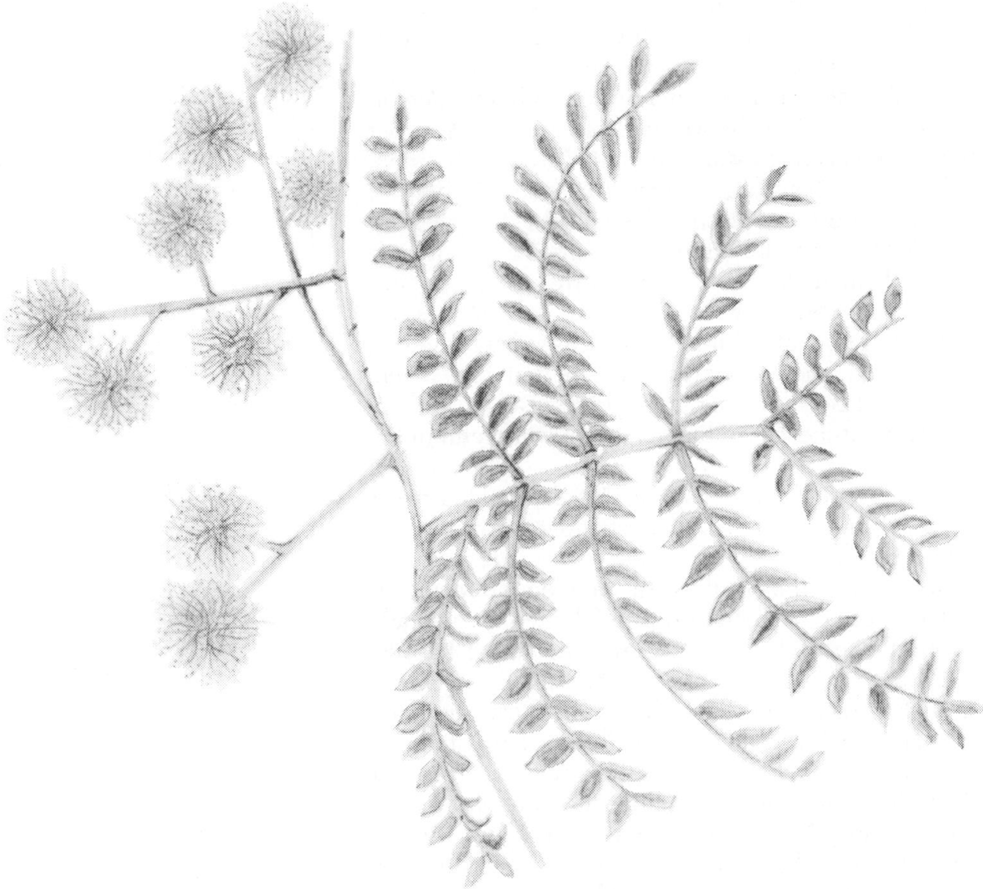

zu vertrauen. Am geeignetsten ist sie für Leute, die in der Vergangenheit eine schlimme Zeit durchmachten und darin buchstäblich noch feststecken. Sie übertragen die negativen Erfahrungen der Vergangenheit auf die Gegenwart. Daher haben sie nicht die geringste Hoffnung, daß sich in der Zukunft irgendetwas bessern könnte. Es ist, als blickten diese Leute nur in Spiegel, die die Vergangenheit reflektieren, was sie dann in Gegenwart und Zukunft erkennen, ist ausschließlich eine Wiederholung des Alten.

Diese Menschen sind fest davon überzeugt, daß das Leben eine grimmige Schlacht ist. Alles was sie sehen, ist Trostlosigkeit. So erwarten sie für die Zukunft nichts anderes als harte Zeiten und neue Enttäuschungen. Sie stecken einfach noch fest in den unschönen Erfahrungen der Vergangenheit. Diese Blütenessenz hilft ihnen, die Dinge aus anderer Perspektive zu sehen.

Die ersten Siedlergruppen verwandten Sunshine Wattle für den Hausbau. Das Leben in der neuen Kolonie war hart, bei der Ankunft mußten sie erkennen, daß es hier weder domestizierte Tiere noch Saaten gab. Sie hatten nur wenig Lebensmittel dabei und entgingen während der ersten Jahre oft nur knapp dem Hungertod. Was sie nicht wußten, war, daß ihr Versorgungsschiff, das ihnen nach sechs Monaten folgte, am Kap der guten Hoffnung untergegangen war. Als schließlich nach einem Jahr immer noch keine Nahrung eingetroffen war, fühlten sie sich völlig vergessen und im Stich gelassen. Ihr Überlebenskampf war sehr hart. Ironischerweise aßen die Aborigines die extrem nahrhaften Samen von Sunshine Wattle, die einen aussergewöhnlich hohen Eiweißgehalt aufweisen. Ich nehme an, die ersten Siedler nutzten Sunshine Wattle instinktiv für den Bau ihrer Häuser, denn die Essenz ermöglicht den Menschen, Schönheit, Freude und Begeisterung in der Gegenwart zu erkennen und eine optimistische Einstellung zur Zukunft einzunehmen.

Es ist die angemessene Essenz, wenn das Leben zeitweise schwierig wird, wenn nichts zu gelingen scheint oder das Leben einem als einziger Kampf erscheint.

Ein guter Freund von mir zog in einen anderen Bundesstaat, um dort eine Stelle mit vorzüglichen Möglichkeiten anzutreten. Zuvor hatte er hart kämpfen müssen, um seine junge Familie mit wenig Geld durchzubringen, was seine Selbstachtung ziemlich sinken ließ. Er fragte sich, wie das wohl alles ausgehen würde. Als die neue Herausforderung auf ihn zukam, stellte er fest, daß er nur an die schwierigen Auseinandersetzungen der Vergangenheit dachte, die ihm und seiner Familie das Leben schwer gemacht hatten. Nun erwartete er ähnliches für die Zukunft. Sunshine Wattle ließ ihn schnell über seine düsteren Gedanken hinwegkommen und die neuen Möglichkeiten, die in dieser Herausforderung lagen, begrüßen. Seine neue optimistische Einstellung ließ ihn einige außergewöhnlich schwierige Probleme zu Beginn seiner neuen Tätigkeit überwinden.

Für Menschen, die zur Tagträumerei neigen und nur an die glücklichen Tage der Vergangenheit denken können - die guten alten Zeiten - ist Sundew sicherlich angemessener als Sunshine Wattle. Sunshine-Wattle-Menschen halten die Vergangenheit nämlich ganz und gar nicht für glücklich.

Eine typische Sunshine-Wattle-Geschichte handelt von einer Großmutter, die kein Interesse mehr am Leben hatte und für die alles eine einzige Anstrengung war. Ihre Enkelkinder hatten keine Lust, sie zu besuchen, Freunde und Familie kamen nur aus Pflichtgefühl, nicht aber weil sie gerne ihre Zeit mit ihr verbrachten. Nach einer Einnahmephase von Sunshine Wattle begann sie, kleine Parties zu veranstalten und Freunde einzuladen, sie kaufte sich neue Kleider, malte das Haus an und hatte wieder Spaß am Spiel mit ihren Enkeln. Und diese hatten wieder Spaß, ihre Oma zu besuchen. Sie entwickelte neues Interesse an den Menschen und neckte sie auf eine liebevolle Weise, wenn diese verzweifelten, und versuchte, sie aufzumuntern.

Dies ist ein ausgezeichnetes Mittel für Menschen mit Geldsorgen, die glauben, daß sich ihre finanzielle Situation nur verschlechtert. Sunshine Wattle verändert ihre Sichtweise und verhilft zu neuem oder dem alten, verlorengegangenem Optimismus. Oft ist es so, daß mit einer neuen Einstellung und neuer Lebensfreude, sich die Geldprobleme wie von allein erledigen.

Ich lasse meine Vergangenheit los und erkenne die schönen Seiten des Lebens.
Ich lebe vollständig und voller Freude im Jetzt.
Ich denke voller Optimismus an das Leben und die Zukunft.

TALL YELLOW TOP

(Senecio magnificus)

Das Wichtigste, das Du der Welt geben kannst, ist die Gewißheit, in ihr leben zu wollen.
- *Robert Fritz,* The Path of Least Resistance

Insgesamt gibt es auf der ganzen Welt etwa 1 300 Senecio-Arten. Der Gattungsname kommt von dem lateinischen 'senex', der Greis, und bezieht sich auf die weißen, an einen Bart erinnernden Fruchthülsen. In Australien gibt es etwa 40 Arten, die in allen Bundesstaaten vorkommen. Es handelt sich um einjährige oder winterharte Pflanzen, die allesamt gelb blühen.

Tall Yellow Top wird bis zu einem Meter hoch und wächst auf Flußbänken oder ausgetrockneten Bachläufen in Zentralaustralien. Die Blütenköpfe wirken bei oberflächlicher Betrachtung wie einzelne große Blüten, in Wirklichkeit jedoch sind sie aus vielen, kleinen, dichtgepackten, gänseblümchenartigen Einzelblüten zusammengesetzt. Das Blattwerk ist fein und weich. Wenn die Winterregen auch das Binnenland erreichen, bilden die unzähligen gelben Blüten ein leuchtendes Farbenmeer. Da es sich um eine ausdauernde Blüte handelt, wurde sie noch im vergangenen Jahrhundert als unsterblich angesehen. Die Senecio Art gehört zur Familie der Gänseblümchen, die Australiens drittgrößte Pflanzenfamilie ist. Sie ist auch einer der weltweit verbreitetesten und größten Familien mit mehr als 20 000 Arten.

Obwohl diese Pflanze so starke Verbindung zu den außergewöhnlich vielen Familienmitgliedern hat, steht die aus ihr gewonnene Blütenessenz gerade für Isolation und Einsamkeit. Diese Essenz zielt auf Entfremdung, wenn die Beziehung zur Außenwelt geschwächt ist oder kein Zugehörigkeitsgefühl besteht - sei es zur Familie, im Beruf oder zum Volk. Da Tall Yellow Top auch verbindene Wirkung zwischen Kopf und Herz hat, hat sie auch mit einem Mangel an Liebe zu tun. Gelb korreliert mit dem Intellekt. Bei Tall Yellow-Top-Menschen besteht eine Kluft im Herzen, die sie von den eigenen Gefühlen trennt, und so leben sie nur im Kopf. Normalerweise besteht dieser Zustand bereits eine geraume Zeit, zuweilen gar lebenslang. Entsprechend ist es ratsam, diese Essenz über einen längeren Zeitraum hinweg einzunehmen, manchmal sechs bis acht Wochen ohne Unterbrechung. Ihre Wirkung läßt sich mit der von Wellen vergleichen, die immer wieder gegen die Felsküste anrollen. Ebenso wie die Erosion eines Felsens seine Zeit braucht, kann man sich die Effekte dieser Blüte vorstellen. Es lohnt sich, Geduld zu haben, dann aber sind die Wirkungen tiefgreifend.

Das Bedürfnis nach dieser Essenz kann möglicherweise aus sehr frühen Lebenserfahrungen stammen, z. B. aus einem Verlassenheitsgefühl bereits im Mutterleib oder kurz nach der Geburt. Vielleicht wollten die Eltern das Kind nicht und gaben es zur Adoption frei. Tall Yellow Top ist von unschätzbarem Wert, wann immer jemand sich nicht zugehörig oder unerwünscht oder sich nirgendwo zuhause fühlt. Viele Menschen identifizieren sich sehr stark mit ihrer Arbeit. Eine Zurückstufung oder gar Entlassung kann zu tiefem Entfremdungsgefühl und niedriger Selbstachtung führen.

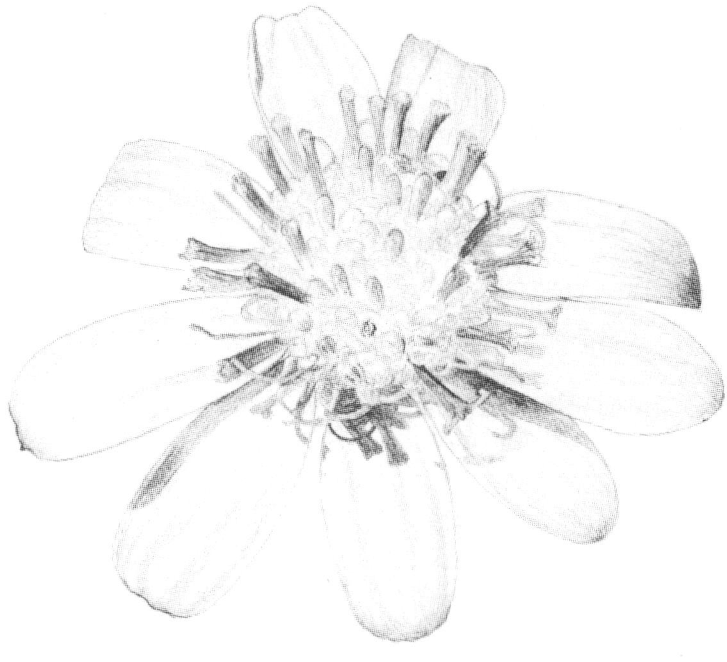

Heute haben viele Menschen auf der Welt keine Heimat. Die Palästinenser, die Amazonasindianer, die Burmesen und Kambodschaner und Millionen anderer Flüchtlinge haben ihre Heimat verloren. In Australien haben sich viele Aborigines ihrem Land und ihrer Kultur entfremdet. Sie fühlen sich nicht mehr zum eigenen Land gehörig. Sie können sich nicht anpassen, werden von der westlichen Kultur nicht akzeptiert oder verlieren gar den Halt im eigenen Volk. Drogen, Verzweiflung und Alkohol sind die Begleiter auf dem Weg ins Land der Hoffnungslosigkeit. In allen derartigen Fällen kann Tall Yellow Top Essenz zum Einsatz kommen.

Meiner Ansicht nach gab es an einem langen Wochenende im Oktober 1987 die großartigste Massenheilung in Australiens jüngerer Geschichte. Da nämlich marschierten unsere Vietnamveteranen demonstrierend durch die Straßen. Es waren etwa 45 000 Männer und Frauen, die alle irgendwie in den Vietnamkrieg verstrickt waren und für ihre Teilnahme einen fürchterlichen Preis zu bezahlen hatten. Natürlich hatten diese Menschen durchaus unterschiedliche Gründe, nach Vietnam zu gehen.

Jede Nation hat ihre Krieger. In den sechziger Jahren traten viele Australier der Armee bei, um ihrer Kriegernatur Ausdruck zu verleihen. In unseren Tagen wird dies allerdings vom Rest der Gesellschaft kaum verstanden. Einige fühlten sich der Tradition des Anzac (Australian and New Zealand Army Corps) verpflichtet, das geradezu glorifiziert wurde. Andere glaubten, zur Verteidigung der Demokratie benötigt zu werden und Australien vor der Bedrohung des Kommunismus schützen zu müssen. Wieder andere wurden zwangsverpflichtet.

Als sie in Vietnam angekommen waren, dauerte es allerdings nicht mehr lange, bis sie feststellen mußten, daß die Realität doch sehr stark von dem abwich, was sie erwartet hatten. Die Mehrheit der Vietnamesen wollte sie nicht dort haben und kümmerte sich nicht um sie. Leute, die ihnen am Tag noch Lebensmittel verkauft hatten, versuchten sie nachts umzubringen. Korruption herrschte, wo man nur hinsah. Die Nachrichten in den amerikanischen und australischen Medien ermittelten ein Bild der Geschehnisse, das stark von der Realität abwich. Hier herrschte ein Guerillakrieg, die Nerven der alliierten Soldaten lagen blank. Es gab mehr psychologische Kriegsführung und Einsatz dunkler Mächte als je zuvor in einem Krieg. Es war ein Krieg der Minen und Heckenschützen, wie oft sahen die Soldaten, wie Kameraden von Tretminen zerrissen wurden.

Selbstverständlich hatte die Armee kein Interesse daran, die Soldaten zu ermutigen, sich ihren Gefühlen zu stellen, denn das hätte ihr Ende bedeutet. Die Soldaten erfuhren intensivste Gefühlsaufwallungen, mit denen sie nur auf eine Art umzugehen wußten: sie zu unterdrücken. Als sie nach Australien zurückkehrten, fehlte ihnen jedes Ventil für ihren angestauten Schmerz. Sie kamen gegen 4 Uhr früh in Australien an, um den Anti-Kriegs-Demonstranten zu entgehen, die ihren Ärger auf

Negativer Zustand
- Entfremdung
- Einsamkeit
- Isolation

Transformierter Zustand
- Gefühl der Zugehörigkeit
- Akzeptanz seiner Selbst und der Anderen
- Wissen, daß man 'zuhause' ist

die Soldaten statt die Politiker richteten. Die Soldaten jedoch spielten im Krieg nur die Rolle von Bauern im Schach. Sie fanden keine Beschäftigung mehr. Manchmal sprachen Fremde auf der Straße sie an, um sie zu fragen, wie es denn wäre, jemanden zu töten.

Die Kriegserfahrungen unterschieden sich dermaßen von denen im Zivilleben, daß sie kaum darüber sprechen konnten. Dann gab es da natürlich die zerstörerischen Auswirkungen des Agent Orange. Obwohl die Regierung stets die Unschädlichkeit dieses Giftes für Menschen behauptete, wurden doch mißgebildete Soldatenkinder geboren. Die Soldaten selbst litten an wiederkehrenden Hautaffektionen, ihr Gesundheitszustand war insgesamt mitleiderregend. Unter all diesen Bedingungen zerbrachen viele Ehen. Einige der Veteranen begingen Selbstmord, andere waren zerbrochen und geschlagen.

An diesem Tag im Oktober 1987 aber marschierten sie durch die Straßen, das übrige Australien öffnete die Herzen und hieß sie willkommen daheim. Die Straßen waren verstopft von klatschenden und jubelnden Menschen. Es heißt, daß keiner der Demonstrierenden die Tränen zurückhalten konnte, genausowenig wie die Zuschauer, die Leute vor den Fernsehern und die davon in der Zeitung lasen. Der Schmerz und die Entfremdung der Vietnamveteranen wurde von den Tränen fortgespült. Auch Tall Yellow Top hat im Heilungsprozeß dieser Menschen eine Rolle gespielt.

Diese Blütenessenz ist für Menschen geeignet, die sich wie in Heinleins Roman „Ein Fremder in einer fremden Welt" fühlen - als gehörten sie nicht auf diesen Planeten. Sie glauben, das Schicksal habe sich einfach geirrt und sie befänden sich am falschen Ort, zur falschen Zeit. Tall Yellow Top kann diese Entfremdungsgefühle beseitigen und das Gefühl der Zugehörigkeit hervorrufen.

Jetzt kann ich die Gefühle meines Herzens ausdrücken.
Ich öffne jetzt mein Herz für die Menschen und Mutter Erde.

TURKEY BUSH

(Calytrix exstipulata)

Wenn Du nach kreativen Gedanken suchst, geh einfach spazieren. Wenn Du spazieren gehst, werden Dir die Engel zuflüstern.

- *Raymond Inmon in* 'A Bag of Jewels'
(Hrsg. Susan Hayward & Malcolm Cohan)

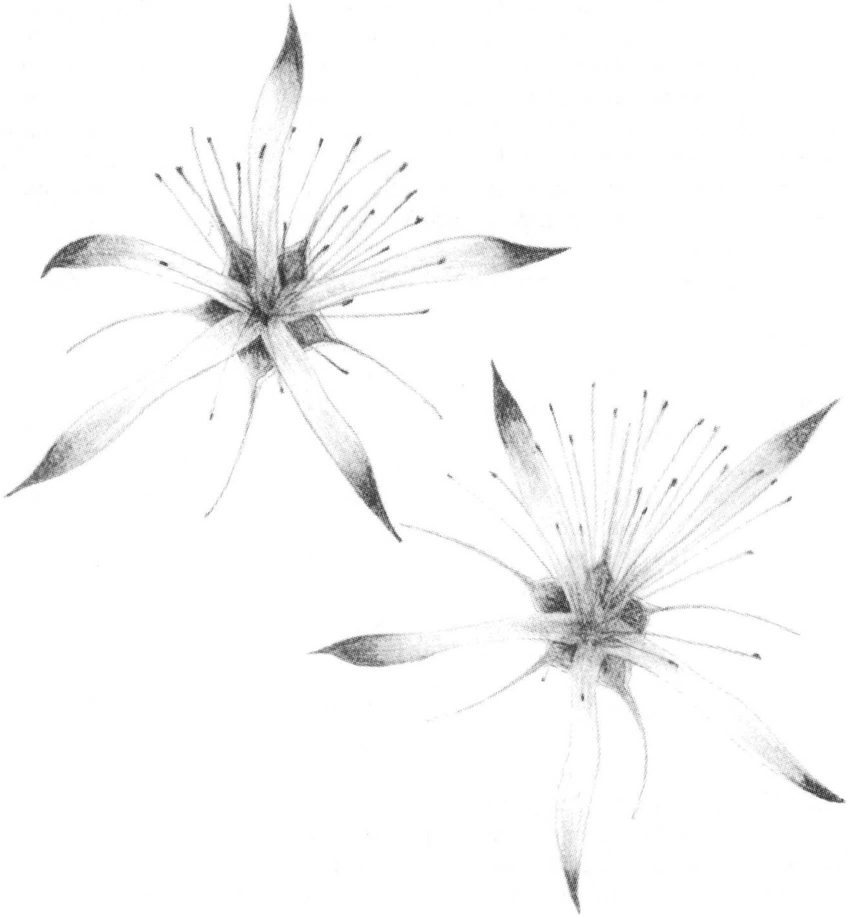

Turkey Bush findet man entlang von Straßenrändern, auf nährstoffarmem Kiesboden im Tiefland und auf Sandsteinplateaus an der Nordspitze Australiens. Es ist ein ansehnlicher, bis zu drei Meter hoher Strauch mit einem rissigen, gewundenen Stamm. Die winzigen Blätter, die aussehen wie kleine, grüne Schuppen liegen den kleinen Ästen dicht an, was die Wasserverluste während der Trockenzeiten herabsetzt, denn die der Sonne ausgesetzte Blattoberfläche wird dadurch verkleinert. Von Mai bis August ist Blütezeit, dann erscheinen die attraktiven, purpurrosafarbenen, sternenartigen Blüten im Übermaß. Die Blütenblätter sind sehr schmal und verlieren mit zunehmendem Alter ihre Farbe.

Diese Blütenessenz stellten wir in Katherine Gorge an der Nordspitze Australiens her. Die Katherine Schlucht besteht in Wirklichkeit aus 13 außergewöhnlich schönen Einzelschluchten. Für die Herstellung war dies der geeignete Ort, denn in dieser Gegend gibt es die ältesten Felsmalereien der Aborigines überhaupt, sie sind älter als 25 000 Jahre. Turkey Bush Essenz stellt in Menschen den Kontakt zur Kreativität her und läßt sie Ausdruck finden. Sie kann beispielsweise dann von Nutzen sein, wenn die kreative Energie blockiert ist. Emotionale Blockaden und Traumen kappen oft die Verbindung zur eigenen Kreativität. Diese Essenz setzt genau an dieser Stelle an.

Erwachsene, vor allem Lehrer, zerstören manchmal die kindliche Kreativität, wenn sie Kinderzeichnungen und Malereien analysieren und dabei zu stark kritisieren.

Künstlern hilft Turkey Bush, ihre Begrenzungen zu überschreiten und die Verbindung zur kreativen Inspiration aufrecht zu halten. Wenn Schriftsteller, Musiker oder Maler in eine kreative Krise kommen, kann Turkey Bush ihnen dort wieder heraus helfen. Sie stellt den Kontakt zum Höheren Selbst her und läßt einen in die Welt der Kreativität eintreten.

Viele Menschen glauben, sich nicht kreativ ausdrücken zu können. Während unserer Seminare gibt es immer eine Stunde, während der Kristin die Teilnehmer anleitet, die Blüten zu zeichnen oder zu malen, aus denen die Bush Essenzen hergestellt sind. Oft hilft eine Dosis Turkey Bush dann über die ersten Hemmungen hinweg. Die Ergebnisse sind ziemlich verblüffend. Während eines Seminars hatte Kristin einmal sämtliche Bilder gerahmt und ein Wochenende lang eine Galerie angemietet, um eine richtige Ausstellung zu organisieren, die mit einem Empfang feierlich eröffnet wurde. Diejenigen, die sich für gänzlich untalentiert gehalten hatten, erlebten einige Überraschungen, als Freunde und Verwandte ihre Bilder bewunderten. Ähnliche Berichte bekommen wir immer wieder von Leuten, die Turkey Bush in ihren Seminaren verwenden.

Ein typisches Beispiel stammt von Anna Gibson, die in Adelaide einen Kommunikationsberatungskurs leitete:

> Es ging um kreatives Zeichnen und um Geschichten erzählen. Ich habe den Teilnehmern Turkey Bush angeboten und seine Wirkung erläutert. Nachdem die Teilnehmer ihre Zeichnungen fertig gestellt hatten, interpretierten sie sie. Einer berichtete, dies sei das erste selbstgemalte Bild seit seiner frühen Schulzeit. Immer schon hatte er Malen und Kunst als solche vermieden und er konnte kaum fassen, daß er nun selbst, ohne irgendwelche Schwierigkeiten, ein richtiges Bild gemalt hatte!

Turkey Bush ist das geeignete Mittel, eine eigene, einzigartige Ausdruckskraft zu entwickeln. Wenn man, sagen wir, im Alter von sieben aufhört zu malen und dann als Erwachsener wieder damit beginnt, werden die ersten Bilder zeichnerisch genau dort ansetzen, wo man zuletzt stand. Viele Erwachsene finden es irgendwie beunruhigend, wenn sie kindliche Bilder malen. Dennoch ist das der erste Ansatzpunkt, sich stilistisch weiterentwickeln zu können. Turkey Bush gibt den Menschen Vertrauen in ihre eigene Kreativität und die Fähigkeit, ihren eigenen kreativen Ausdruck zu akzeptieren und sich daran zu erfreuen.

Negativer Zustand

- blockierte Kreativität
- kein Vertrauen in die eigenen schöpferische[n] Fähigkeiten

Transformierter Zustand

- inspirierte Kreativität
- kreativer Ausdruck
- Konzentration und Fok[us]
- neues Vertrauen in de[n] eigenen künstlerische[n] Ausdruck

Eine Pflanze zu zeichnen, ist ein wunderbarer Weg, sich auf sie einzustimmen. Man erreicht die Essenz einer Pflanze, indem man ruhig, klar und geistig offen für alle Wahrnehmungen und Eindrücke bleibt. Vielleicht entdeckt man in sich Gefühle des Friedens oder ungewöhnliche Ideen oder vielleicht aggressive Impulse, denn in einem solchen Geisteszustand wird man für die aus einer anderen Abteilung der eigenen Psyche stammenden Impulse aufmerksam. Man betrachtet die Pflanze mit einem Mal auf ganz neue Weise. Viele Leute geben zu, noch nie zuvor ihre Aufmerksamkeit auf diese Weise auf irgendetwas konzentriert zu haben.

Die kreativen Kräfte zu fördern wird zu einem wichtigen Handwerkszeug, das den Heilungsprozeß auf vielfältige Weise unterstützen kann. Viele Probleme der Gebärmutter einschließlich Unfruchtbarkeit lassen sich auf die Unfähigkeit, neues zu er-schaffen, also die eigene Kreativität zu nutzen, zurückführen. An dieser Stelle kann Turkey Bush einwirken. Zuweilen ist es ratsam, Turkey Bush in Kombination mit She Oak zu nehmen, ein andermal wieder ist es günstiger, diese Essenz für sich allein zu nehmen.

Ich befinde mich an der Quelle schöpferischer Kraft.
Ich vertraue meiner kreativen Kraft täglich mehr und genieße es, Dinge zu erschaffen.

WARATAH

(Telopea speciosissima)

Glaube ist der Vogel, der das Licht schon in der Dunkelheit spürt.
- Rabindranath Tagore

Telopeas gehören zu den ältesten Pflanzengattungen der Welt, ihre Ursprünge lassen sich über mehr als 60 Millionen Jahre bis in die Antarktis verfolgen. In jüngerer Zeit, genauer gesagt 1962, machte man diese herrliche Pflanze zum offiziellen Pflanzenwahrzeichen des Staates New South Wales. Es ist das einzige Pflanzenemblem Australiens, das weiter den Namen der Aborigines trägt. 'Waratah' bedeutet in der Sprache der Ureinwohner schön. Es scheint so, als wären die Einwohner Australiens schon immer dieser Meinung gewesen. *Telopea* heißt 'aus der Ferne gesehen' und bezieht sich auf die majestätische Ausstrahlung dieser Pflanze, die klar aus ihrer Umgebung heraussticht, während *speciosissima* besonders hübsch bedeutet. Die ersten weißen Siedler nannten Waratah Herrlichkeit und Gloria des australischen Busches, schließlich ist sie die großartigste-Pflanze, die sie in der neuen Kolonie fanden.

Australien als Ganzes besitzt kein offizielles Blütenwahrzeichen, allgemein aber hält man Golden Wattle *(Acacia pycnantha)* dafür. Zur Zeit der Anfänge der australischen Föderation 1901 gab es bedenkliche Erscheinungen des Nationalismus. Über die Wahl eines nationalen Blütensymbols wurde heftig debattiert. Die Favoriten hießen Wattle und Waratah. Waratah wächst ausschließlich in Australien und ist außergewöhnlich schön - auf der anderen Seite findet man sie nur in den östlichen Bundesstaaten. Wattle dagegen trifft man auch auf anderen Kontinenten an. Selbst heute, 200 Jahre nachdem die ersten Siedlerschiffe in Australien eintrafen, ist die Diskussion noch nicht verstummt und Australien weiterhin ohne pflanzliches Wahrzeichen. Henry Lawson, der große australische Dichter schrieb in einem Gedicht: „Und ich liebe dies großartige Land, in dem die Waratah gedeiht." Bis heute wird Australien noch oft das Land der Waratahs genannt.

Die *Telopea*-Gattung gehört zur Proteaceae Familie und besteht aus vier Arten. Deren häufigste ist *Telopea speciosissima*, die in New South Wales heimisch ist. Waratah ist ein kräftiger, aufrechter Strauch, der eine Größe von zwischen drei und vier Meter erreicht. Seine großartigen roten Blüten mit ihrem Durchmesser von bis zu zwölf Zentimeter bestehen in Wirklichkeit aus vielen einzelnen, die einen dichten kugeligen Blü-

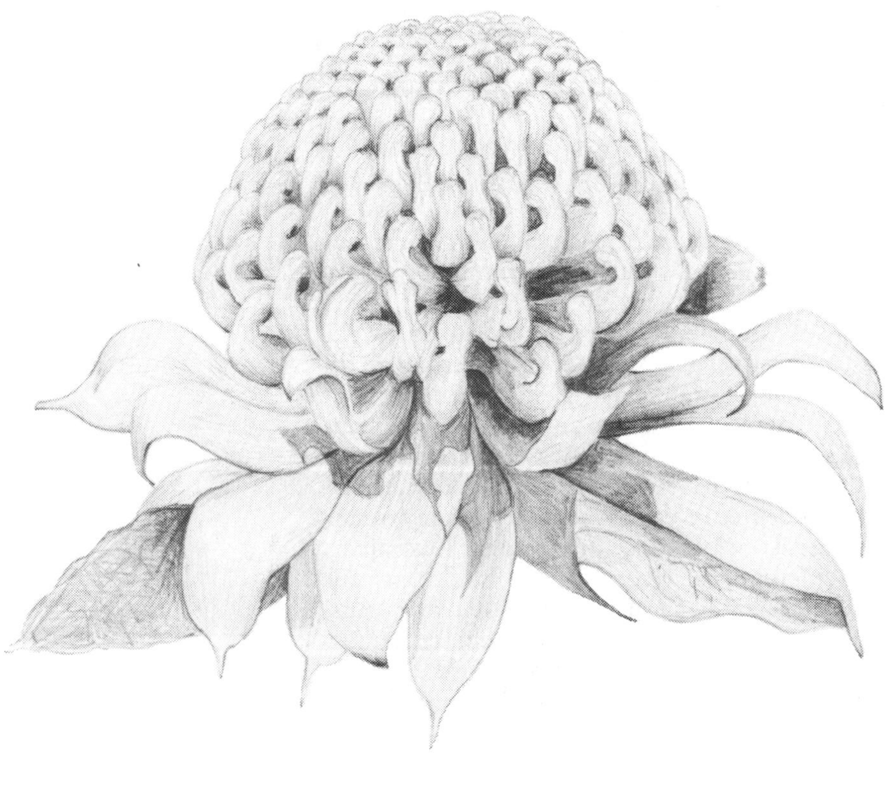

tenkopf bilden, der von leuchtenden, blütenblattartigen Kelchblättern umgeben ist. Diese Kelchblätter besitzen besondere Bedeutung, denn sie schützen die Blüten dadurch, daß sie sie dicht zusammenhalten. Sie sind wie Hände, die etwas sehr Zerbrechliches und Wertvolles halten und gleichzeitig nährende und schützende Energie vermitteln. Die Blüte wurde auch schon mit dem Herzen Jesu verglichen. Während meiner Seminare zeige ich häufig Dias der Blüten und bitte die Teilnehmer, die meistens nur wenig über die Pflanzen wissen, ihre ersten Eindrücke beim Betrachten zu beschreiben. Jedesmal werden Kraft, Mut, Zähigkeit und Ausdauer genannt. Genau dies sind die Qualitäten der Essenz.

Hier haben wir eine Blütenessenz für Menschen, die durch die 'schwarze Nacht der Seele' hindurch müssen, Menschen, die äußerst verzweifelt sind. Sie gibt ihnen Mut und Stärke, mit ihrer Krise fertig zu werden. Sie ist angemessen, wenn es gilt, die Verheerungen eines Krieges oder das Desaster eines Börsenkraches abzufangen. Nach dem Wall Street Crash 1930 gab es viele Geschäftsleute, die sich von besonders hohen Gebäuden stürzten. Diese Menschen glaubten, der Verlust ihres Reichtums sei gleichbedeutend mit dem Ende der Welt.

In Krisenzeiten bringt Waratah in den Menschen all das zum Vorschein, was sie zu Überlebenszwecken bisher gelernt haben. Darüber hinaus verstärkt sie die für das Überleben notwendigen Muster und Reflexe. Es ist eine richtige Überlebensessenz, die die Eigenschaften der australischen Buschbewohner beinhaltet - sie macht anpassungsfähig und läßt erfolgreich mit jeder Art Notfallsituation umgehen. Die Herausforderungen des Lebens sind es, die unseren Charakter stärken. J. Willard Marriott schrieb: „Gutes Holz wächst nicht im Bequemen, je kräftiger der Wind desto stärker die Bäume."

Waratah Essenz bringt Mut hervor. Sind die Menschen bereits mutig, wird ihr Mut noch verstärkt. Ebenso werden ihre Überlebensstrategien verbessert, denn man bekommt den Mut, sie wirklich auszuprobieren. In Krisenzeiten erhalten wir Zugang zu all den Kraftreserven, über die wir bereits verfügen.

Die meisten Blütenessenzen balancieren sich selbst aus, was für Waratah aber nicht im gleichen Maße gilt. Da sie eine der kräftigsten Essenzen überhaupt ist, sollte sie besser nur für kürzere Zeiträume Anwendung finden. Aufgrund ihrer Zielrichtung muß diese Blütenessenz besonders schnell wirken. Die ersten Wirkungen treten sofort ein, und der Wirkungshöhepunkt wird schon in wenigen Tagen erreicht, während andere Essenzen fünf bis sieben Tage benötigen. Sturt Desert Pea und Waratah sind unsere stärksten Blütenessenzen.

Während ich gerade am Waratahkapitel schrieb, erhielt ich ein Ferngespräch von einer stark gestreßten Frau, die eine Flasche Waratah für ihren Sohn bestellte, der soeben einen Selbstmordversuch unternommen hatte. Solche scheinbaren Zufälle, die sich so oft ergeben, besitzen eine Art magischer Synchronizität, wie wir sie häufig bei den Bush Essenzen beobachteten.

Waratah hat bereits vielen Menschen geholfen, die tiefschwarze Verzweiflung erlebten oder an Selbstmord dachten. Sie hilft, das Vertrauen in das Leben zurückzugewinnen und den Mut weiter zu machen zu finden. In unserem Leben ereignen sich niemals Dinge, mit denen wir nicht umgehen können - mit Waratah aber erlangen wir Einsicht in diesen Umstand. Schon viele Leben wurden durch diese Blütenessenz gerettet. Kein Wunder, daß so viele Leute Waratah für ein besonders kräftiges Mittel halten.

Aufgrund ihrer Kraft und Schönheit wird die Form der Blüte häufig in Kunst, Design und Architektur verwandt. Viele Firmen haben Waratah als Logo gewählt. Schon in der Kultur der Ureinwohner spielte diese Pflanze eine herausragende Rolle. Die Aborigines vom Stamm Tharawal rund um die Cronullaregion südlich von Sydney benutzten Waratah als Medizin. Sie legten die Blüten in Wasser ein, um den Nektar daraus zu lösen. Das Wasser wurde dann wegen des guten Geschmackes, seiner kräftigenden Wirkung und seiner Heilkräfte auf Kinder und ältere Stammesmitglieder getrunken.

In der Folklore und den Legenden der Ureinwohner spielt Waratah immer wieder eine Rolle. Eine meiner Lieblingsgeschichten ist die folgende:

Vor langer Zeit gab es eine wunderschöne Frau mit dem Namen Krubi. Sie und ihr Stamm lebten im Burragorang Tal. Man erkannte sie leicht an ihrem einzigartigen Gewand, das sie aus dem roten Leder eines Felswallabys (kleines Känguruh) hergestellt hatte. Geschmückt war es mit den roten Kämmen des Gang Gang Kakadus. Nichts Schöneres gab es in der Welt als diesen Mantel. Krubi liebte einen jungen Mann ihres Stammes und erwartete ihn Tag für Tag am höchsten Punkt der Gegend von der Jagd zurück. Das erste, was er dann sah, war der rote Umhang. Und das war es, wonach er sich sehnte.

Eines Nachts war Krubi sehr aufgeregt, denn die Männer berichteten, daß sie in den Krieg ziehen würden, da ein anderer Stamm die Stammesgrenze mißachtet hatte. Am nächsten Tag stand Krubi wieder auf ihrem Sandsteinfelsen, um auf ihren Geliebten zu warten. Von dort hörte sie die Schlachtrufe und Schreie des Kampfes, und dort wurde sie auch von den zurückkehrenden zerschlagenen Kämpfern begrüßt. Der Mann ihres Herzens jedoch war nicht unter ihnen. Sieben Tage wartete sie in der Hoffnung, er möge doch noch zurück kommen. In dieser Zeit weinte sie viel, und ihre Tränen bildeten Flüßchen im Sandstein. Von ihren Tränen befeuchtet entstanden neue Pflanzen, Boronia, Eriostemon und Bush Fuchsia. Nach sieben Tagen begab sich sich selbst zum Schlachtfeld, fand aber keine Spur ihres Geliebten. So kehrte sie auf ihren Sandsteinfels zurück und übergab sich dem Tod. Als ihr Geist einen Riß im Sandstein durchquerte, kam an dieser Stelle die schönste aller australischen Pflanzen mit einem festen, geraden Stengel hervor. Ihre Schönheit war vollkommen, genau wie die des Mannes, für den Krubi gestorben war. Die Blätter der Pflanze waren ge-

Negativer Zustand

- totale Verzweiflung
- Hoffnungslosigkeit
- Unfähigkeit, auf eine Krise zu reagieren

Transformierter Zustand

- Mut
- Zähigkeit
- Anpassungsfähigkeit
- festes Vertrauen
- verbesserte Überlebensreaktionen

zahnt und gepunktet - genau wie sein Speer. Die Blüte war von noch durchdringenderem Rot als jede andere, und genau wie ihr roter Mantel konnte sie schon von weitem gesehen werden.

Eine weitere Legende sagt, daß der König des Burragorang Stammes einem der ersten weißen Gouverneure eine Waratah als Friedenszeichen schenkte, denn schon damals war diese Blüte das Wahrzeichen der Ureinwohner. Es heißt, dies sei die einzige Waratah gewesen, die ein Ureinwohner jemals gepflückt habe, um sie einem Weißen zu zeigen oder schenken.

Burnum Burnum berichtet in seinem Buch „Aboriginal Australia" von einer weiteren Legende, die erklärt, wie die weiße Waratah rot wurde (weiße Waratahs existieren tatsächlich und zwar sowohl in New South Wales wie in Tasmania).

Vor langer Zeit, als noch die Traumzeit war, waren alle Waratahs weiß. Zu dieser Zeit suchte eine Wongataube mit ihrem Partner ein gutes Plätzchen zum Leben im Busch. Beide wurden fett von all der Nahrung, die sie am Boden fanden. Niemals flogen sie höher als bis zu den Spitzen der Bäume, denn sie fürchteten sich vor ihrem Feind, dem Falken.

Eines Tages ging das Männchen auf Futtersuche und kam nicht wieder zurück. Seine Gefährtin suchte ihn lange Zeit ohne jeden Erfolg. Schließlich flog sie über die Baumspitzen hinweg, um ihn vielleicht von dort aus erspähen zu können. Als sie den Schutz der Bäume verließ, hörte sie die Stimme ihres Gefährten aus dem Unterholz, und so flog sie glücklichen Herzens zu ihm herab. Der kreisende Falke jedoch hatte sie bereits erspäht, er stürzte sich herab, packte sie mit seinen scharfen Krallen und riß dabei ihre Brust auf. Es gelang ihr jedoch, sich aus seinen Krallen zu winden, und sie versteckte sich zwischen den Waratahblüten. Der Falke konnte sie nicht mehr finden, gab auf und flog davon. Wieder hörte sie ihren Gefährten rufen. Geschwächt vom Blutverlust versuchte, sie ihn dennoch zu finden, allerdings konnte sie immer nur kleine Stückchen weit fliegen. Immer wieder ruhte sie sich auf einer weißen Waratah aus und färbte sie mit ihrem Blut rot.

Als sie schließlich ihr Leben aushauchte, hatte sie beinahe alle Waratahs rot gefärbt. Heute ist es schwer, eine Waratah zu finden, die nicht gefärbt ist vom Blut der tapferen Wongataube, die ihr Leben bei der Suche nach ihrem Gefährten ließ.

Wir haben Waratah als unser Logo gewählt, denn wir fühlen, daß dies eine besonders wichtige Blütenessenz ist, die in den kommenden Jahren noch an Bedeutung gewinnen wird. Aus metaphysischer Sicht enden die Zeitalter mit weitgehenden spirituellen, ökonomischen, sozialen und physikalischen Veränderungen. Die nächste solche Veränderung steht für das Jahr 2 000 an. Wenn solche Umwälzungen geschehen, werden Millionen Menschen davon vollkommen überrascht. Sie finden es normalerweise sehr schwer, damit zurecht zu kommen. Waratah Essenz gibt ihnen Vertrauen und Mut und Stärke, um mit all den Veränderungen umgehen zu können. Dies ist eine sehr mächtiges und wichtiges Mittel.

Ich habe Mut, Zähigkeit und Vertrauen in jeder Situation. Jetzt finde ich Mut und Kraft, mich den Herausforderungen des Lebens zu stellen.

WEDDING BUSH

(Ricinocarpus pinifolius)

Im Hinblick auf alle einleitenden (und kreativen) Schritte gibt es eine elementare Wahrheit, deren Mißachtung zahllose Ideen und großartige Pläne sterben läßt: da in dem Moment, in dem man sich verpflichtet, auch die Vorsehung eingreift.

Goethe's Faust: Eine Tragödie

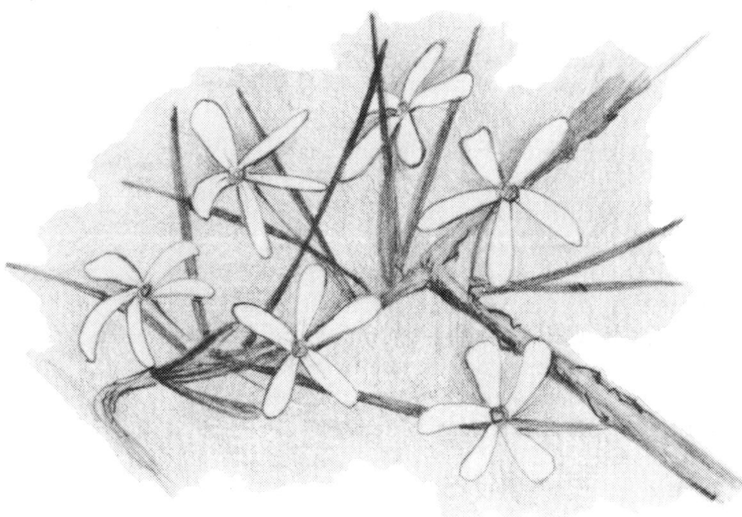

Dieser buschige, vielverzweigte Strauch wird bis zu zwei Meter groß und ist vor allem auf nährstoffarmen, sandigen Böden wie den Sandsteinplateaus in Queensland und New South Wales anzutreffen. Die Blüten sind weiß und werden wie die meisten dieser Farbe von schlecht sehenden Käfern bestäubt. Wedding Bush hat eine Fülle eingeschlechtlicher Blüten, die in aus mehreren männlichen und einer einzigen weiblichen Blüte bestehenden Gruppen erscheinen. Jede Blüte hat vier bis sechs 10 bis 15 mm lange Blütenblätter. In alten Zeiten wurden die Blüten im Hinterland Australiens in die Brautschleier eingewoben, daher der Name der Pflanze.

Die Blütenessenz ist für Menschen geeignet, die keine Verpflichtungen eingehen können, weder in persönlichen Beziehungen oder in der Familie, noch im Beruf oder bezüglich der eigenen Ziele. Solche Menschen scheinen oft vor sich selbst wegzulaufen und die Übernahme von Verantwortung abzulehnen. Wedding Bush ist eine ausgezeichnete Essenz, wenn es darum geht, neue Partnerschaften oder andere Beziehungen einzugehen. Sie kann die Hingabe an eine Aufgabe, in einer Beziehung oder an ein Ziel erleichtern.

Wedding Bush kann mit einem Klebstoff verglichen werden, der Beziehungen zusammenhält. Es hilft, wenn man sich in einer Beziehung wieder einander nähern oder die Flucht von einer Beziehung zur nächsten beenden will. Letzteres ist auch als Casanova-Komplex bekannt, eine oft zu beobachtende männliche Reaktion auf Frauen und Liebesbeziehungen. Nachdem die anfängliche körperliche Attraktion ein wenig nachgelassen hat und sich die Beziehung vertieft, also normalerweise nach einigen Monaten, beenden solche Männer die Beziehung. In seiner Autobiographie 'Bridge Across Forever' berichtet Richard Bach von einer typischen Wedding Bush Angelegenheit. Bach sah sich konfrontiert mit der Wahl, eine Beziehung weiterzuführen und zu vertiefen oder weiterhin zahlreiche kurze Affären zu haben. Seine Erfahrungen sind ausführlich beschrieben und für viele Männer typisch.

Kürzlich brachte man ein zweijähriges Mädchen zu mir, das an Magenbeschwerden litt. Ich arbeitete mit ihr, verwandte auch Kinesiologie und entdeckte schließlich, daß Wedding Bush die angemessene Blütenessenz für sie war. Ich war etwas überrascht, aber dann stellte sich heraus, daß das Mädchen die Ungleichgewichte in der Familie widerspiegelte, sie zeigte sogenanntes Stellvertreterverhalten. Ihre Mutter machte gerade einen inneren Konflikt durch, da sie eine Affäre eingegangen war und sich nun nicht sicher war, ob sie sich wieder ihrer Ehe oder mehr dieser Beziehung zuwenden sollte. Nachdem ich mit der Mutter gesprochen hatte, gab ich der ganzen Familie Wedding Bush. Die Mutter wurde sich darüber klar, was sie wollte, und entschied sich, bei ihrem Mann zu bleiben, die Beschwerden des Mädchens gaben sich bald.

Eine andere Frau, deren Ehe 15 Jahre lang zufriedenstellend verlaufen war, hatte sich völlig in einen anderen Mann verliebt und konnte an nichts anderes mehr denken. Sie berichtete ihrem Ehemann darüber, obwohl sie trotz der Anziehung keine Affäre mit diesem Mann eingegangen war. Als ich sie sah, war sie davon überzeugt, mit dem Mann schlafen zu müssen, obwohl sie sich große Sorgen darüber machte, wie sich das wohl auf ihre Ehe auswirken würde. Nachdem sie nur für einen Tag Wedding Bush genommen hatte, kam sie erneut zu mir. Sie berichtete ganz unbekümmert, daß die Sehnsucht zu diesem Mann sie plötzlich verlassen hatte und sie sich wieder mehr ihrem Ehemann zuwenden wolle. Sie nahm Wedding Bush

Negativer Zustand

•

Schwierigkeiten, Verpflichtungen in persönlichen Beziehungen einzugehen

Transformierter Zustand

•

Fähigkeit, enge Beziehungen einzugehen

•

sich einem Ziel ganz widmen können

noch für eine kleine Weile weiter ein, die Gefühle für den anderen Mann aber waren bereits verschwunden.

Wedding Bush ist sehr gut für Leute, die mit neuen Aktivitäten begonnen haben, die Disziplin und Verbindlichkeit verlangen. Diese Essenz hat sich für Athleten als sehr hilfreich erweisen, die sich disziplinierter an ihren Trainingsplan halten wollen, ebenso wie für Menschen, die abnehmen und gesünder als bisher leben wollen.

Diese Essenz stellte ich an unserem eigenen Hochzeitsjahrestag her. Kristin und ich verschenken sie oft zu Hochzeiten. Die beiden Partner nehmen sie dann, bevor sie sich das Eheversprechen geben und während der Flitterwochen.

Jetzt kann ich mich dem, was ich unternehme, mit ganzer Kraft und Verantwortung widmen.
Ich widme nun mein Leben der Erfüllung meines Höchsten Zieles.

WILD POTATO BUSH

(Solanum quadriloculatum)

Das Leben schenkt uns immer wieder neue Möglichkeiten,
neue Kräfte, selbst wenn wir wie gelähmt sind.
Im Hauptbuch des Lebens gibt es kein totes Kapital.
- Henry Miller

Von dieser Gattung, zu der auch Tomate, Kartoffel und Tabak gehören, gibt es über 80 Arten in Australien. Wild Potato Bush ist ein winterfester Strauch mit zahllosen Stacheln auf Blättern und Stengeln. Im Frühling fallen die purpurblauen Blüten mit ihren gebündelten gelben, zentralen Staubgefäßen deutlich ins Auge. Die Pflanze wächst in ganz unterschiedlichen Gegenden im Binnenland Australiens. Oft sieht man sie an Straßenrändern. Die Frucht erinnert an eine Tomate, ist aber nicht eßbar, andere Solanumarten dagegen tragen einen Großteil zur Ernährung der Aborigines bei.

Wie viele Solanumarten auch hat auch diese etwas Unwirkliches, wenn man sie anschaut. Die Essenz ist geeignet für Menschen, denen der eigene Körper zur Last geworden ist und die sich dadurch eingeschränkt fühlen. Sie haben das Bedürfnis, ihre körperlichen Grenzen zu überschreiten, wovon ihr Körper sie immer wieder abhält und sie zu Boden drückt. So gelingt es ihnen nicht, die notwendigen Schritte zu einer Veränderung tatsächlich zu tun. Diese Blütenessenz arbeitet am Thema Frustration durch Einschränkung.

Negativer Zustand

- niedergeschlagen
- körperlich beeinträchtig
- frustriert

Transformierter Zustand

- Fähigkeit zur Weiterentwicklung
- Freiheit
- Vitalität

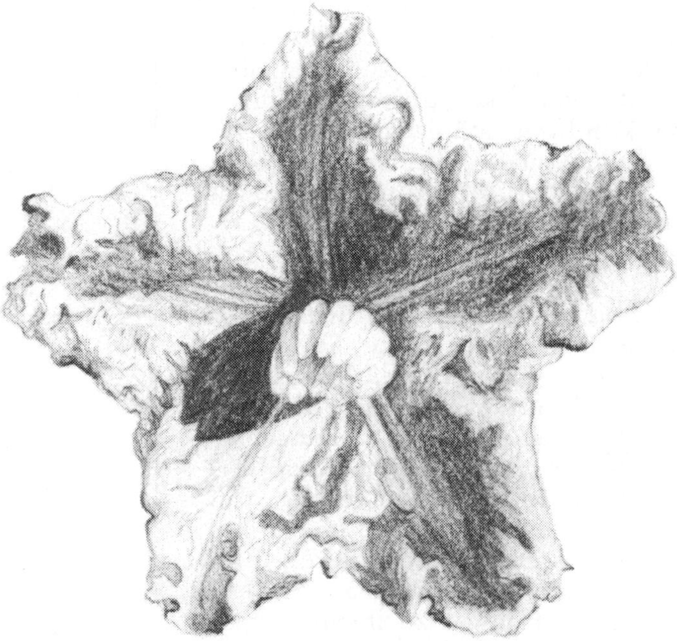

Es handelt sich um eine Essenz für halbseitig- oder Querschnittsgelähmte, für Übergewichtige oder für Menschen, deren Beweglichkeit durch eine andere Erkrankung eingeschränkt ist. Sie bringt das Gefühl von Lebendigkeit und Freiheit. Natürlich sind sportliche Übungen immer ganz gut, Übergewichtige jedoch haben häufig geschwollene Füße und Knöchel, was sie an der Aktivität hindert. Das Übergewicht mündet so in einem Teufelskreis.

Normalerweise geben wir Wild Potato Bush werdenden Müttern gegen Ende ihrer Schwangerschaft, wenn sie in ihrer Beweglichkeit eingeschränkt sind. Sie finden oft selbst das Liegen unbequem und müssen nachts häufig zum Wasserlassen aufstehen. Zudem leiden sie oft an Verdauungsstörungen. Das Tragen des zusätzlichen Gewichtes beansprucht die Frauen auf allen energetischen Ebenen.

Aber natürlich können nicht nur Frauen von den Wohltaten der Wild Potato Bush Essenz profitieren. Wenn ich mit Hilfe der Kinesiologie den Surrogattest des ungeborenen Kindes mache, benötigen diese am häufigsten Wild Potato Bush. Ich habe mich schon oft gefragt, ob hier die inkarnierende Seele Schwierigkeiten hat, sich erneut auf die Begrenzung von Körperlichkeit einzulassen, oder ob sich das Baby frustriert fühlt, weil es noch kaum Kontrolle über den eigenen Körper hat. Dieser Mangel an körperlicher Kontrolle macht den Kindern noch bis ins fünfte Lebensjahr zu schaffen, daher kann man ihnen in den verschiedenen Entwicklungsphasen immer wieder einmal Wild Potato Bush Essenz geben. Viele Eltern und Heilpraktiker haben beobachtet, daß die größte Zeit der Frustration auf die Kinder zukommt, wenn es darum geht, die ersten Schritte zu machen. Das Baby ist schon bereit zu laufen, aber die Muskulatur ist noch nicht so entwickelt, daß sie den Körper stabil aufrecht halten kann. Man kann natürlich diskutieren, ob unsere Essenz die Kinder früher laufen läßt, obwohl manche dies durchaus behaupten. Zumindest die Frustration jedoch wird beim Kind schnell aufgelöst.

Nachdem eine Freundin Wild Potato Bush eingenommen hatte, bekam sie Einsichten, die sich später durch Altersregressionsarbeit bestätigen ließen. Sie erkannte, daß der Grund für ihr permanentes Übergewicht und ihre Unfähigkeit zur Einhaltung ihrer diversen Diäten darin gelegen hatte, daß ihr Gewicht ihr als Schutzhülle diente. Marys Geburt war ziemlich schwierig gewesen, sie war im Geburtskanal eine Zeitlang stecken geblieben. Ihr Kopf war schnell hervorgekommen, die Schultern allerdings folgten nicht. Daraus hatte sie den Schluß gezogen, daß die Welt kein sicherer Ort sei und sie ein größtmögliches Schutzpolster benötige. Es überraschte nicht, daß sie einen im Gegensatz zum Rest ihres Körpers ausgesprochen schlanken Hals hatte. Als sie eine positive Haltung zu ihrem Körper einnehmen konnte, erkannte sie dies auch. Sie fühlte sich weniger belastet und begann, abzunehmen.

Mein Körper ist voller Energie und Vitalität.
Ich lasse all meine Einschränkungen los und beginne, mich weiter zu entwickeln.

WISTERIA

(Wisteria sinensis)

Die Freude an der körperlichen Liebe, die sich in so vielen anziehenden und entzückenden Weisen manifestiert, ist eine wahrhaftige Segnung des menschlichen Lebens.
- Smaradipika in „Sexual Secrets" (Nick Douglas & Penny Slinger)

Wisteria sinensis, Mitglied einer kleinen Familie attraktiver, robuster, hölzerner Kletterpflanzen mit rankenden Ästen, ist in Nordamerika und Ostasien heimisch. Nach Australien und Europa wurde es zu Beginn des neunzehnten Jahrhunderts gebracht.

Wisteria ist eine Kletterpflanze, die im Winter ihr Laub verliert und die eine Höhe von bis zu 30 Meter erreichen kann. Zu diesem Zweck windet sie ihren Stamm um jede zugängliche Stütze. Andererseits kann sie auch so gestutzt werden, daß sie einen großen Busch bildet. Sie besitzt große, dunkelgrüne Blätter und 30 Zentimeter lange, hängende Büschel duftender, mauvefarbener und erbsenförmiger Blüten. Die Pflanze bevorzugt ein gemäßigtes Klima in einem frostfreien Gebiet, um gedeihen zu können.

Ich kann mich noch genau an den Tag erinnern, an dem ich diese Essenz herstellte. Wieder gab es beeindruckende Synchronizitäten wie bei so vielen Bush Essenzen. Noch am gleichen Tag arbeitete ich mit acht Patienten, von denen sieben Frauen mit sexuellen Problemen waren. Fünf davon waren zum erstenmal gekommen, hatten die Termine aber schon vor einiger Zeit abgemacht.

Diese Blütenessenz hat besonders für Frauen Bedeutung, kann aber ebenso von Männern eingenommen werden, deren Verhalten zu machohaft geworden ist und die ihre weiblichen Anteile verleugnen. Sie hilft ihnen, ihre sanftere, weichere Seite zu akzeptieren - obwohl sie, wenn es darum geht, diese Seite auch auszudrücken, möglicherweise eher Flannel Flower brauchen und dies oft für eine ganze Weile.

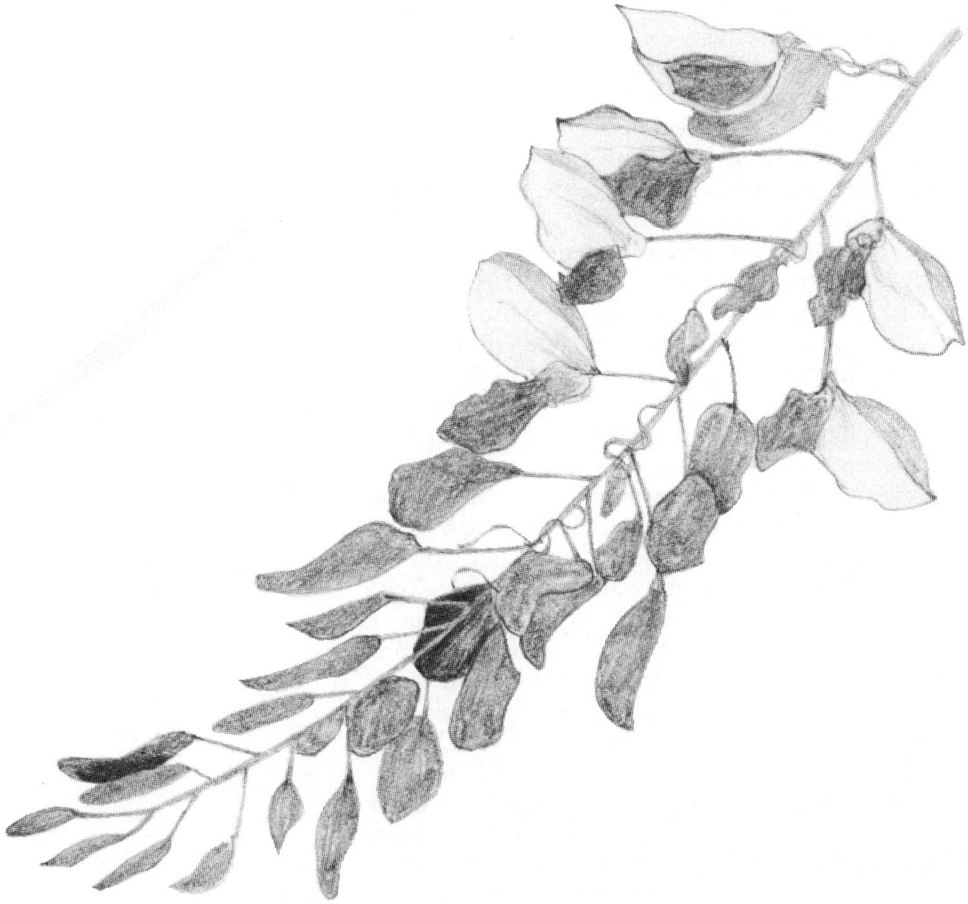

Dies ist eine Blütenessenz, die Frauen anspricht, die generell Probleme mit ihrer Sexualität haben. Sie kann ihnen von Nutzen sein, wenn sie sexuell verspannt sind, nicht loslassen und sich an ihrer Sexualität nicht erfreuen können. Vielleicht haben sie auch Angst vor Intimität. In vielen Fällen lassen sich solche Gefühle direkt auf frühere sexuelle Belästigung oder Mißbrauch zurückführen. Schätzungsweise werden 70 % aller Frauen früher oder später in ihrem Leben einmal sexuell belästigt oder mißbraucht. Kombiniert mit Fringed Violet hilft Wisteria, die emotionale und körperliche Belastung abzubauen, die Folge solcher Ereignisse sind.

Eine typische Wisteriageschichte scheint mir folgende von einer Frau zu sein, die in einem kleinen Ort in Victoria in den frühen 40-er Jahren aufwuchs. Als sie das Alter von 21 Jahren erreicht hatte, waren all ihre Freundinnen bereits verheiratet. Sie befürchtete, als Mauerblümchen zu enden. So sagte sie ja, als der erste Jüngling ihr einen Heiratsantrag machte, nicht weil sie ihn liebte, sondern weil sie fürchtete, überhaupt keinen Mann mehr bekommen zu können.

Ihre romantischen und sexuellen Erfahrungen hatte sie aus alten Doris-Day- und Rock- Hudson-Filmen der Samstagsmatineen. Es war ein heftiger Schock für sie, mit der wirklichen Sexualität konfrontiert zu werden. Sie konnte keine Lust empfinden und ließ die rauhen, unsensiblen Liebesakte ihres Mannes paasiv über sich ergehen.

Um ihrer drei Kinder willen hielt sie es ein paar Jahre in ihrer Ehe aus. Schließlich verließ sie ihren Mann mit einem starken Gefühl der Erleichterung und traf eines Tages einen liebevollen und sanften Mann, den sie heiratete. Obwohl sie ihrem neuen Mann nun voller Liebe und Zärtlichkeit zugeneigt war, mußte sie feststellen, daß sie immer noch ihre Gefühle ausschaltete, sobald sie intim wurden. Sie nahm Wisteria eine ganze Zeit ein und konnte mit ihrer Hilfe ihr Problem lösen und endlich eine befriedigende sexuelle Beziehung mit ihrem Mann aufbauen.

Eine Patientin Ende 20, die ich bereits seit geraumer Zeit behandelte, berichtete, daß ein Abstrich entartete Zellen am Gebärmuttermund ergeben hatte und ihr Gynäkologe sie operieren wollte. Wir diskutierten über ihre Einstellung zur Sexualität, um die Ursachen herauszufinden, die diese Erkrankung hervorgerufen hatte. Sie berichtete, daß sie, seit dem Alter von 14 Jahren nie Freude an Berührung erlebt hatte, seit einem Zeitpunkt, an dem ihr damaliger Freund sie sexuell mißbraucht hatte. Ich empfahl ihr zur Aufarbeitung des Traumas und seiner Konsequenzen eine Wisteria-Fringed-Violet-Kombination.

Als sie mich das nächste Mal aufsuchte, beschrieb sie ein intensives brennendes Gefühl in der Scheide, das zwei Tage nach Beginn der Einnahme aufgetreten war. Obwohl dies für sie eine weitere Belastung darstellte, war dies als Heilkrise doch ein deutlich positives Zeichen. So nahm sie die Essenz weiter. Als sie schließlich wieder ihren Gynäkologen aufsuchte, war dieser sehr erstaunt, keine Krebszellen mehr vorzufinden.

Negativer Zustand

- Frigidität
- sexuelle Hysterie
- Macho-Verhalten

Transformierter Zustand

- Freude an körperlicher Liebe
- Offenheit
- Sanftheit

An dieser Stelle möchte ich aber besonders betonen, daß die Blütenessenz nicht als Heilmittel gegen Krebs eingesetzt wurde, sondern um das emotionale Ungleichgewicht positiv zu beeinflussen. Meiner Ansicht nach ist körperliche Krankheit immer die Folge eines gefühlsmäßigen Ungleichgewichtes. Probleme und Erkrankungen des Genitaltraktes spiegeln normalerweise emotionale Probleme mit der Sexualität wieder.

Nicht immer lassen sich sexuelle Probleme von Frauen auf Vergewaltigung oder Mißbrauch zurückführen, genauso häufig findet man deren Ursachen in der Embryonalzeit oder frühen Kindheit und auch in der elterlichen Einstellung gegenüber Sex. Wisteria arbeitet an den zugrundeliegenden negativen Einstellungen der Probleme und ermöglicht somit sexuelle Erfüllung zu finden, sie lehrt, daß Sexualität vollkommen in Ordnung ist.

Ich erfreue mich meiner Sexualität und fühle mich wohl damit.
Ich lasse Nähe und Intimität in meinen Beziehungen zu.
Ich erkenne meine sanften, weichen Seiten in mir.

YELLOW COWSLIP ORCHID

(Caladenia flava)

Die beste Art, gute Beziehungen zu jedem lebenden Wesen aufzubauen, besteht darin, das Beste in ihm zu suchen und diesem zu helfen, zu größtmöglicher Wirkung zu kommen.
- *J. Allen Boone,* Kinship with All Life

Die Orchideenfamilie besteht aus zwischen 15 und 30 000 Arten, das sind mehr, als jede andere Pflanzenfamilie aufweisen kann. Schönheit und Ausgestaltung von Orchideen wird kaum einmal von anderen Pflanzen erreicht. Heute hält man Orchideen für die höchstentwickelte Form pflanzlichen Lebens, sowohl was die Struktur der Blüten anbelangt wie auch in bezug auf die Art und Weise, wie sie Insekten dazu bringen, die Blüten zu bestäuben.

Australien besitzt mehr als 600 Orchideenarten. Zu den Caladenias gehören einige der attraktivsten am Boden wachsenden Orchideen. *Caladenia flava* ist in Western Australia heimisch von Kalbarri im Norden bis Esperance im Südosten. Es ist eine weitverbreitete Art, die leichte, gut drainierte Böden an schattigen, geschützten Orten bevorzugt. Ihre Blätter sind breit, behaart und lanzenförmig, während ihre gelben Blüten mit den rotgestreiften Blütenblättern im Durchmesser 3 Zentimeter groß sind. Die Pflanze wird bis zu 15 Zentimeter hoch und hat einen langen, dünnen, aufrechten Stengel.

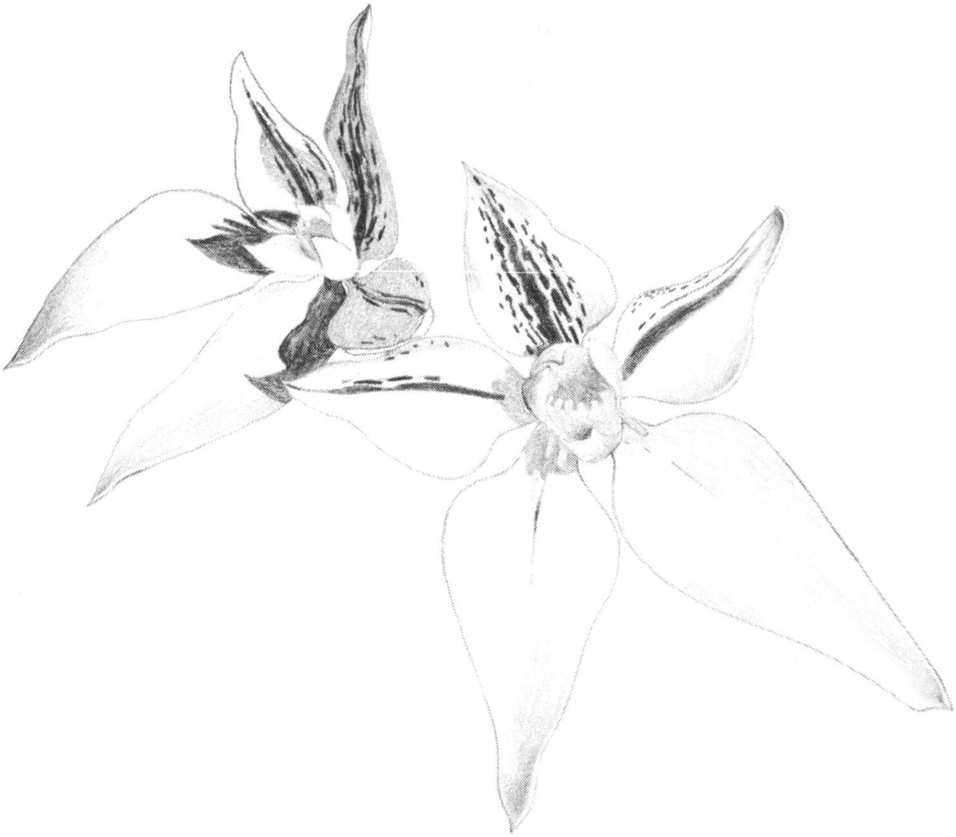

Die Farbe gelb symbolisiert das Element Luft, das wiederum mit dem Intellekt korrespondiert. Die Hypophyse ist diejenige Hormondrüse, die mit dem Element Luft assoziiert ist. Sie kann durch Yellow Cowslip Orchid ausbalanciert werden. Diese Orchidee ist von sozialer und geselliger Natur, üblicherweise trifft man sie in Gruppen an. Dies ist ein weiterer Aspekt, der mit dem Element 'Luft' zu tun hat, denn hier besteht ein Zusammenhang mit sozialer Ordnung, Gruppenaktivität und Harmonie - die geordnete Gesellschaft. Yellow-Cowslip-Orchid Menschen sind so auf den Intellekt konzentriert, daß sie von vielen ihrer Gefühle wie abgeschnitten sind. Wenn sie derart aus dem Gleichgewicht geraten, haben sie eine Tendenz, besonders kritisch und verurteilend zu sein, sind aber gleichzeitig sehr zurückhaltend und übervorsichtig, wenn es darum geht, Dinge zu akzeptieren. Sie können sehr kleinlich, pingelig und skeptisch sein. Ironischerweise können gerade diese Eigenschaften zu einer Unterfunktion der Hypophyse führen, was wiederum die Gedächtnisleistung beeinträchtigt und den Intellekt schwächt. Sollte dies geschehen, ist oft Isopogon angezeigt, eine weitere gelbe Bush Blütenessenz, die mit dem Verstand zu tun hat. Wenn sie abwechselnd mit Yellow Cowslip Orchid genommen wird, wirkt sie schnell an der Ursache des Problems. Frauen, die jahrelang die Pille eingenommen haben und nun an den Folgen des hormonellen Ungleichgewichtes leiden, reagieren sehr gut auf diese Essenz.

Eine der Hauptfunktionen der Hirnanhangdrüse ist die Regulierung des Wachstums. Es überrascht nicht, daß Luft-Menschen die größten unter den Element-Typen sind, normalerweise sehr dünn mit langen Beinen und oval geformten Gesichtern. Eine durch Kritiksucht stimulierte Hypophyse kann das Wachstum bestimmter Körperteile auch noch in mittlerem und höherem Alter anregen, z. B. das der Nase. Möglicherweise lag Pinocchios Problem gar nicht in seinen Lügen, sondern in seiner Nörgelei und Kritiksucht.

Vor vielen Jahren wurde mir in der Meditation mitgeteilt, daß ich einmal mit 50 Bush Essenzen arbeiten würde. Die Entdekkung der fünfzigsten indes nahm annähernd ein Jahr in Anspruch. Ich hatte diese Essenz schon bei der Gelegenheit eines Seminars in Perth bereitet, ohne anschließend ihre Eigenschaften einer genauen Untersuchung zu unterziehen, obwohl ich bereits damals gespürt hatte, daß sie etwas mit der Hypophyse zu tun haben mußte. Monate später traf ich in Sydney eine Frau mit einer geistig zurückgebliebenen Tochter. Sie sagte, ein Medium habe ihr mitgeteilt, ihre Tochter solle etwa zwei Jahre lang Bush Essenzen nehmen, dadurch würde ein großartiger Heilprozeß eingeleitet werden und ihre Verstandeskräfte würden beinahe ganz normal werden. Während der ersten Untersuchung entdeckte ich, daß die Hypophyse das hormonelle Schlüsselorgan und zugleich die Hauptursache für das Ungleichgewicht war. Intuitiv erkannte ich, daß Yellow Cowslip Orchid genau die richtige Blüte war, um den Heilprozeß überhaupt einzuleiten. Dies führte dazu, daß ich mich intensiver mit den Heileigenschaften dieser Blüte befaßte, besonders auf der Gefühlsebene.

Die positiven Eigenschaften der Yellow Cowslip Orchid bringen einen offenen und wißbegierigen Geist hervor, die Fähigkeit, Gedanken und Pläne schnell zu begreifen, Menschen und Ideen ohne überflüssige Kritik annehmen zu können und Konflikte fair und einvernehmlich unter Berücksichtigung aller Argumente beizulegen.

Ich lasse meine Urteils- und Kritiksucht los.
Jetzt sehe ich den Wald und die Bäume.

Negativer Zustand

- kritisch
- verurteilend
- bürokratisch
- pingelig

Transformierter Zustand

- Mitgefühl
- Unvoreingenommenheit, Fähigkeit, Gefühle aus dem Spiel zu lassen
- konstruktiv
- Fähigkeit zu schlichten

Tall Mulla Mulla

(Ptilotus helipteroides)

Die Essenz wird verwendet, wenn auf der Gefühlsebene nicht viel Austausch mit anderen Menschen stattfindet, wenn das Gefühl vorherrscht, alles wäre furchterregend und unsicher. Tall Mulla Mulla ist für Menschen mit einem kalten Herzen. die unfähig sind, tief durchzuatmen, da sie das Leben nicht voll annehmen.

Negativer Zustand

- sich ängstlich fühlen
- Mangel am gegenseitigem Austausch
- sich unsicher fühlen

Transformierter Zustand

- sicher sein im Umgang mit anderen
- soziale Wechselwirkung

Zubereitung und Dosierung der —Bush Essenzen—

Die Herstellungsmethode

Man nehme nur Blüten, die in einer von Umweltgiften möglichst unbelasteten Region gewachsen sind. Auch Hochspannungsleitungen sollten nicht in der Nähe sein. Notwendig sind Sensibilität und ein gewisses Maß an Ehrerbietung den Pflanzen gegenüber. Die Blüten werden unter Vermeidung direkten Kontakts in eine mit Wasser gefüllte Glasschale gelegt und für einige Stunden dem Sonnenlicht ausgesetzt. Dann werden die Blüten mit Hilfe eines Blatts oder Zweigs derselben Pflanze aus dem Wasser entfernt. Diese Mutteressenz wird mit der gleichen Menge Cognac konserviert. Von der Mutteressenz werden sieben Tropfen in eine 15 ml Flasche gegeben, die mit 2/3 Cognac und 1/3 gereinigtem aber nicht sterilisiertem Wasser aufgefüllt wird. Das ergibt die sogenannte Stock Bottle.

Verdünnung der Urtinktur

Um sich eine Einnahmeflasche zuzubereiten, benötigt man eine 15 ml Tropfflasche, die zu 3/4 mit gereinigtem Wasser und 1/4 Cognac, zur Konservierung, gefüllt wird. Hinein gibt man sieben Tropfen aus der „Stock Bottle" (Urtinktur). Es können mehrere Essenzen in einer Einnahmeflasche miteinander kombiniert werden, generell ist aber die Anzahl der verwandten Essenzen auf maximal fünf zu beschränken.

Nachdem die „Stock Essenz” hinzugegeben wurde, kann die Einnahmeflasche leicht geschüttelt oder geschlagen werden, um ihre Energie freizusetzen. Manche Leute energetisieren ihre Essenzen durch ein Gebet oder eine Anrufung. Man kann auch ein weißes oder goldenes Licht um die Essenz herum visualisieren. Wesentlich ist aber keine der genannten Techniken. Schließlich können Affirmationen sehr effektiv gemeinsam mit den Essenzen eingesetzt werden.

Der Gebrauch der Einnahmeflasche (Dosierung)

Die Blütenessenzen aus der Einnahmeflasche werden morgens und abends eingenommen. Dazu nimmt man jeweils sieben Tropfen unter die Zunge oder gibt sie in ein Glas Wasser. Die übliche Einnahmephase dauert zwei Wochen. Die Blüten können auch äußerlich angewandt werden, indem man sie Lotionen und Salben beimischt oder auch in das Badewasser gibt, was eine sehr effektive Form der Anwendung ist.

Wahl der geeigneten Essenz und ihre Einnahmepraxis

Häufig ist es so, daß Aufregung und Erstaunen beim Lesen der Beschreibungen der Bush Essenzen auftreten. Man glaubt, daß man mindestens die Hälfte aller Blüten auf der Stelle benötigt, weil man sich sehr leicht mit ihnen identifiziert.

Das ist vollkommen normal! Es beweist nur, wie schön die Essenzen sind - und vor allem: wie einfach. Man entdeckt sich nicht nur selbst in den Beschreibungen, sondern auch Onkel, Tanten, Geschwister und Freunde, Nachbarn und Eltern. Solche Einsichten ergeben sich ohne jahrelanges Training allein durch das Grundverständnis der menschlichen Natur.

Es gibt eine ganze Reihe Methoden, wie man die angemessenste Bush Essenz oder Essenzenkombination auswählen kann. Man kann natürlich einfach die Beschreibungen lesen und dann diejenige aussuchen, die zum augenblicklichen Zeitpunkt am relevantesten erscheint. Dann ist es natürlich auch möglich, diejenige zu wählen, deren Foto einen am stärksten anzieht. Man kann die Kinesiologie zu Hilfe nehmen, das numerologische Diagramm oder die Erläuterung der Jahreszyklen. Eine Frage, die die Auswahl stark erleichtert, lautet: Was wünsche ich mir in meinem Leben am meisten? Die Antwort auf diese Frage führt einen direkt zu der gerade im Augenblick angemessensten Blütenessenz.

So, nun hat man einige anscheinend passende Blüten ausgewählt, worin besteht dann der nächste Schritt? Natürlich gibt es die Möglichkeit, auch mehrere Essenzen gemeinsam zu nehmen. Im allgemeinen ist die Wirkung genauer, kräftiger, schneller eintretend und auch länger andauernd, wenn man nur eine Einzelessenz wählt. Die Zugabe einer oder zwei weniger angemessener Essenzen kann zu einer stärkeren körperlichen Reaktion führen. Aus diesem Grund ist es sinnvoll, eine einzelne Blütenessenz auszuwählen, die das derzeit zu bearbeitende Lebensthema und -gefühl am genauesten trifft.

Dennoch gibt es auch einige Kombinationsmittel, die außergewöhnlich gut zusammenwirken - tatsächlich sogar so gut wie die einzelne Blüte, wenn alle benutzten Essenzen unterschiedliche Aspekte der besonderen Situation ansprechen. Im Folgenden seien einige dieser Kombinationen vorgestellt.

Radiation Essence (Strahlungsessenz)

Diese Kombination besteht aus Bush Fuchsia, Crowea, Fringed Violet, Mulla Mulla, Paw Paw und Waratah.

Die Radiation Essence kann zum Neutralisieren von Magnetfeldern unterm oder im Haus verwendet werden. Elektrosmog aus Stromzählern, Überlandleitungen, fluoreszierenden Lichtquellen und anderen elektrischen Geräten wie Fernsehern kann mit Hilfe dieser Essenz unschädlich gemacht werden. Auch bei UV-Strahlung, die Sonnenbrände auslöst, oder Strahlentherapie in der Krebsbehandlung kann Radiation Essence die Folgen lindern.

Bei radioaktiver Bestrahlung hilft diese Essenzenmischung den normalen, gesunden Zellen, der Strahlung standzuhalten und sich anschließend besser zu erholen. Nützlich ist die Mischung auch bei radioaktivem Fallout. In all den genannten Fällen verhindert Radiation Essence die körperliche Speicherung der Strahlung und vermittelt die Ausscheidung bereits aufgenommener strahlender Teilchen. Die Körperfunktionen werden unterstützt, so daß das Nervensystem weiter normal funktionieren kann.

Emergency Essence (Notfallessenz)

Die Notfallessenz besteht aus Fringed Violet, Grey Spider Flower, Sundew, Crowea und Waratah. Sie wirkt beruhigend auf Geist, Körper und Gefühl bei kleineren oder größeren Krisen. Sie löst auf direktem Wege Angst, Panik und schweren mentalen oder körperlichen Streß, ebenso wie Nervenanspannung und -schmerz.

Benötigt jemand eine medizinische Behandlung, so wird die Notfallessenz für Erleichterung bis zur eigentlichen Behandlung sorgen. Die Einsatzbreite der Notfallessenz ist sehr weit, von Examensängsten bis hin zu schwerwiegenden körperlichen Verletzungen. Die Mischung kann stündlich oder bei Bedarf noch häufiger eingenommen werden, bis sich die betreffende Person besser fühlt. Die Notfallessenz kann auch einer Creme beigemischt werden.

Cognis Essence
(Erkenntnisessenz)

Die Kombination, auch als Superlearning Essence bezeichnet, aus Bush Fuchsia, Isopogon, Paw Paw und Sundew schenkt Fokussierung und Klarheit beim Sprechen, Singen, Lesen und Studieren. Weiterhin hilft sie bei Problemlösungen, indem sie Zugang zum Höheren Selbst verschafft, das alles vergangene Wissen und alle Erlebnisse gespeichert hat. Die intuitiven und kognitiven Prozesse werden ausbalanciert. Ideen und Informationen können somit leichter in das Bewußtsein integriert werden.

Confid Essence
(Vertrauensessenz)

Die Kombination von Dog Rose, Five Corners, Southern Cross und Sturt Desert Rose fördert unsere wirklichen Fähigkeiten zutage. Wir entwickeln Selbstachtung und Vertrauen. Wir fühlen uns unter Menschen wohl, unbewußte negative Überzeugungen über uns selbst lösen wir auf, genau wie altes Schuldbewußtsein, auch das, das wir aus der Vergangenheit mit in die Gegenwart gebracht haben. Wir lernen, die volle Verantwortung für unser Leben zu übernehmen, denn wir realisieren mithilfe dieser Essenzmischung, daß wir die Fähigkeit und die Kraft besitzen, nicht nur jedes unerwünschte Ereignis zu verändern, sondern genau das erwünschte herbeizuführen.

Dynamis Essence
(Dynamikessenz)

Diese Blütenessenz-Kombination, auch Vitality Essence genannt, besteht aus Old Man Banksia, Macrocarpa, Crowea, Wild Potato Bush und Banksia Robur. Sie bringt Energie, Vitalität, Enthusiasmus und Lebensfreude in Fülle. Dies wird durch Harmonisierung und Stimulation der energieregulierenden Hauptdrüsen im Körper erreicht. Die Schilddrüse wird durch Old Man Banksia angeregt, die Nebennieren durch Macrocarpa. Crowea wirkt auf innere Organe und Muskulatur und Banksia Robur behandelt den zeitweisen Schwungverlust und die mangelnde Begeisterungsfähigkeit.

Travel Essence
(Reiseessenz)

Die Kombination besteht aus Banksia Robur, Bottle Brush, Bush Fuchsia, Crowea, Fringed Violet, Macrocarpa, She Oak und Wild Potato Bush. Sie behandelt Unwohlsein bei jeglicher Art des Reisens, vor allem bei Flugrei sen. Durch die Essenzeinnahme kommt man ausgeglichen an sein Reiseziel und ist startklar für die geplanten Unternehmungen.

Solaris Essence
(Sonnenessenz)

Die Essenz wird aus den Blüten der Mulla Mulla Pflanze hergestellt, die in der Wüste in Zentralaustralien wächst. dem heißesten Gebiet des Kontinents. Angst und Streß im Zusammenhang mit Feuer, Hitze und der Sonne werden durch die Einnahme von Solaris gelöst.

Meditation Essence
(Meditationsessenz)

Die Kombination besteht aus den Essenzen Angelsword, Bush Fuchsia, Bush Iris, Fringed Violet und Red Lily. Es ist eine wundervolle Kombination, um die eigene Spiritualität zu erwecken. Sie erlaubt einem tiefer in jede religiöse oder spirituelle Praktik einzusteigen. Auch steigert sie den Zugang zum Höheren Selbst, während sie für den psychischen Schutz und die Heilung der Aura sorgt. Ganz besonders wird diese Kombination jedem empfohlen, der mit der Meditation beginnt oder sie bereits ausübt.

Transition Essence
(Übergangsessenz)

Die Kombination wurde aus den Essenzen Autumn Leaves, Bauhinia, Bottle Brush, Bush Iris und Lichen hergestellt. Sie lindert die Angst vor dem Tod und hilft, den Tod zu akzeptieren. Die Kombination erlaubt einem leicht und sanft, in Ruhe, Würde und Gelassenheit zu sterben.

Relationship Essence
(Beziehungsessenz)

Die Kombination aus Bluebell, Boab, Bush Gardenia, Dagger Hakea, Flannel Flower, Mint Bush und Red Suva Frangipani hilft die Qualität aller Beziehungen, besonders der intimen, zu verbessern. Sie klärt und löst Groll, blockierte Gefühle, Verwirrungen, Gefühlsschmerz und Unruhe in einer 'wackligen' Beziehung. Relationship Essence hilft Gefühle in Worte zu fassen und auszudrücken und verbessert dadurch die Kommunikation. Familienkonditionierungen und Muster, die uns in unseren gegenwärtigen Erwachsenenbeziehungen beeinflussen, werden aufgebrochen. Ein perfektes Folgemittel für intime Beziehungen ist die Sexuality Essence.

Sexuality Essence
(Sexualitätsessenz)

Die Kombination wurde aus den Essenzen Billy Goat Plum, Bush Gardenia, Flannel Flower, Fringed Violet und Wisteria hergestellt. Sie ist hilfreich, um Schamgefühle und die Auswirkungen von sexueller Mißhandlungen zu lösen. Man fühlt sich in der eignen Haut wieder wohl und nimmt seinen Körper wieder völlig an. Die Sexuality Essence öffnet einen für Sinnlichkeit und Berührung und schenkt Freude an körperlicher und gefühlsmäßiger Intimität. Sie erneuert die Leidenschaft und das Interesse an Beziehungen.

Heartsong Essence
(Herzensliedessenz)

Heartsong entstand aus einer Ideenkombination von mir und Chris James. Letzterer ist über seine Ton- und Stimmen-Workshops in ganz Australien und Übersee, sowie über seine wunderbaren musikalischen Aufnahmen bekannt. Wir sind seit langem sehr gute Freunde und unsere Wege kreuzen sich immer wieder, während wir Workshops in Australien und Übersee halten. Heartsong entstand im März, bei einem unserer Gespräche auf dem Alpine Festival in Thredbo. Chris gab Teilnehmern seiner Workshops eine Kombination aus Bush Fuchsia und Bottle Brush, um die Stimme zu lösen und beim Singen und den Tonübungen unterstützend zu wirken. Er suchte nach einer Essenz, die uns mit unseren tiefsitzenden Problematiken verbinden kann.

Heartsong enthält Bush Fuchsia, um uns mit unserer eigenen inneren Stimme zu verbinden und an der Klarheit der Aussprache zu arbeiten. Wir fügten Turkey Bush hinzu, um Kreativitätsblockaden zu lösen und unsere kreative Ausdrucksfähigkeit zu steigern, sowie Red Grevillea, die auf das Kiefergelenk einwirkt. Bei Blockaden in dieser Gegend ist es schwierig, richtig zu artikulieren und den Mund weit zu öffnen, was fürs Singen und für Tonübungen eine entscheidende Voraussetzung ist. Stimm- und Tonübungen können viele Emotionen lösen, weshalb wir Crowea der Kombination zugaben, um zentriert, ausgeglichen und ruhig zu bleiben. Weiterhin gaben wir Flannel Flower hinzu, eine weiche, sanfte Essenz, die uns ermöglicht, Gefühle und Emotionen zu äußern. Heartsong hilft uns, unseren physischen Körper umfassender zu erleben und uns voller Freude im Gesang auszudrükken.

Es gibt eine ganze Reihe weiterer denkbarer Bush Essenzen Kombinationen. Es lohnt sich, damit zu experimentieren. Feedback und Fallstudien sind von unschätzbarem Wert, um ein größeres Verständnis der Wirkungsbandbreite der Bush Essenzen zu erlangen. Die „Australian Bush Flower Remedy Society" publiziert in ihrem Newsletter regelmäßig Fallstudien. Weitere Informationen über die „Australian Bush Flower Remedy Society" siehe Seite 253.

Die Anwendung der Essenzen

Die übliche Anwendungsform der Bush Blüten ist die Einnahme von jeweils 7 Tropfen beim Aufstehen und Zubettgehen. Die sieben Tropfen können direkt unter die Zunge gegeben werden oder in schluckweise zu trinkendes Wasser. Die Aufnahme der Blütenschwingung wird verbessert, wenn man sie unter die Zunge nimmt. Es empfiehlt sich, direkte Berührung mit der Pipette oder dem Tropfeinsatz zu vermeiden, da dies zu bakterieller Verunreinigung der Essenz führen kann. Nimmt man die Tropfen in Wasser, sollte jeder Schluck eine Weile im Mund behalten werden, sagen wir 10 Sekunden lang, bevor er hinuntergeschluckt wird.

Am besten man läßt die Einnahmeflasche direkt neben dem Bett stehen, da man so gleich morgens beim Aufstehen und wieder abends beim Schlafengehen an die Einnahme erinnert wird. Es ist wichtig, die Gewohnheit einer regelmäßigen Einnahme anzunehmen, um das maximale Potential der Blütenmittel wirklich ausschöpfen zu können. Für die menschliche Psyche haben das Einschlafen und Aufwachen besondere Bedeutung, denn in diesen Zuständen ist der Geist besonders aufnahmefähig und entspannt, so daß die Essenzen sofort Zugang zum Unbewußten finden. Wohltuenden Effekt hat auch die gleichzeitige Visualisierung der positiven Wirkung der Essenz und den daraus folgenden Resultaten.

Nach zwei Wochen ist die Einnahmephase beendet. Jetzt sollte der eigene Zustand erneut reflektiert werden. Hat sich der Gefühlszustand aufgelöst oder ist das bearbeitete Thema erledigt? Je nachdem, kann man sich anschließend entscheiden, wie man weiter vorgehen will. Vielleicht wurde ein neues Thema an die Oberfläche gespült, das sich lohnt, anschließend zu verarbeiten.

Wurde einmal die oberste Problemschicht abgelöst, zeigen sich oft tiefer liegende Probleme. Sollte das geschehen, ist es notwendig, eine neue Essenzenauswahl zu treffen. Die neuen Blüten sollen natürlich der neuen Situation optimal angemessen sein. Anschließend nimmt man die zweite Mischung wieder zwei Wochen lang morgens und abends.

Andererseits kann es genauso gut passieren, daß die Bearbeitung des ersten Themas dazu führt, daß man sich wieder ganz im Gleichgewicht fühlt und keinen weiteren Bedarf an Blütenessenzen hat. Es ist dabei gut zu wissen, daß die Blütenessenz auch über die Einnahmephase hinaus noch weiter in uns wirken. Sollte dennoch das Gefühl aufkommen, das ursprüngliche Thema oder Gefühl nicht ausreichend verarbeitet zu haben, kann die erste Mischung auch für weitere 14 Tage genommen werden.

Normalerweise ist eine Einnahmedauer von 14 Tagen durchaus ausreichend, um eine Bush Essenz zu voller Wirkung kommen zu lassen. Dennoch kann es sein, daß ein Gefühl oder eine negative Überzeugung bereits seit langer Zeit in einem wirken, so daß auch die Dauer der Einnahme entsprechend ein wenig verlängert werden sollte. Unter unseren 50 Essenzen sollte jeder Mensch eine finden können, die seine Persönlichkeit optimal erfaßt - also die Konstitutionsblüte. Ein Black-eyed Susan Mensch beispielsweise ist immer in Eile, kämpft immer weiter und weiter, ist dabei gleichzeitig immer auf dem Sprung und in der Regel ziemlich ungeduldig. Wahrscheinlich ist dies schon das ganze Leben über so gewesen, und aus diesem Grunde erstaunt es nicht, sollte die Blüte länger als zwei Wochen benötigen, um grundlegende und dauerhafte Veränderungen zu erreichen. Dennoch bringt die Essenz den entsprechenden Menschen Stückchen für Stückchen weiter in Richtung Ausgeglichenheit. Die Einnahme dieser Blütenessenz muß möglicherweise später noch einmal wiederholt werden, sicherlich aber nicht innerhalb der nächsten sechs Monate. Manchmal kann eine solche Einnahmepause bis zu einem Jahr dauern, bevor sich die Notwendigkeit zu erneuter Einnahme der Blüte ergibt. Eine besondere Kategorie ist die der Akut-Essenzen, die ihre Wirkung auf der Stelle entfalten. Sollte jemand suizidverdächtig sein, hat es wenig Sinn zu sagen: „Jetzt nimm erstmal zwei Wochen lang Waratah, dann wird's schon wieder", denn vielleicht gibt es diesen Menschen in 14 Tagen schon nicht mehr. Die Akut-Essenzen müssen selten über die volle Dauer von zwei Wochen eingenommen werden, meist reichen schon wenige Tage aus. Dann hört man einfach mit der Einnahme auf, wenn das erwünschte Ziel erreicht ist. Bei der einen oder anderen Gelegenheit kann jede Bush Essenz einmal zum Akutmittel werden, üblicherweise werden aber die folgenden eingesetzt, wenn schnelle Wirkung vonnöten ist: Waratah, Bottlebrush, Bush Fuchsia, Fringed Violet, Grey Spider Flower und Paw Paw.

Manchmal ist jemand nicht in der Lage, die Essenzen oral einzunehmen, vielleicht ist der Mund schmerzhaft entzündet oder es besteht Bewußtlosigkeit, dann sollte zuerst an Emergency Essence gedacht werden. In diesen Fällen können die Tropfen auch äußerlich angewendet werden durch Einreiben der Schläfen, Lippen und Handgelenke. Dies ist eine sehr wirkungsvolle Anwendungsart. Äußerlich können die Bush Essenzen auch noch anders angewendet werden, z.B. dadurch, daß man sieben Tropfen der Essenz in das Badewasser gibt, was ebenfalls zur Aufnahme ihrer Energie führt. Außerdem fühlt sich das sehr gut an. Man kann auch sieben Tropfen einer Essenz in eine Schale gereinigten, aber nicht destillierten Wassers geben und diese einen Tag lang der Sonne aussetzen. Dieses Wasser spritzt man sich auf die gewählte Körperstelle und läßt es eintrocknen. Auch Pumpsprühflaschen eignen sich zur Anwendung, man sprüht einen feinen Nebel, wohin man ihn braucht, besonders wenn es um die Behandlung schmerzhafter Hauterscheinungen oder scharfer Hautverletzungen (Spinifex) geht oder anderer Hautläsionen, bei denen Billy Goat Plum angezeigt ist. Das Ganze wiederhole man wieder morgens und abends oder häufiger mit Emergency Essence, wenn ein akutes Trauma vorliegt. Unsere Notfallessenz kann sowohl aus der Einnahme- wie aus der Vorratsflasche auf die Haut gegeben werden z. B. bei Verbrennungen, Insektenstichen, Tierbissen, Sturzverletzungen usw.

—Sexualität—

Um die Eigenschaften bestimmter Essenzen und ihre Bedeutung für unser Leben deutlich zu machen und schätzen zu lernen, lohnt es sich, ein allgemeines Lebensthema zu nehmen und anhand dessen den Einfluß der Blütenmittel zu verdeutlichen. Nehmen wir das Thema Sexualität und betrachten wir es im Zusammenhang mit den Bush Essenzen. Wir beginnen zum Zeit-punkt der Empfängnis und verfolgen den Lebenslauf eines Menschen durch alle biologischen und sozialen Veränderungen.

Die Sexualität des Individuums formt sich bereits lange vor der Geburt aus. Die Beobachtungen und Erfahrungen vieler Rebirther und anderer Therapeuten haben den Standpunkt bekräftigt, daß die zur Zeit der Empfängnis vorherrschenden Gefühle bereits tiefen Eindruck auf die Psyche des neuen Lebens machen. Das Kind bemerkt Gleichgültigkeit oder Kälte in der Beziehung der Eltern und entwickelt in der Folge eine unsichere Einstellung sich selbst und seiner Sexualität gegenüber. Es gibt große Differenzen in der emotionalen Stabilität von Kindern, die in Liebe gezeugt wurden, und jenen, deren Empfängnis mit Vergewaltigung oder Betrunkenheit einherging. Furcht oder Liebe, was immer das Kind erfuhr, färbt später auf die ganze Einstellung der Welt gegenüber ab.

Mangelnde Nähe und Intimität der Eltern während der Schwangerschaft kann ebenfalls die Einstellung des Kindes zur Sexualität beeinflussen. Eltern, die eine glückliche, liebevolle und intime Beziehung aufrecht erhalten, sorgen auf diese Art dafür, daß ihr Kind eine entspannte und gesunde Einstellung der Sexualität gegenüber einnehmen kann. Bush Gardenia und Flannel Flower helfen, das Interesse der Partner aneinander aufrecht zu erhalten und der Unfähigkeit zur Nähe entgegen zu wirken.

Es gibt immer wieder werdende Mütter, die sich unattraktiv finden, weil sie an Gewicht zugenommen haben und sich ihre Figur verändert hat (Billy Goat Plum). Ihre Kinder bemerken das, so ist es möglich, daß sie Schuldgefühle entwickeln, weil sie sich dafür verantwortlich fühlen. Ein ähnliches und sehr interessantes Muster, das gemeinhin eher bei Männern anzutreffen ist, wurde von Rebirthern entdeckt. Einige Babys bemerken den Schmerz, den ihre Mütter während der Wehen und der Geburt erleiden, sie fühlen sich dafür verantwortlich. Dies kann zur unbewußten Überzeugung führen, daß Sex für Frauen sehr schmerzhaft sei. Später wenn solche Männer geschlechtliche Beziehungen aufnehmen, leiden sie möglicherweise an vorzeitiger Ejakulation, da ihr Unbewußtes sie den Geschlechtsakt so schnell wie möglich beenden möchte. Sturt Desert Rose ist die geeignete Blütenessenz, um solche Schuldgefühle zu verarbeiten.

Vielen kleinen Kindern macht es Spaß, ihre Genitalien zu berühren. Verbietet man den Kindern das, schlägt sie gar und sagt ihnen, sie seien schmutzig, entwickeln sie nicht nur Schuldgefühle sondern auch das Bewußtsein, irgendetwas an ihren Körpern sei falsch - vielleicht ekeln sie sich gar vor ihren Genitalien. Wieder kann Sturt Desert Rose zur Verarbeitung der Schuldgefühle eingesetzt werden und Billy Goat Plum gegen den Ekel vor sich selbst.

Schwächt sich die anfängliche sexuelle Anziehungskraft zwischen den Partnern ab, beginnen einige Männer damit, wieder mehr Zeit mit ihren männlichen Freunden zu verbringen. Um ihre Einsamkeit zu kompensieren, überschütten deren Ehefrauen manchmal ihre Kinder nur so mit Liebe. Manche der Kinder, vor allem die Jungen, fühlen sich wie erstickt von soviel mütterlicher Zuwendung. Wenn diese jungen Männer schließlich erwachsen werden, ist es gut möglich, daß sie in ihren Beziehungen die Nähe scheuen, weil sie sich gleich wieder erdrückt fühlen. Wird die Beziehung also sehr eng, ziehen sie sich zurück, ohne zu begreifen warum. Dog Rose ist sehr effektiv beim Zerstreuen allgemeiner Angst, Wedding Bush bringt mehr Verbindlichkeit in Beziehungen und Flannel Flower schafft Nähe.

Die kindliche Haltung dem anderen Geschlecht gegenüber wird hochgradig von elterlichen Bemerkungen und Einstellungen geprägt. Wenn ein Vater unablässig Frauen heruntermacht, wird die kindliche Einstellungen Frauen gegenüber leicht negativ. Ähnlich verhält es sich mit rassistischen Äußerungen, auch diese lassen das Kind nicht unberührt und führen später möglicherweise dazu, daß es niemals wirkliche Freundschaften und Beziehungen zu Menschen anderer Kulturen aufbauen kann. Slender Rice Flower hilft, Toleranz zu entwickeln und das Verständnis, daß alle Menschen gleich sind. Cowslip Orchid hilft den Menschen, die überkritisch und verurteilend sind.

Viele Kinder haben kein besonders gutes Verhältnis zu ihren Vätern. Daraus resultieren häufig Schwierigkeiten mit anderen Autoritätsfiguren. Da Frauen oft Männer als Partner wählen, die ihren Vätern ähneln, geht es denen mit schlechter Beziehung zum Vater oft so, daß es zu viel Streit innerhalb der Ehe kommt. Red Helmet Orchid schafft Verbundenheit zwischen Vätern und Kindern, Bottlebrush verbessert die Beziehung der Mütter zu den Kindern.

Manche Menschen, die adoptiert wurden, finden es schwierig, enge Partnerschaften einzugehen. Diesen Menschen kann mit Tall Yellow Top geholfen werden, möglicherweise abwechselnd mit Wedding Bush. Dies hilft, Verbindlichkeit in Beziehungen herzustellen.

Wedding Bush kann auch da hilfreich sein, wo Männer generell dauerhafte Beziehungen ablehnen. Oft suchen sie, sobald die anfängliche sexuelle Anziehungskraft nachläßt, neue Abenteuer. Das gilt natürlich auch für Frauen.

Die Pubertät bringt viele Veränderungen und natürlich großen Streß mit sich. Die Mädchen erleben mit der Menarche den Übergang zur Frau, die Jungen den Stimmbruch und andere körperliche Veränderungen auf dem Weg zum Mann. Beide müssen mit den neuen und rasanten körperlichen und gefühlsmäßigen Herausforderungen fertig werden, die aufkeimende Sexualität mit sich bringt. Sie werden von anderen jetzt als sexuelle Wesen angesehen. Bottlebrush Essenz kann ihnen die biologischen Veränderungen leichter machen. Billy Goat Plum hilft, den eigenen Körper während dieser Zeit zu akzeptieren. Sturt Desert Rose hilft, Schuldgefühle, die aus der Erforschung des eigenen Körpers oder von Masturbation herrühren, abzubauen.

Während dieser Zeit körperlicher Veränderung tritt häufig Akne auf, die Geißel der Teenager und manchmal auch noch im späteren Alter. Wieder empfiehlt sich Billy Goat Plum, wenn man sich selbst wegen seiner Pickel häßlich findet. Da Akne normalerweise der äußere Ausdruck niedriger Selbstachtung ist, könnte hier Five Corner von Nutzen sein. Akne initiiert oft einen Teufelskreis: je schlechter man sich wegen ihr fühlt, desto schlimmer wird sie.

Mangelndes Vertrauen hält Menschen oft davon ab, Beziehungen einzugehen, oder es führt dazu, daß sie sich von anderen sexuell ausnutzen lassen. Ihre mangelnde Selbstachtung verhindert, daß sie für sich selbst einstehen und ihre Bedürfnisse klarmachen. Sturt Desert Rose hat nicht nur mit Schuldgefühlen zu tun, sondern hilft uns auch, das zu tun, von dem wir wissen, daß wir es tun müssen, weil wir damit unseren eigenen Werten folgen. Der Film „Puberty Blues" handelt von der Sexualität Heranwachsender und porträtiert sehr genau den Druck, der auf sie ausgeübt wird und so zerstörerisch auf ihre inneren Überzeugungen wirken kann.

Das Ende eines Flirts kann auch zu Trennungsschmerz führen. Zahlreiche Forschungen haben ergeben, daß manche Männer Jahre benötigen, um den Kummer über die verlorene Erste Liebe zu überwinden. Sturt Desert Pea ist dann sehr nützlich, wenn man diesen tiefen Schmerz noch immer in sich trägt. Nach Beendigung einer Beziehung hilft Dagger Hakea, Haß- oder Rachegefühle dem verlorenen Partner gegenüber abzubauen. Die Kombination von Bottlebrush und Boronia ist ausgezeichnet, wenn es darum geht, von jemand Abschied zu nehmen und das gebrochene Herz zu heilen.

Ein anderes häufiges Problem in Beziehungen stellt die Eifersucht dar. Mountain Devil hilft eifersüchtigen Leuten, mit den intensiven, scheinbar überwältigenden Gefühlen umgehen zu lernen. Tritt Eifersucht im Zusammenhang mit einer Schocksituation auf, z. B. wenn man den geliebten Partner mit jemand anderem ausgehen sieht, empfiehlt sich die Kombination Mountain Devil und Fringed Violet.

Junge, unerfahrene Menschen wissen oft nicht, wie sie eine fruchtlose Beziehung beenden können. Da sie den Partner nicht verletzen wollen, fühlen sie sich in der Falle. Befindet man sich in einer solchen scheinbar ausweglosen Situation, lohnt es sich, an Red Grevillea zu denken.

Kangaroo Paw ist denen dienlich, die generell Schwierigkeiten im Umgang mit dem anderen Geschlecht haben.

Der Verlust der Jungfernschaft kann starke Gefühle hervorrufen. Zum ersten Mal sexuell aktiv zu werden, kann Furcht vor Schwangerschaft, Aids und Geschlechtskrankheiten auslösen. Hier kann Dog Rose bei allgemeiner Angst helfen, Grey Spider Flower bei Panik. Bei Angst, von den Eltern entdeckt zu werden, kann Dog Rose helfen.

Crowea ist das Sorgenmittel - wenn man sich sorgt, ob man das Richtige tut, ob man auf die richtige Weise küßt, was die anderen von einem halten.

Flannel Flower und Wisteria helfen Männern und Frauen, Nähe und Sex zu genießen. Billy Goat Plum läßt sie die Schönheit des Körpers und des Geschlechtsverkehrs entdecken, besonders wenn sie sich nach dem Sex unsauber fühlen.

Viele Erwachsene haben Probleme mit Rendezvous sie finden es äußerst streßbeladen, abgewiesen zu werden. Wenn es einem so geht, kann Illawara Flame Tree von großem Nutzen sein.

Menschen, die in jeder neuen Beziehung dieselben Probleme haben, können mit Hilfe von Isopogon aus ihren Erfahrungen lernen, so daß sie nicht immer wieder gleichartige Situationen herbeiführen müssen.

Nach einer Reihe mißlungener Beziehungen, die entweder früh endeten oder unbefriedigend waren, oder wenn es über einen längeren Zeitraum überhaupt keine Beziehung gab, geben manche Menschen die Hoffnung auf, jemals wieder einen Partner zu finden. Obwohl sie sich eine neue Beziehung verzweifelt wünschen, ergeben sie sich doch in ihr Schicksal, allein bleiben zu müssen. Für solche Menschen ist Sunshine Wattle die geeignete Essenz.

Nicht allein Aids stellt heute eine große Bedrohung dar, auch Herpes, Feigwarzen, Trichomonaden und eine Reihe anderer sexuell übertragbarer Krankheiten sind weit verbreitet. Menschen, die an einer Geschlechtskrankheit leiden, reagieren oft mit Abscheu und Widerwillen. Billy Goat Plum hilft, solche Gefühle zu verarbeiten und ermutigt dazu, den eigenen Körper wieder annehmen und sich seiner erfreuen zu können. Die meisten sexuell übertragbaren Krankheiten resultieren aus tiefsitzenden Gefühlen von Schuld.

Bei Herpes hat es sich erwiesen, daß die äußerliche Anwendung von Spinifex die Hauterscheinungen abheilen läßt, während die innere Einnahme die der Erkrankung zugrundeliegenden Gefühle und Überzeugungen an's Licht bringt. Unsere körperliche Realität wird einzig durch unsere Gedanken und unbewußten Überzeugungen erschaffen.

Haben wir es mit traumatischen sexuellen Erfahrungen wie Vergewaltigung oder Mißbrauch zu tun, hilft Flannel Flower kombiniert mit Fringed Violet Männern, sich zu erholen, während Fringed Violet gemeinsam mit Wisteria den Frauen hilft.

Viele Frauen in langandauernden Beziehungen sind sehr frustriert, weil ihre Männer nicht mehr mit ihnen reden. Flannel Flower kann da Männern helfen, die ihre Gedanken und Gefühle nicht teilen und mitteilen können oder wollen, mehr Vertrauen zu gewinnen, so daß sie vollkommen sicher werden, ihr inneres Selbst und die sanfteren und weicheren Seiten ihrer Persönlichkeit zu offenbaren. Ist ein Mann vollkommen von seinen eigenen Gefühlen abgeschnitten, hilft ihm Bluebell, sein Herz zu öffnen. Die Forschung hat gezeigt, daß es nicht nur die Frauen sind, die durch die Unfähigkeit der Männer, ihre Gefühle zu teilen, frustriert werden. Nach der Hochzeit haben nur wenige Männer enge Vertraute unter ihren männlichen Freunden. Auch wenn sie alte Freundschaften aufrecht erhalten aus den Zeiten, in denen große Nähe bestand - in der Armee, im Fußballteam oder in der Universität - sind diese doch nicht mehr so eng, wie sie es einmal waren. Bis zu einem gewissen Grad scheint sich das heute zu ver-ändern, im allgemeinen ist dieses Muster bei Männern jedoch noch immer existent.

Sundew und Red Lily sind für Menschen geeignet, die Schwierigkeiten haben, im Hier und Jetzt zu bleiben. Solche Leute sind gar nicht richtig da, wenn sie miteinander schlafen, sondern ganz verloren in ihrer Phantasie.

Paw Essenz hilft Paaren, die sich nicht entscheiden können, ob sie Kinder haben wollen oder nicht. Illawara Flame Tree ist für solche, die sich der Verantwortung nicht gewachsen fühlen und daher keine eigenen Kinder haben wollen. She Oak kann von Frauen genommen werden, die nicht empfangen können. Vor der Entscheidung über Kinder können Paare Wedding Bush nehmen, um sich ihrer Beziehung ganz sicher zu werden.

Bei vielen Frauen wirkt das Element Wasser sehr ausgeprägt - metaphysisch gesehen. Für diese Frauen hat das Wohl ihrer Kinder allergrößte Priorität. Wasserdominierte Frauen finden nur schwer einen Ausgleich zwischen ihrer Rolle als Ehefrau und der als Mutter. Oft widmen sie ihr ganzes Leben den Kindern und lösen sich gefühlsmäßig und sexuell von ihren Männern. Bush Gardenia hilft, dieses Mißverhältnis wieder auszugleichen.

Kapok Bush ist für die halbherzigen, die schnell aufgeben. Manche Paare schlafen nur selten miteinander, weil sie finden, der Aufwand lohne sich nicht. Sowohl Bush Gardenia wie auch Kapok Bush können in solchen Situationen nützlich sein.

Dann gibt es da ehrgeizige Menschen, die soviel in ihre Arbeit und Ziele investieren, daß weder Zeit noch Energie für ihre Beziehung oder Sex übrig bleibt. Das andere Extrem, der sexuelle Exzeß, wenn Menschen also wie besessen sind von Körperlichkeit, kann durch Bush Iris beeinflußt werden.

Im Leben gibt es viele sehr wichtige biologische Übergangsphasen, Schwangerschaft, Elternschaft, Menopause usw. gehören dazu. Um leichter mit diesen Veränderungen umgehen zu können, sich nicht von ihnen überwältigen zu lassen, ist Bottlebrush zu empfehlen.

Im Alter gibt es für viele Männer das Problem, Leidenschaft zu fühlen, sie aber nicht mehr physisch umsetzen zu können. Wir empfehlen Wild Potato Bush als geeignete Blüte.

Mit dem Altern des Körpers verlieren manche Menschen ihr Selbstvertrauen. Sie wollen zwar vielleicht einen neuen Partner gewinnen und eine neue Beziehung eingehen, aber sie trauen sich nicht, weil sie sich nicht mehr attraktiv genug fühlen. Five Corners ist dann angemessen, die Selbstachtung wiederherzustellen.

Wird die Beziehung durch den Tod eines Partner beendet, kann Fringed Violet gegen den Schock helfen und Sturt Desert Pea wegen der tiefen Verletzung. Andere Blütenmittel, die mit dem Verlust des Partners besser umgehen lassen, sind Boronia gegen die Sehnsucht und Little Flannel Flower, die ein bißchen neue Lebensfreude bringt.

Bluebell und Flannel Flower lassen die Beziehung lebendig bleiben und über längere Zeiträume wachsen.

Wie Du an diesem kleinen Überblick über die Sexualität sehen kannst, spielen viele Bush Essenzen eine wichtige Rolle bei der Erhöhung unserer Lebensqualität von der Empfängnis bis ins Alter.

—Meditation—

Sicher hast Du bereits in den früheren Abschnitten dieses Buches bemerkt, wie wichtig es ist, sich nach innen zu wenden und das Zentrum der Stille in sich selbst zu finden. Dort findest Du die Antwort auf jede Deiner Fragen, und dort kannst Du Dich selbst spirituell, körperlich und gefühlsmäßig regenerieren. Genau dort hielt ich mich selbst auf, um die Informationen über die Australischen Bush Essenzen zu erhalten und sie auch begreifen zu können. Daher paßt ein solcher Abschnitt über Meditation wie dieser haargenau in das Gesamtkonzept dieses Buches. Es geht darum, in dir ein Verständnis für deine eigenen Großartigkeit zu wecken und dir einen kleinen Einblick in dein wirkliches Potential zu verschaffen. Die Bush Essenzen und die Meditation sind die geeigneten Hilfsmittel bei der Verwirklichung dieses Potentials.

Unzählige Bücher wurden schon über Meditation geschrieben, und doch ist das Meditieren im Grunde ganz einfach. Du brauchst keine Unsummen für teure Seminare auszugeben, denn meditieren lernen ist wirklich leicht. Natürlich kannst Du so viele Rituale, wie Du willst, um die eigentliche Meditation herum ausführen. Du kannst z.B. eine Kerze brennen lassen, denn dies schafft eine angenehme Atmosphäre im Raum. Auch beten vor der Meditation kann in dir positive Reaktionen auslösen und dich ruhig und wohl fühlen lassen, es schafft eine schützende Schwingung in deinem Meditationszimmer. Im Hatha Yoga werden Übungen, die den materiellen Körper entspannen und ausgleichend auf das Hormonsystem wirken, durch-geführt, was die Wirkung der Meditation vertieft und dadurch noch effektiver macht. Also bevor Du beginnst, mach ein paar Dehnübungen und lockere deine Muskulatur.

Menschen, deren Termine dicht aufeinander folgen, haben oft Schwierigkeiten, täglich die Zeit zum Meditieren zu finden, obwohl gerade sie es sind, die am meisten davon profitieren können. Dieses Problem läßt sich am einfachsten dadurch lösen, daß man die Meditation zum Höhepunkt des Tages macht und seine übrigen Termine darauf abstimmt. Es ist schon traurig, daß das Leben in der Stadt es so schwer macht, ganze zwanzig Minuten Zeit für sich selbst zu haben.

Empfehlenswert ist es, immer zur selben Zeit zu meditieren. Allerdings ist es besser, jeden Tag zu meditieren, als nur wenige Tage, an denen aber zur vorgeschriebenen Zeit. Es sollte ein gewisser zeitlicher Abstand zu den Mahlzeiten eingehalten werden, sagen wir anderthalb Stunden, da ein Schweregefühl im Magen hinderlich ist. Sehr schön ist es, zum Sonnenauf- und -untergang zu meditieren, aber Du kannst natürlich auch jede andere Tageszeit wählen, wenn sie nur die richtige für Dich ist.

Die übliche Dauer einer Meditation beträgt zwanzig Minuten. Forschungen haben ergeben, daß diese zwanzig Minuten der Ruhe ganze zwei Stunden Schlaf ersetzen können, dies ist sicher ein Grund mehr, der Meditation höchste Priorität einzuräumen. Hilfreich ist auch, in einer Gruppe zu meditieren, vielleicht einmal in der Woche und an den übrigen Tagen für sich selbst zu üben.

Das wichtigste Ziel der Meditation liegt im Abstellen des mentalen Geschnatters, um die Wahrnehmung der Intuition zu verbessern. Das läßt all den alltäglichen Ärger und die Frustration von uns abfallen oder wenigstens an Bedeutung verlieren.

Zuerst mußt Du eine angenehme Körperhaltung einnehmen. Die Körperenergien fließen freier, wenn Du aufrecht sitzt und dabei weder Arme noch Beine übereinander schlägst. Natürlich kannst Du Dich auch hinlegen, aber da ist die Gefahr recht groß, dabei einzuschlafen. Es gibt eine Reihe von Techniken, die benutzt werden können. Eine Methode des Zen besteht im Zählen der Atemzüge: bei jeder Ausatmung zählst Du, bis Du die Zahl 10 erreicht hast, dann beginnst Du wieder von vorn. Es kann passieren, daß Deine Gedanken zu wandern beginnen oder Du mit dem Zählen durcheinander gerätst, dann laß Deine störenden Gedanken sanft los und kehre wieder zur „1" zurück.

Stelle Dir Deine Gedanken als Wolken vor. Wenn Du sie bemerkst, versuch nicht, sie gleich zu verjagen. Es ist besser, ihnen Anerkennung zu geben und sie dann einfach am Himmel davonziehen zu lassen. Laß Dich auch nicht zu sehr davon frustrieren, wenn Du allzu oft wieder von vorne beginnen mußt.

Eine andere Meditationsform ist der Gebrauch eines Mantras. Im Grunde ist ein Mantra einfach eine Ansammlung von Silben, die rhythmisch und still für sich wiederholt werden. Das kann, muß aber nicht einen religiösen Sinn

haben. Jeder kann das Mantra wählen, zu dem er oder sie sich am meisten hingezogen fühlt. Hier ein paar oft benutzte Beispiele:
Jesus Christus
Ah-Sum
Christ-Um
Om.

Wie das Zählen des Zen gibt auch das Mantra dem Geist eine Beschäftigung, auf die er sich konzentrieren und so das Geplapper einstellen kann. Zum Ende der Meditation hin kann es sein, daß Du vollkommen vergißt zu zählen oder Dein Mantra aufzusagen, dann hast Du einen tiefen Versenkungszustand erreicht.

Ich habe beide gerade beschriebenen Methoden selbst praktiziert, benutze aber heute ein andere, die sogar noch einfacher ist. Ich versuche, eine klaren, gelösten Geisteszustand während der Meditation aufrecht zu erhalten, und wenn mir irgendwelche Gedanken in den Sinn kommen, laß ich sie einfach aus meiner Aufmerksamkeit hinaus schlüpfen.

Eine sehr wichtige Haltung, die Du einnehmen solltest, wenn Du meditieren willst, besteht in der Aufgabe jedweder Erwartung. Es kann sein, daß Du einmal die Erfahrung einer sehr tiefen Meditation machst, die Dir die zwanzig Minuten kurz wie das Zwinkern der Augen erscheinen lassen. Ein andermal wieder bist Du völlig unruhig und die Zeit scheint nur so zu schleichen. Zu solchen Zeiten scheint die Meditation schwieriger als sonst. Die Versuchung ist sehr groß, tiefe Meditation für einen idealen Zustand zu halten, so daß man denken mag, nicht richtig zu meditieren, wenn man diesen nicht erreicht. Dein Höheres Selbst aber weiß genau, was Du zu jedem Zeitpunkt deines Lebens benötigst - also akzeptiere einfach, was immer auch geschieht, denn Du weißt, es geschieht nur zu deinem besten. Das einzige, was Du tun mußt, ist dir die Zeit zu nehmen und einen geeigneten Ort zu haben. Die eher unruhige Form der Meditation, die Dir wahrscheinlich oberflächlicher vorkommt, kann auch als Aussortieren überflüssiger Gedanken aus dem Bewußtsein betrachtet werden, daher ist sie ebenso wert-voll wie die tiefe Meditation.

Nach einer kleinen Weile der Übung bekommst Du ein genaues Gespür, wann die zwanzig Minuten um sind. Bevor Du das erreicht hast, ist es aber auch in Ordnung, auf eine Uhr zu schauen. Hast Du noch keine zwanzig Minuten meditiert, gehe für die Dauer der verbleibenden Minuten wieder zurück.

Manchmal fängt es während der Meditation an, in Händen und Füßen zu ziehen oder zu kribbeln, es fühlt sich zuweilen sogar an wie Nadelstiche. Dies ist kein Grund zur Aufregung, sondern ein Zeichen dafür, daß gerade Deine energetischen Blockaden im Körper aufgelöst werden. In der tiefen Meditation kann es geschehen, daß Dein Kopf vornüber fällt und Du zurückzuckst. Auch das sollte Dich nicht beunruhigen, es wird oft durch die Reinigung des Hals-Schakras verursacht und kann ein Zeichen sein, daß Deine spirituellen Geistführer in diesem Bereich arbeiten und Du Fähigkeiten als Medium besitzt.

Schließlich werden die Meditationen für Dich zu höchst produktiven Zeiten, während derer Du deine Probleme ganz leicht löst und große Einsicht und Verständnis gewinnst. Zwanzig Minuten tägliche Meditation können Dir unzählige Stunden des Kummers und der Sorgen und Mühen ersparen, so daß deine Lebensqualität sich dadurch enorm verbessert.

Die „Australian Flower Remedy Society"

Diesen Verein haben wir gegründet, um jedermann mit den aktuellsten Information über die Bush Essenzen zu versorgen. Für einen geringen jährlichen Subskriptionsbeitrag erhalten Mitglieder viermal jährlich unseren 'Newsletter', der die aktualisierten Informationen über unsere Essenzen enthält, aber auch über zukünftige Workshops und Sonderangebote berichtet. Der 'Newsletter' soll auch ein Forum für alle Mitglieder zum Erfahrungsaustausch sein.

Für Informationen wende Dich an:

Flower Remedy Society, PO Box 531, Spit Junction, NSW 2088, Australien

Für die Bezugsbedingungen für Blütenessenzen wende Dich bitte an den LAREDO VERLAG, Sonnenstraße 1, D-83339 CHIEMING

—Bibliographie—

Bach, Edward *Blumen die durch die Seele heilen;* Heinrich Hugendubel Verlag, München

Bach, Richard *A Bridge Across Forever;* Pan Books Ltd., London 1985

Baker, Douglas *Esoteric Healing;* Pt III, Douglas Baker, England 1978

Baker, Magret, Corringham, R. & Dark, J. *Native Plants of the Sidney Region;* Three Sisters Productions, Sydney 1986

Bellin, Gita *Amacing Grace;* Gita Bellin Associates, Sydney 1987

Self Transformation Centre, The; A Sharing of Completion and Celebration. Self Transformation Seminars Ltd.; Sydney 1983

Blombery, A. *What Wild Flower is That?;* Lansdowne Press, Sydney 1973

Bolton, B. L. *The Secret Power of Plants;* Abacus, London 1975

Boone, J. Allen *Kinship with all Life;* Harper and Rowe, New York 1954

Brennan, Kym *Wild Flowers of Kakadu;* K. G. Brennan, Jabirus 1986

Brilliant, Ashleigh *I have Abandoned My Search for Truth and am now Looking for a Good Fantasy;* Woodbridge Press Publishing Co., Kalifornien 1980

Brock, John *Top End Native Plants;* John Brock, Darwin 1988

Burnum Burnum *Burnum Burnum's Aboriginal Australia;* Angus & Robertson Publishers, Sydney 1988

Caddy, Eileen *The Dawn of Change;* Findhorn Press, Findhorn 1979

Footprints on the Path; Findhorn Press, Findhorn 1976

Gott sprach zu mir; Greuth Hof Verlag,

Herzenstüren öffnen; Greuth Hof Verlag,

Callahan, Dr. Roger *Leben ohne Phobie;* Verlag für Angewandte Kinesiologie, Freiburg

Collins, Tom *Such is Life;* Angus & Robertson Publishers, Sydney 1944

Conabere, Elizabeth & Garnet, J. R. *Wild Flowers of South Eastern Australia;* Greenhouse, Melbourne 1987

Douglas, Nick & Slinger, Penny *Sexual Secrets;* Destiny Books, New York 1979

Druck, Ken *The Secrets Men Keep;* Doubleday & Co. Inc., 1985

Erickson, Rica *Orchids of the West;* Univercity of WA Press, Perth 1959

Erickson, George, A. S., Marchant, N. G. & Morcombe, M. K. *Flowers and Plants of Western Australia;* Reed, Sydney 1973

Gerber, Richard, MD *Vibrational Medicine;* Bear & Co., Santa Fe 1988

Gibbs, May *Flannel Flower Babies;* Angus & Robertson Publishers, Sydney 1983

Gibson, Jack *Played Strong, Done Fine;* Lester-Townsend Pub., Sydney 1988

Gledhill, D. *The Names of Plants;* Cambridge University Press, London 1985

Greenaway, Kate *The Illuminated Language of Flowers;* MacDonald & Janes, London 1978

Gurudas *Flower Essences;* Broderhood of Life Inc., New Mexico 1983
Hay, Louise *Heile deinen Körper;* Lüchow Verlag 1989
Hayward, Susan *Begin It Now;* In-Tune Books, Sydney 1987
A Guide for the Advanced Soul; In-Tune Books, Sydney 1987
Hayward, Susan & Cohan, Malcolm *A Bag of Jewels;* In-Tune Books, Sydney 1988
Huxley, Anthony *Green Inhertance;* William Collins Sons & Co. Ltd., London 1984
Plant and Planet; Allen Lane, London 1974
Jampolsky, Gerald G. *Lieben heißt die Angst verlieren;* Goldmann Verlag GmbH
Langloh Parker, K. *Australian Legendary Tales;* The Bodely Head Ltd. London 1978
MacLean, Dorothy *To Hear the Angels Sing;* Lorian Press, Washington 1980
Maple, Eric *The Secret Lore of Plants and Flowers;* Robert Hale Ltd., London 1980
Molyneux, Bill *Bush Journeys;* Thomas Nelson, Melbourne 1985
Mountford, Charles T. *Winbraku and the Myth of Jarapiri;* Rigby, Adelaide 1968
Neidjie, Bill *Australias's Kakadu Man;* Mybrood 1985
Nixon, Paul *The Waratah;* Kangaroo Press, Sydney 1987
O'Connor, Dagmar *How to Make Love to the Same Person for the Rest of Your Life;* Columbus, London 1985
Odent, Michel *Birth Reborn;* Pantheon Books, New York 1984
Pearce, Joseph Chilton *Magical Child Matures;* Bantam Books, Toronto 1985
Pepper, Frank S. *20th Century Quotations;* Sphere Books Ltd., London 1984
Phillips, David A. *Secrets of the Inner Self;* Angus & Robertson Publishers, Sydney 1980
Proctor, John & Susan *Nature's Use of Colour in Plants and Their Flowers;* Cassell 1978
Rajneesh, Bagwan Shree *Dying for Enlightenment;* Rajneesh Foundation International 1979
Ramtha *Ramtha;* Soverreigny Inc., Washington 1986
Ray, Sondra *Ideal Birth;* Celstical Arts, Berkeley 1985
Loving Relationships; Celstical Arts, Berkeley 1980
Rentoul, J. N. *Growing Orchards;* Lothian Publishing Co., 1985
Rintoul, Stuard *Ashes of Vietnam;* William Heinemann, London 1987
Robbins, Anthony *Unlimited Power;* Simon and Schuster, New York 1986
Roberts, Jane *The Nature of Personal Reylity;* Prenice-Hall, New Jersey 1974
Serventy, Vincent *Australian Native Plants;* Reed, Sydney 1984
Plant Life of Australia; Cassell, Sydney 1981
Stair, Nadine *„If I Had My Life to Live Over"* in Chop Wood, Carry Water; Jeremy P. Tarcher, Los Angeles 1984
Steven, Margret *Frist Impressions: The British Discovery of Australia;* British Museum, London 1988
Thie, John *Gesund durch Berühren;* Sphinx Verlag
Vaughan, Frances & Walsh Roger *A Course in Miracles;* Jeremy P. Tarcher, Los Angeles 1983
Verny, T. *The Secret Life of the Unborn Child;* Sphere Books, London 1981
Vlamis, Gregory *Die heilenden Energien der Bach-Blüten;* Aquamarin Verlag Grafing 1987
Weeks, Nora *The Medical Discoveries of Edward Bach;* Physician Keats Publishing Inc., New Canaan 1979
Wylie, Philip *Generation of Vipers;* Muller, London 1955

LAREDO VERLAG UND LEBENSFREUNDLICHE PRODUKTE

Unterlagenanforderung

Ich interessiere mich für folgende Produkte oder Dienstleistungen aus Ihren Programm: (Gewünschtes bitte ankreuzen)

○ Katalysatoren für die Seele - Self-Heal Creme für die Erste Hilfe, Kräuterblütenöle für die Körpermassage
  ○ Kalifornische (FES) Blütenessenzen
  ○ Australische Bush Blütenessenzen
  ○ Englische Healing Herbs Blütenessenzen
  ○ Hawaiianische Aloha Tropen Blütenessenzen

○ Umweltschonende und körperfreundliche Mittel - für Waschen, Reinigen und Körperpflege

○ Der Weg zur gesünderen Ernährung - Vitamine, Minerale, Spurenele mente, Ballaststoffe, Enzyme

○ Körperöle und Salben mit feinstofflicher Wirkung - Chakraöle, Sternzeichenöle, Yin-Yang-Öl, AphroditEROSenöl, Metamorphosesalbe für die Metamorphosemassage, Duftcremes, Planetenöle

○ Ätherische Öle - die Seele der Pflanzen, Rosenöl und andere, zur Aromabehandlung und Wohnraumaromatisierung

○ Haarmineralienanalyse - um den Mineralhaushalt im Körper festzustellen

○ CD-Reihe für persönliche Entwicklung und Entfaltung

○ Literatur aus dem LAREDO VERLAG für Gesundheit und ein positives Leben

Meine Anschrift:

Name Vorname

Straße und Hausnummer

PLZ Ort

Telefon Datum

Lebensfreundliche Produkte
Herbert Thelesklaf
LAREDO VERLAG
Sonnenstraße 1

D-83339 CHIEMING

Bücher
aus
dem
Laredo Verlag
sind
Ratgeber,
die
Ihre
Gesundheit
verbessern
und
Ihr
Leben
nachhaltig
bereichern
können!

Herbert Thelesklaf

Blüten heilen Kinderseelen

In unserer modernen, technologisch geprägten Zivilisation, erleben die Kinder vermehrt ein Trauma, wenn sie in das Erdendasein eintreten, in dem die Natur zunehmend verändert und gestört ist.
Es ist unser aller Aufgabe, Kindern zu helfen, unbefangen und voll Selbstvertrauen durchs Leben zu gehen und die Anforderungen ihrer wechselnden Lebensstationen wie Kindheit, Kindergarten, Schule und Berufsausbildung zu bestehen, um als Erwachsene auf ihren Fundamenten bauen zu können und ihr Leben erfüllt zu meistern. Es gibt viele Wege, Kindern zu helfen, ihre inneren Kräfte in der physischen Welt harmonisch zu entwickeln. Eine natürliche Therapie, die auf der »Mutterprache« der Erde gründet, ist sicherlich eine der sanftesten und angemessensten.
Blütenessenzen sind Bindeglieder zwischen Natur und Mensch sowie zwischen Seele und Körper. Sie können viele körperliche Beschwerden erleichtern, aber ihre besondere Wirkung erfaßt die feinstofflicheren Bereiche des menschlichen Seins, sie wirken über die Seele.
Besonders in der Therapie von Kindern (und des Kindes in jedem von uns) scheint es wichtig zu sein, die Bedeutung der Seele zu verstehen. Kinder sind ja noch so offen und aufnahmefähig für subtile Einflüsse. Deshalb sind Blütenessenzen bei Kindern von so großer Wirksamkeit, und Therapeuten berichten, daß Kinder auf die passende Essenz sehr positiv und außergewöhnlich und häufig in kürzerer Zeit als Erwachsene reagieren.
»Blüten heilen Kinderseelen« richtet sich in erster Linie an die Eltern. Es soll aber auch Therapeuten praktische Hinweise geben, welche Blütenessenzen gerade für Kinder hilfreich sind. Eine Sammlung ausgewählter Fallbeispiele ergänzt das Werk.

ISBN 3-927518-02-6

Penny Medeiros

Hawaiianische Aloha Blütenessenzen

Hawaiianische Aloha Blütenessenzen ist in erster Linie ein Selbsthilfebuch, das die 'seelenheilenden' und erhöhenden Energien der Hawaiianischen Blütenessenzen beschreibt.

Jede der beschriebenen Hawaiianischen Blütenessenzen besitzt eine Schwingungseigenschaft, die Ausgeglichenheit und Harmonie in unser Leben bringen kann. Essenzen gegen Beziehungs- und Selbstwertprobleme und für Eigenverantwortlichkeit werden ebenso vorgestellt, wie Mittel um die innere Stärke für Inspiration, Kreativität, spirituelles Bewußtsein und vieles mehr zu erlangen. Der Text erschließt die Möglichkeiten, den physischen Körper mit den feineren Dynamiken unserer psychologischen und spirituellen Aspekte zu verbinden. Anleitungen werden angeboten, Schritt für Schritt die geeigneten Blütenessenzen für sich selbst und andere auszuwählen und sie mit dem richtigen Verständnis zuzubereiten.

Dieses Buch wird Naturenthusiasten mit seinen lebendigen Farbbildern und botanischen Informationen über die Hawaiianischen Pflanzen und Bäume begeistern. Die Darstellungen werden mit Anekdoten über die alte Hawaiianischen Heilkunst und andere Gebräuche untermalt.

Für den esoterisch orientierten Leser wird ein inspirierender kosmischer Überblick darüber, wie und warum das System der Heilung mit Blütenessenzen auf unserem Planeten eingeführt wurde, gegeben. Ungewöhnliche Informationen über das Reich der Devas (Feen) werden offenbart, die uns zeigen, wie die archetypischen Pflanzenarten kreiert und durch die Feen in die physische Existenz geboren wurden und wie das Pflanzenwachstum stimuliert wird.

ISBN 3-927518-16-6

Dr. C. Norman Shealy/Caroline M. Myss

Auch Du kannst Dich heilen

Emotionale, psychische und geistige Faktoren, die Gesundheit und Heilung fördern

Aus den Wechselwirkungen zwischen Körper und Geist kann der Mensch Kräfte für sich nutzbar machen - und sich ganz bewußt ein gesundes Leben erschaffen. Zum ersten Mal zeigen Caroline Myss und Norman Shealy anhand von zahlreichen Beispielen auf, wie körperliche Heilung und geistige Veränderung zusammenhängen.

Wer krank ist, geht zum Arzt. Dort bekommt er Medikamente, und - wenn er Glück hat -, ein kurzes Gespräch, in dem seine Beschwerden medizinisch erklärt werden. Aber soll das schon alles sein? Sind die vielfältigen Probleme, die Menschen mit ihren Körpern, ihrem Wohlbefinden haben können, so auf diese Weise wirklich zu lösen? Ganz sicher nicht. Wer nur an sich herumdoktern läßt, vergißt die wichtigste Herausforderung im Leben: Verantwortlichkeit für sich selbst zu übernehmen und die Macht des eigenen Geistes zu nutzen - auch in Hinblick auf den Körper. Die Autoren Norman Shealy und Caroline Myss bringen diese Zusammenhänge auf eine wichtige Formel: *„Auch Du kannst Dich heilen"*, heißt ihr Buch, das erstmals Erkenntnisse moderner Medizin mit den Eigenkräften des menschlichen Energiesystems in Verbindung bringt. Ein Standardwerk der Heilkunst auf der Schwelle zum neuen Jahrtausend.

Der Neurochirurg Shealy machte sich vor allem durch seine Forschungen zu Schmerz- und Streßbekämpfung einen Namen. Dabei wurde er auf die Arbeit von Caroline Myss aufmerksam, die die geistigen Grundlagen der Gesundheit untersucht und vor allem Störungen im energetischen Bereich, dem Kraftfeld des Menschen, erforscht. In ihrem Buch vernetzen die beiden Wissenschaftler diese Ebenen, um maximale Erfolge zu erzielen. So entstand ein ausführlicher Leitfaden der psychologischen Medizin mit der Möglichkeit zu Erkenntnissen und Selbsterkenntnissen. Eine Vielzahl beschriebener Schicksalsfälle von Patienten, die durch geistig-energetische Entwicklung geheilt werden konnten, macht dabei Mut - Mut dazu, die Verantwortlichkeit für das eigene Leben und die eigene Gesundheit zu übernehmen.

ISBN 3-927518-16-6

Gisela Haehnel/Josef Werner

Als Rotkäppchen den Wolf fraß

Probleme lösen durch Konfrontation

Probleme sind grundsätzlich lösbar - auch die scheinbar unlösbaren. Entscheidend für die Problemlösung ist die Betrachtungsweise. Der eine sieht in jeder Gelegenheit eine Schwierigkeit, der andere in jeder Schwierigkeit eine Gelegenheit ... Zwischen diesen beiden Polen liegt die Spannbreite der Möglichkeiten.

Das Leben hält Hürden und Hindernisse für uns bereit. Erfolg und Zufriedenheit oder Mißerfolg und Unzufriedenheit hängen davon ab, wie wir an Hindernisse herantreten. Ob wir das Spiel des *ewigen Verlierers* weiter spielen wollen, oder ob wir zur Abwechslung auch einmal Erfolgserlebnisse auf dem Konto unserer Lebensenergien verbuchen wollen; ob wir weiter den *anderen die Schuld geben* an den sich häufenden Zerwürfnissen in unseren persönlichen Beziehungen, oder ob wir vor unserer eigenen Tür zu kehren beginnen; ob wir immer nur mir zusammengebissenen Zähnen eine Arbeit tun, die uns zuwider ist, ober ob wir nicht doch den Entschluß fassen, uns endlich eine Arbeit zu suchen, die uns wirklich befriedigen würde: immer läßt sich durch das Verändern der Betrachtungsweise bereits der erste Schritt zur Veränderung unserer Probleme tun.

Dieser Schritt wird dem Leser zunächst einmal dadurch erleichtert, daß die Autoren an einer Vielzahl von Beispielen aufzeigen, welches die gedanklichen und emotionalen Fallstricke sind, in denen wir uns so gerne verfangen.

Anschließend befähigen präzise Anleitungen den Leser dazu, seine eigene Fähigkeit zur Problemlösung zu entwickeln und aus dem Elefanten eine Mücke zu machen.

Und es lohnt sich gewiß: es ist ein Chance, endlich von den Belehrungen anderer unabhängig zu werden. Denn die beste Lösung findet jeder in sich selbst!

ISBN 3-927518-26-3

Maruschi Adamah Magyarosy

Vom Ozean zum Gipfel

Teil 1: Unterwegs mit der Sehnsucht
Teil 2: Der Eremit und Ich

Maruschi Adamah Magyarosy beschreibt das Indien hinter dem Indien, gesehen, gehört, wahrgenommen mit anderen Augen, mit anderen Ohren, denn die Seele Indiens läßt sich weder „touristisch" noch durch „Guru-Shopping" erfassen. Sie will erlebt und erfühlt sein, mit dem Herzen, mit dem ganzen Wesen, nicht nur mit den Augen. Und das kann nicht in einer zweiwöchigen „Sight-Seeing-Tour" geschehen.
Über die Begegnung mit herausragenden spirituellen Persönlichkeiten und Lehrern erlebte M. A. M. ihre persönlichen Prozesse, die sie dem interessierten Leser mitteilt.
Besonders berührend ist der zweite Teil, die unmittelbare Begegnung mit dem Eremiten. Er vermittelt ihr in persönlicher Weise das, was sie zeitweise bereits auf ihrer äußeren und inneren „Pilgerreise" vom Ozean zum Gipfel erlebt hat.
Sie erfährt eine innere Neuwerdung - und sie erlebt, daß Liebe weder an Normen, noch an Konfessionen, noch an Konventionen gebunden ist. Sie kennt kein Gesetz, kein Alter, kein Geschlecht, keine Rasse.
M. A. M. erzählt in der ihr eigenen lebendigen, offenen und manchmal verblüffend ehrlichen Art über jene Menschen und Plätze, die sie aufgesucht hat, sowie über ihre eigenen Erlebnisse, die innere Erkenntnisse und Werdeprozesse auslösten.
Das Buch ist sicherlich ein anregendes Beispiel für jeden, der offen dafür ist, der seinen seelisch-geistigen Durst zu löschen versucht. Es ist gedacht für solche, die gerade „einsteigen", aber genauso für „Fortgeschrittene", um sich weitere Inspirationen, Informationen und Bestätigungen zu holen.

ISBN 3-927518-11-5

VHS - Video

Maruscha Magyarosy/Frank Lischka

SURYA NAMASKAR
der Sonnengruß

Aus der Verehrung der Sonne heraus entwickelten die Weisen des alten Indien einen Übungszyklus, der uns die Urkraft allen Lebens - die Sonnenenergie - als *Lebenselexier* für Gesundheit und Langlebigkeit nutzbar macht. Heute, in einer Zeit großer Wandlungen und Erneuerungen haben wir wieder Zugang zu wertvollen Juwelen aus einem jahrtausendealten Geheimwissen. Dessen Veröffentlichung, Praktiken und Anwendung sind besonders für den modernen, steßgeplagten Menschen von großem Nutzen.
Surya Namaskar - der Sonnengruß ist eine ganz spezielle Methode, die Energie und Heilkraft der Sonne gezielt in unseren Körper strömen zu lassen. Das unterstützt uns, unsere Zellen zu nähren und aufzuladen und darüber hinaus Seele und Geist zu erheben.
Der Sonnengruß ist ein einfacher, ganz besonders wirkungsvoller Übungszyklus aus dem Yoga, den jedermann erfolgreich üben kann, von der Kindheit bis ins hohe Alter, überall und jederzeit.
Maruscha Magyarosy, die aus Fernsehauftritten und Buchveröffentlichungen bekannt Yoga-, Körper- und Atemtherapeutin führt Sie in dieses besondere Geheimnis ein. Sie vermittelt Ihnen, wie Sie mit nur zehn Minuten Aufwand das wunderbare *Lebenselexier* der Sonne täglich neu 'tanken' können - für die Lebendigkeit und Gesundheit Ihres Körpers, für das Gleichgewicht Ihrer Seele, für die Klarheit Ihres Geistes und die Entfaltung Ihres Bewußtseins.

VHS - Video

ISBN 3-927518-50-6

Maruschi Adamah Magyarosy

»Surya Namaskar« das andere Fitneß-Rezept

Wie Sie die Energie der Sonne in Ihren Körper holen

Solange es Menschen gibt, sehnten sie sich nach Licht und nach der Wärme der Sonne. Die Sonne symbolisiert das Gesetz des Lebens — Verjüngung, Energie, Lebenskraft.

Die Weisen des alten Indien und anderer früher Kulturen verehrten die Sonne als Lebensspenderin. Am frühen Morgen bei Sonnenaufgang verbeugten sie sich vor ihr, um ihren Dank und ihre Verehrung auszudrücken. Aus den entsprechenden Haltungen und aus der Bewegung in Verbindung mit dem Atem entstand ein kompletter Yoga-Zyklus — *»Surya Namaskar«* — das sich aus zwölf ineinander übergehenden Stellungen aufbaut.

»Surya Namaskar« kräftigt die Organe, stärkt die Muskeln, Bänder und Sehnen und stimuliert das Nervensystem, aktiviert und harmonisiert den Hormonhaushalt. Besonders intensiv ist die Wirkung auf die Wirbelsäule. Ihre wiedergewonnene Elastizität und Belastbarkeit sind bei regelmäßigem Üben bald zu spüren.

Den Sonnengruß (*»Surya Namaskar«*) können wir das ganze Leben hindurch bis ins hohe Alter, überall und jederzeit praktizieren. Bewußt als Körpermeditation durchgeführt, schenkt er uns neben den oben erwähnten Wirkungen ein Gefühl von Geborgenheit, von Einssein mit dem Universum. Regelmäßig und mit entsprechender geistiger Einstellung geübt, verbessert der Sonnengruß unser körperlich-seelisch-geistiges Wohlbefinden, verbindet, harmonisiert und aktiviert Körper, Seele und Geist. Wir erleben unseren Körper als Mikrokosmos im Makrokosmos, im Universum.

„»Surya Namaskar« — das andere Fitneß-Rezept ist ein praktisches Übungsbuch mit einem großen Poster und vielen Illustrationen.

ISBN 3-927518-17-4

William P. Lambert M.I.P.T.I., M.A.P.N.T.

Die Aura — dein Farbenkleid

Die menschliche Aura kann so faszinierend und wunderschön strahlen, daß es jenseits einer adäquaten Darstellung mit weltlichen Farben durch jeden Künstler liegt. Das kommt daher, daß die Aura in ihrer Erscheinung lebendig ist, schwingt und sich irisierend in regenbogenartig strahlenden Farben entfaltet, die sich bewegen und pulsieren. Die Aura offenbart die Qualität, den Fortschritt und die Entwicklung einer Seele.

Das Buch enthält viele farbige Aurabilder und ist die Geschichte eigener Erfahrungen eines natürlich-sensitiven Menschen, der im Jahr 1983 plötzlich entdeckte, daß er Aurabilder malen konnte. 1985 zeichnete er plötzlich mit geschlossenen Augen ein vollständiges Gesicht in das Aurabild eines Patienten.

Seither hat man den Autor gebeten, mehrere Tausend Auras aus der Inspiration heraus zu malen. Diese Bilder entstehen in Verbindung mit spiritueller Psychotherapie, um Probleme aus tieferen Ebenen des Bewußtseins zu klären. Berücksichtigt werden auch die kosmischen Gesetze.

William P. Lambert arbeitet seit 1970 als Heiler. 1976 trat er in das College White Lodge (Ausbildungszentrum für Geistheiler in England) ein. 1985 gab er seine damalige berufliche Tätigkeit auf und arbeitet seither als Lehrer für die White Lodge in England, Deutschland und Österreich.

William P. Lambert ist Gründer von „The Triad Center" in Horsham und unterrichtet dort Heilen für den West Sussex County Council. Er ist stellvertretender Vorsitzender der Sussex Spiritual Healers Association mit über 600 Mitgliedern.

ISBN 3-927518-14-X

Heiner Kersting

Nuad
Die Traditionelle Thai-Heilmassage

Das theoretische Fundament der Traditionellen Thai-Heilmassage bildet eine Art Energiebahnen, die sogenannten zehn Sen. In der Yoga-Philosophie heißt es darüber: „Prana" (Lebensenergie) wird mit der Atmung und der Nahrung über ein Netz von feinstofflichen Energielinien (Sen oder Nadis) im Körper verteilt. Kommt es zu Blockaden in diesen Kanälen oder fließt zuviel Energie in diesen Sen, so führt das zum Ungleichgewicht der Körperfunktionen.
Mit ihrer Vielzahl an verschiedenen Techniken und besonderen Bewegungsabläufen gibt die Thai-Heilmassage die Möglichkeit, den Energiefluß des Körpers positiv zu beeinflussen. Das heißt, Energiestauungen können abgebaut, Spannungen ausgeglichen und geschwächte Körperpartien aktiviert werden. So wird eine Massagebehandlung dazu beitragen, die in uns wohnenden Kräfte zu harmonisieren und auszugleichen, was sich in einer Steigerung der Lebenskraft deutlich macht.
Zweifellos ist die besondere Technik der Traditionellen Thai-Heilmassage mit keiner bekannten Massageart zu vergleichen. Sie erfordert vom Massierenden ein bestimmtes Maß an Bewegungsfähigkeit und erinnert in ihrer harmonischen Ausführung an vielen Stellen fast an einen Tanz. Wie bei einem Tanz können aktive Bewegungen des Masseurs mit den passenden Bewegungen des Massierten zu einem Ganzen verschmelzen. Das heißt auch über die herkömmliche „zweckorientierte Massage" hinauszugehen und einen Teil der Grenzen zwischen Therapeut und Klient aufzuheben.
Einfache Basisübungen sind von jedermann leicht nachzuvollziehen. *»Nuad -Die Traditionelle Thai-Heilmassage«* ist ein reich bebilderter Leitfaden dazu.

ISBN 3-927518-18-2

Dozent Dr. Karl Nowotny

Mediale Schriften

Mitteilungen eines Arztes aus dem Jenseits

Dr. Karl Nowotny war Facharzt für Psychiatrie, Neurologie und Individualpsychologie an der Universitätsklinik in Wien. Zahlreiche wissenschaftliche Arbeiten wurden von ihm veröffentlicht.
Nach seinem physischen Tod meldete er sich über sein Medium Grete Schröder, das seine Durchgaben niederschrieb. Einen besonderen Schwerpunkt bilden seine Ausführungen über das Erkennen die Ursachen psychischer Leiden und deren Behandlung.
Seine Botschaften erreichen nicht nur Ärzte und Therapeuten, sie sind für jedermann wichtig, der sich in der heutigen Phase des Umbruchs und der Veränderungen mit geistigen Zusammenhängen befassen möchte. Vieles ist irreführend, was unseren Tagen als ‚höchste Wahrheit von Oben' angeboten wird. Dr. Nowotnys einfache, verständliche Sprache aus dem Jenseits hilft dabei Fehler und Irrtümer zu vermeiden.
Die *„Medialen Schriften"* wenden sich an jeden Menschen. Allen, besonders aber Ärzten und Therapeuten, werden Weg aufgezeigt, wie Menschen ohne Medikamente zu Hilfe zu nehmen lernen können, sich von geistigen Störungen zu befreien. Diese sind oft die Folge falscher Auffassung von geistigen Zusammenhängen. Deshalb können die Bücher von Dr. Nowotny als Grundlage und Wegweiser in allen Belangen des irdischen Daseins gelten.

Bitte fordern Sie eine ausführliche Inhaltsangabe an.

CD - Reihe

SICH ENTFALTEN

Wir leben im Zeitalter des Wertewandels. Materielle Dinge verlieren zunehmend an Bedeutung, und der Anspruch an eine befriedigende Arbeit und an ein erfülltes Privat- und Familienleben steigt. Gleichzeitig wird unser Leben komplexer und hat zur Folge, daß sich der Einzelne immer mehr belastet fühlt. Diese Situation führt einerseits dazu, daß das natürliche Bedürfnis nach Entspannung, Ruhe und Genießen steigt und sich andererseits immer mehr Menschen die Frage stellen, wie sie ihre Fähigkeiten besser nutzen und sich selbst weiterentwickeln können.
Eine persönliche Entwicklung ist langfristig nur dann gewährleistet, wenn dieser Prozeß selbst Spaß macht und motivierend ist. Wir haben uns mit der Reihe SICH ENTFALTEN für einen Weg entschieden, der es Ihnen ermöglicht, Ihr Potential harmonisch zu entwickeln und sich gleichzeitig verwöhnen zu lassen und zu genießen.
Die einzelnen CD's sprechen jeweils unterschiedliche Dimensionen unserer Person an und sorgen damit für eine angemessene und ausgeglichene Entwicklung. Durch die von Musik und Worten erzielte Trance werden Gefühle und Blockaden gelöst und Energien harmonisiert. Die Reihe SICH ENTFALTEN richtet sich vor allem an diejenigen, die für sich selbst das Bedürfnis und den Anspruch haben, mehr über sich zu erfahren, mehr aus sich zu machen und die mehr Gelassenheit erreichen möchten.

NEUE PERSPEKTIVEN FINDEN

Persönliches Wohlbefinden hängt sehr stark damit zusammen, wie wir in der Lage sein können, unseren Alltag psychisch zu bewältigen. Genauso wie wir durch die Zeit Abstand zu wichtigen Erlebnissen bekommen, ist es durch eine distanzierte Betrachtung der Situation selbst möglich, diese insgesamt realistischer einschätzen zu können.
Diese CD ermöglicht es Ihnen, auf eine sehr angenehme Art und Weise von wichtigen und vielleicht auch bedrohlichen Ereignissen Abstand zu gewinnen um dadurch souveräner agieren zu können. Es ist gleichzeitig möglich, diese Musik und den Text zum Abschalten, zum Entspannen und zur Schöpfung neuer Kraft zu verwenden.

ISBN 3-927518-60-3

DEN KÖRPER FÜHLEN

In den verschiedenen Situationen, in denen wir uns gestreßt und unwohl fühlen, sind wir oftmals auch angespannt. Diese Anspannung ist meist auch die Ursache für unser Unwohlsein.
In einer gedanklichen Reise durch Ihren Körper lernen Sie, Spannungszustände wahrzunehmen und rechtzeitig gegenzusteuern. Darüber hinaus verstärken Sie Ihr inneres Wohlbefinden und werden insgesamt gelassener. Diese CD eignet sich sehr gut zum Einstieg in mentale Techniken.

ISBN 3-927518-61-1

SICH FINDEN

Sich selbst weiterzuentwickeln und mehr über sich selbst zu erfahren, ist wesentlicher Bestandteil von persönlichem und beruflichem Erfolg. Streß, Ärger, Probleme und sonstige Belastungen blockieren uns oft Tage, Wochen oder gar Jahre. Der Grund hierfür ist oft, daß wir keine geeigneten Strategien haben, diese Probleme zu bewältigen und sie uns deshalb in ungeeigneten Situationen belasten. Diese CD gibt Ihnen die Möglichkeit, auf eine sehr angenehme Art und Weise persönliche Erlebnisse genauer zu betrachten. Sie werden dadurch klarer und weniger bedrohlich und sind so besser zu bewältigen. Die fein abgestimmte Kombination von Musik und Text gibt Ihnen darüber hinaus zusätzlich Ruhe und Entspannung.

ISBN 3-927518-62-X

ENERGIEN IN BALANCE BRINGEN

Wir sind oftmals sehr ‚verkopft' oder wir agieren nur aus dem Bauch. Manchmal lassen wir uns von der Stimmung des Herzens leiten. Wenn wir uns auf einem dieser Bereiche zu sehr fixieren, schränken wir unsere Möglichkeiten ein. Oder wir überstrapazieren einzelne Bereiche, belasten vielleicht Kopf oder Herz zu sehr. Die vorliegende Phantasiereise versucht, die verschiedenen Ebenen zu harmonisieren. Sie entspannt und belebt die verschiedenen Zentren unseres Körpers und der Seele. So können Anspannungen aus der Muskulatur und Psyche abfließen und blockierte Regionen wieder vitalisiert werden. Klare Wort- und Ton-Bilder, gemalt aus der heilenden Kraft von Farben und Elementen, führen durch die sieben Energiezentren des Körpers und der Seele.

ISBN 3-927518-63-8

IM EINKLANG SEIN

Beruflicher und persönlicher Erfolg hängen stark mit der Entwicklung unserer Kernpersönlichkeit zusammen. Im Einklang sein heißt, durch eine Bewußtmachung und Verstärkung eigener positiver Anteile, die innere Ruhe und Kraft substanziell zu verbessern.
Sie lernen loszulassen und dadurch Ihren persönlichen Kern zu stärken und weiterzuentwickeln. Stärkende positive innere Botschaften (Affirmationen) unterstützen und erhöhen Ihre Kraft und Energie.

ISBN 3-927518-64-6

GELASSEN SEIN

Es gibt immer wieder Situationen, in denen sich unsere Gedanken verselbständigen und eine realistische Einschätzung der Situation ebenso erschweren, wie die Entscheidung für ein angemessenes Verhalten. Dies läßt sich jedoch verändern. Die Voraussetzung hierfür ist das Erkennen der eigenen Streßprogramme und das schrittweise Erlernen von lösungsorientierten Alternativen. Auf dieser CD finden Sie nach einer einführenden Entspannungsmeditation speziell ausgerichtete Kurzentspannungen zur individuellen Streßbewältigung. Die CD ‚GELASSEN SEIN' ist vor allem auf die Langzeitwirkung ausgerichtet und wird Ihnen helfen, langfristig souveränes Verhalten in Streßsituationen zu entwickeln.

ISBN 3-927518-65-4